Saida Apsalyamova
Saida Maikoparova
Bella Hashir

Aspectos das tecnologias médico-ambientais de neutralidade carbónica

Saida Apsalyamova
Saida Maikoparova
Bella Hashir

Aspectos das tecnologias médico-ambientais de neutralidade carbónica

Rastreio de estilos de vida saudáveis utilizando recursos naturais

ScienciaScripts

Imprint

Cover image: www.ingimage.com

This book is a translation from the original published under ISBN 978-620-7-64088-1.

Publisher:
Sciencia Scripts
is a trademark of
Dodo Books Indian Ocean Ltd. and OmniScriptum S.R.L publishing group

120 High Road, East Finchley, London, N2 9ED, United Kingdom
Str. Armeneasca 28/1, office 1, Chisinau MD-2012, Republic of Moldova, Europe
Managing Directors: Ieva Konstantinova, Victoria Ursu
info@omniscriptum.com

Printed at: see last page
ISBN: 978-620-8-59073-4

Conteúdo

Introdução 5
CAPÍTULO 1 9
CAPÍTULO 2 25
CAPÍTULO 3 50
CAPÍTULO 4 80
CAPÍTULO 5 168
Lista das referências utilizadas 220
GLOSSÁRIO 262

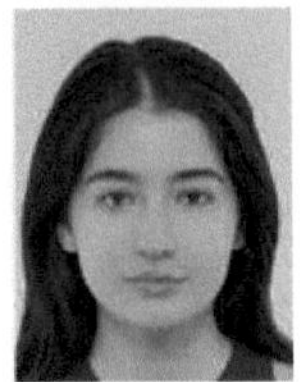

Khashir Esma Aslanovna, Universidade Estatal de Moscovo Lomonosov

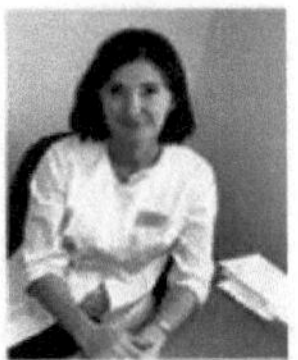

Apsalyamova Saida Olegovna, candidata a Ciências Médicas, KubGMU

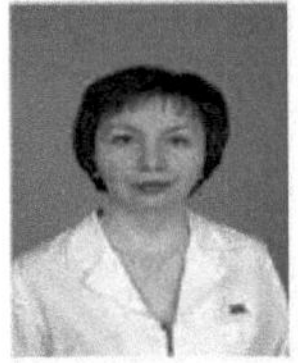

Saida Chelechbievna Maikoparova, candidata a Ciências Médicas, "Instituto Florestal"

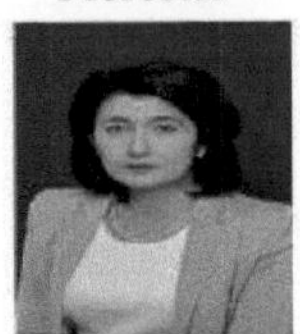

Bella Olegovna Khashir, Professora, em Economia, KubGTU

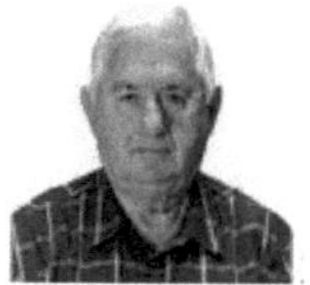

Huazh Olege Zachirievich, Prof. Dr. Sci, "Instituto de Silvicultura"

A investigação tem como objetivo a formação de tecnologias de estilo de vida saudável da população, tendo em conta os métodos sociais de análise epidemiológica na investigação médica e ecológica do sistema "saúde humana - habitat", com base na totalidade dos aspectos teóricos, metodológicos, metodológicos e práticos do desenvolvimento do conceito de gestão sustentável da organização dos sistemas de serviços médicos e ecológicos de gestão ambiental eficaz.

Os resultados do estudo indicam que as ferramentas metodológicas, as técnicas e os métodos de contabilização do volume de indicadores médicos, ambientais, de avaliação social e de desempenho proporcionam uma oportunidade para a formação de uma gestão sustentável dos sistemas de inovação do cluster, dos programas de investimento da esfera da ecologia médica, dos serviços sociais e preventivos prestados, criam uma base para a regulamentação estatal do empreendedorismo no domínio da gestão ambiental eficaz

Introdução

A Comissão Internacional apela à criação de espaços verdes urbanos, incluindo a plantação de árvores e florestas urbanas, partindo do princípio de que, em 2050, mais de dois terços da humanidade viverão em cidades, que já são responsáveis por cerca de 75% das emissões globais de CO2. Por conseguinte, as cidades estão na linha da frente da luta contra as alterações climáticas. A silvicultura urbana sustentável é uma solução baseada na natureza, integrada e rentável que promove cidades mais verdes, mais saudáveis e mais resistentes.

As árvores e as florestas nas zonas urbanas e periurbanas proporcionam benefícios importantes para a saúde e o bem-estar e são vitais para o desenvolvimento sustentável, a adaptação às alterações climáticas e a atenuação dos seus efeitos, a biodiversidade e a redução do risco de catástrofes. Tal contribui não só para o desenvolvimento sustentável local, mas também para a realização dos objectivos nacionais e da maioria dos Objectivos de Desenvolvimento Sustentável (ODS) das Nações Unidas. A importância dos espaços verdes urbanos é especificamente reconhecida nos ODS. A meta 11.7 do Objetivo 11 consiste em garantir o acesso universal a espaços verdes e espaços públicos seguros, acessíveis e inclusivos, especialmente para mulheres e crianças, idosos e pessoas com deficiência. No entanto, são necessários esforços significativos para atingir este objetivo, uma vez que apenas cerca de 47% da população mundial vive atualmente a uma curta distância a pé de espaços públicos abertos. A Agenda Urbana salienta também os muitos benefícios de "espaços públicos seguros, inclusivos, acessíveis, sustentáveis e de qualidade para a interação e inclusão social, a promoção da saúde e do bem-estar humanos, o intercâmbio económico e a expressão cultural e o diálogo entre uma grande diversidade de pessoas e culturas".

Os ecossistemas urbanos são também uma área prioritária, tendo sido recentemente dada atenção à prevenção, travagem e inversão da degradação dos ecossistemas em todo o mundo, o que, por sua vez, pode contribuir para acabar com a pobreza, combater as alterações climáticas e evitar extinções em massa. O Fórum das Nações Unidas sobre as Florestas enumera as florestas e as árvores em contextos urbanos como prioridades temáticas no âmbito do seu objetivo global 2 sobre as florestas, a fim de aumentar os benefícios das florestas. Além disso, numerosas organizações e plataformas da ONU têm vindo, ao longo do tempo, a centrar-se mais nas florestas urbanas e nos espaços verdes.

Um exemplo é a publicação pelo Gabinete Regional da Organização Mundial de Saúde (OMS) para a Europa da publicação Urban Green Spaces: A Quick Guide to Action. A Organização das Nações Unidas para a Alimentação e a Agricultura (FAO) publicou 5

"Diretrizes para a silvicultura urbana e periurbana". Além disso, a Declaração Ministerial de Genebra sobre Habitação e Desenvolvimento Urbano Sustentáveis, adoptada pelos Chefes de Delegação dos Estados-Membros da Comissão Económica para a Europa das Nações Unidas (UNECE), apela à promoção de cidades verdes, compactas e resistentes e salienta a importância das infra-estruturas verdes. A importância do acesso inclusivo é salientada na Carta de Genebra das Nações Unidas sobre Habitação Sustentável, que apela ao "acesso universal a uma habitação segura, inclusiva e acessível".

A Estratégia de Biodiversidade da União Europeia (UE) para 2030 visa melhorar o planeamento, a gestão e a conservação dos espaços verdes urbanos. A Estratégia Florestal da UE para 2030 prevê a expansão das áreas florestais e a plantação de mais 3 mil milhões de árvores até 2030, sendo a silvicultura urbana uma área prioritária. Os espaços verdes urbanos são também um elemento integrante dos ambiciosos objectivos da Europa em matéria de clima e de neutralidade carbónica, que estão no centro do Pacto Ecológico Europeu e de iniciativas como o Pacto de Autarcas Europeu. Os governos nacionais também se tornaram mais activos na incorporação de árvores urbanas nas suas políticas e programas, salientando o papel das árvores e de outra vegetação na atenuação dos efeitos de fenómenos de calor extremo. Como parte de uma abordagem mais ampla para encontrar soluções baseadas na natureza para as alterações climáticas, por exemplo, o Governo do Canadá comprometeu-se a plantar mais 2 mil milhões de árvores nos próximos 10 anos, sendo as cidades as áreas de plantação prioritárias. No Reino Unido, esforços como a Estratégia de Plantação de Árvores para Inglaterra também demonstram uma atenção nacional às árvores urbanas e aos espaços verdes urbanos. Os países da Ásia Central lançaram campanhas de reflorestação para travar a degradação dos solos e combater as catástrofes naturais, nomeadamente na periferia das cidades. Contudo, as florestas urbanas e os espaços verdes são frequentemente da responsabilidade das autoridades municipais.

As autoridades urbanas têm também, normalmente, um mandato integrado numa série de sectores e, em partes de outros sectores, são beneficiárias diretas de muitos dos múltiplos benefícios que as florestas urbanas e os espaços verdes proporcionam. A criação de florestas urbanas e espaços verdes para todos os cidadãos pode, por conseguinte, constituir um investimento num serviço público fundamental que proporcione estes múltiplos benefícios em todos os sectores e facilite o cumprimento das múltiplas responsabilidades das autoridades urbanas através de um mecanismo único de prestação de serviços. A recuperação da pandemia de COVID-19 numa base de "melhor do que era" constitui uma oportunidade para desenvolver e reforçar a silvicultura urbana e periurbana sustentável. Esta oportunidade foi reconhecida na Declaração de Genebra dos Autarcas, na qual os autarcas das cidades da região da UNECE se comprometeram a tornar as cidades mais verdes, mais equitativas, resilientes e inclusivas, a promover a biodiversidade urbana e a tomar medidas ambiciosas em matéria de alterações climáticas. A implementação desta declaração representa uma oportunidade importante, mas, tendo em conta os desafios que as cidades enfrentam, necessitam de mais apoio de outros níveis de governo e de outros parceiros para poderem utilizar plenamente o potencial da UGPLH.

Revisão da avaliação ambiental periódica, o quadro de avaliação ambiental fornece uma panorâmica da avaliação ambiental periódica, bem como um mandato para um estudo de informação sobre os relatórios nacionais e os progressos realizados no âmbito do SEIS, e uma revisão da política ambiental.

As seguintes sub-regiões são mencionadas ao longo da avaliação, sempre que possível e relevante:

a) União Europeia com 27 Estados-Membros;

b) Europa Ocidental - Israel, Islândia, Liechtenstein, Noruega, Reino Unido e Suíça;

c) Ásia Central - Cazaquistão, Quirguizistão, Tajiquistão, Turquemenistão e Uzbequistão;

d) Europa Oriental - Arménia, Azerbaijão, Bielorrússia, Geórgia, Moldávia, Rússia, Ucrânia;

e) Europa do Sudeste - Albânia, Bósnia e Herzegovina, Macedónia, Montenegro, Sérvia e Turquia.

A Ferramenta de Avaliação Económica da Saúde (HEAT) da OMS para Peões e Ciclistas foi concebida para permitir que os utilizadores sem conhecimentos especializados em avaliação de impacto realizem uma avaliação económica dos impactos na saúde das deslocações a pé ou de bicicleta.

O HEAT calcula o custo da redução da mortalidade resultante de uma determinada quantidade de deslocações a pé ou de bicicleta, respondendo à seguinte pergunta: Se uma pessoa X andar a pé ou *de bicicleta* regularmente*, qual é o* impacto na saúde da mortalidade prematura e o seu significado económico? Paralelamente aos benefícios para a saúde da atividade física, o HEAT também permite ter em conta os efeitos da mortalidade decorrentes da exposição ao ar poluído e dos acidentes de viação durante a marcha ou a bicicleta.

O HEAT pode ainda avaliar o impacto nas emissões de carbono da mudança de modos de transporte motorizados para deslocações a pé ou de bicicleta.

A ferramenta baseia-se nas melhores provas disponíveis e em pressupostos transparentes. Pode ser utilizada por uma vasta gama de profissionais, tanto a nível nacional como local. Estes incluem principalmente planeadores de transportes, engenheiros de tráfego e grupos de interesses especiais que trabalham no domínio dos transportes, das deslocações a pé, das bicicletas ou do ambiente.

O HEAT pode ser utilizado para uma variedade de avaliações, por exemplo:

- Uma estimativa dos níveis actuais (ou passados) de deslocação de bicicleta ou a pé, por exemplo, mostrando o valor da deslocação de bicicleta ou a pé na cidade ou no país.
- Avaliar as alterações ao longo do tempo, por exemplo, comparando situações "antes e depois", ou "cenário A (com medidas adoptadas) e cenário B" (sem medidas adoptadas).
- A avaliação de projectos novos ou existentes, incluindo cálculos de custo-benefício.

O HEAT pode ser utilizado como um instrumento autónomo ou para contribuir para uma avaliação económica mais abrangente ou para avaliações prospectivas do impacto na saúde

Veja exemplos de resultados que pode obter com os nossos dados locais ou com o script http://www.euro.who.int/HEAT

CAPÍTULO 1

1 Silvicultura urbana e periurbana sustentável baseada em princípios naturais solução integrada e inclusiva em benefício de solução integrada e inclusiva baseada na natureza para a regeneração verde e sustentável, saudável e resiliente "regeneração verde e cidades sustentáveis, saudáveis e resilientes cidades

Abordar o desenvolvimento urbano através da silvicultura urbana e periurbana em:

A. O que é a silvicultura urbana e periurbana A silvicultura urbana e periurbana é um dos muitos conceitos e abordagens de espaço verde urbano que têm recebido maior atenção nos últimos anos. Distingue-se de outros conceitos de espaço verde urbano pelo facto de as florestas e as árvores ocuparem um lugar fundamental. A silvicultura urbana e periurbana pode ser uma solução baseada na natureza e é integradora, ou seja, liga os componentes das formações verdes urbanas e periurbanas e das áreas dominadas por árvores num todo coerente. Está também estreitamente relacionada com a abordagem de planeamento das infra-estruturas verdes, que reflecte a necessidade de ter em conta toda a rede de espaços verdes e azuis (como lagos, rios e zonas húmidas) de uma cidade ou metrópole. Para tal, é necessário deslocar a atenção das zonas individuais para toda a rede. Isto deve-se ao facto de uma rede de espaços verdes e azuis devidamente ligada e em bom funcionamento poder prestar muitos serviços ecossistémicos. As zonas urbanas funcionam como ecossistemas, ou melhor, como sistemas socioecológicos, e, através da presença de árvores e outra vegetação, podem tornar-se mais resistentes aos efeitos das alterações climáticas e incluir não só ecossistemas florestais e bosques, mas também todo o complexo de árvores e vegetação associada, incluindo árvores de rua, parques urbanos, cemitérios, árvores em jardins privados e outras zonas urbanas.

A parte arborizada das florestas urbanas e periurbanas é uma componente muito importante, uma vez que é a fonte de uma série de serviços ecossistémicos essenciais, como a proteção das fontes de água potável, o sequestro de carbono, a prevenção da degradação dos solos e a recreação ao ar livre. Para que a silvicultura urbana e periurbana seja verdadeiramente bem sucedida, deve ter como objetivo a gestão sustentável dos recursos florestais e a prestação contínua de serviços ecossistémicos para as gerações presentes e futuras. Deve também otimizar os benefícios para as comunidades locais, minimizando os potenciais aspectos negativos que podem limitar a utilização recreativa das florestas urbanas e periurbanas, como a exposição a alergénios e a perceção do risco de crime.

Б. Indicadores actuais da área florestal urbana e periurbana

Embora se reconheça que as florestas urbanas e periurbanas (FUU) são uma importante fonte de serviços ecossistémicos, sabe-se surpreendentemente pouco sobre a sua extensão.

Até à data, poucos países tentaram efetuar uma avaliação abrangente dos seus recursos de PPG. A nível local, muitas autoridades municipais não têm um conhecimento completo dos seus recursos de PPG e, quando existem inventários, na sua maioria apenas incluem árvores pertencentes e geridas pelo Estado. Esta situação está a mudar gradualmente, uma vez que cada vez mais cidades e megacidades estão a tentar fazer um inventário mais abrangente das suas florestas urbanas. Isto mostra que estas cidades compreendem a importância de dispor de informação actualizada sobre os recursos florestais urbanos como base para o planeamento e a gestão sustentável. Esta não é uma tarefa fácil, devido à diversidade de estruturas e propriedade das SFP. No entanto, é importante notar que o nível de participação dos governos nacionais varia; por exemplo, as autoridades nacionais da Federação Russa, do Cáucaso e da Ásia Central têm estado tradicionalmente mais envolvidas na gestão dos PFS. Embora os "ecossistemas florestais", que fazem parte das florestas urbanas, sejam frequentemente incluídos nos inventários florestais nacionais, continua a ser difícil obter uma imagem completa desta importante componente da GSF. Por exemplo, pode até haver problemas na definição dos limites das zonas urbanas e periurbanas. A partir dos dados disponíveis, surge uma imagem de um recurso pequeno, mas muito importante, que enfrenta os seus próprios desafios específicos devido a diferentes propriedades, utilização intensiva e fragmentação. As áreas florestais urbanas são frequentemente fragmentadas e pequenas, o que pode comprometer a sua viabilidade ecológica; a sua gestão pode ser complicada pela diversidade de proprietários públicos e privados (incluindo as administrações municipais).

B. Potencial para uma silvicultura urbana e periurbana sustentável As florestas urbanas e periurbanas são fundamentais para as zonas urbanas e as comunidades urbanas. Proporcionam uma vasta gama de serviços e benefícios ecossistémicos que são cada vez mais reconhecidos e validados pela investigação.

A silvicultura urbana e periurbana sustentável contribui para a atenuação das alterações climáticas, a adaptação e a redução do risco de catástrofes As PFS prestam serviços ecossistémicos reguladores essenciais para a atenuação das alterações climáticas e a adaptação às mesmas. De facto, as GPL podem ser consideradas infra-estruturas vitais, ou seja, um bem necessário para o funcionamento da sociedade e da economia; por exemplo, as árvores urbanas reduzem a temperatura ambiente local em até 8 graus Celsius. Isto ajuda as comunidades urbanas a reduzir os impactos dos extremos de temperatura na saúde e a adaptar-se às projecções de agravamento desses extremos de temperatura face às alterações climáticas. As árvores plantadas perto de edifícios também sequestram carbono e reduzem as emissões de gases com efeito de estufa ao diminuir a utilização de energia (e os custos) para o ar condicionado. As GPL podem também reduzir a degradação dos solos e fornecer infra-estruturas críticas para a gestão de catástrofes. Por exemplo, as GPL contribuem para a redução do risco de catástrofes, ajudando a estabilizar as encostas para evitar deslizamentos de terras. Outra função muito importante das BPL é o facto de limitarem significativamente o escoamento das águas pluviais e a poluição, interceptando e reduzindo a intensidade da precipitação, bem como infiltrando e absorvendo as águas pluviais e reduzindo a carga de nutrientes. Por exemplo, a copa das árvores pode reter significativamente o escoamento das águas pluviais, aliviando assim a pressão sobre os sistemas de drenagem urbana. O impacto económico dos BPC que cumprem estas funções é substancial, com um estudo nacional recente nos Estados Unidos, encomendado pela Arbor Day Foundation, a mostrar que os benefícios ambientais das árvores urbanas no país estão avaliados em 73 mil milhões de dólares por ano, dos quais 65 mil milhões são gerados pelas árvores urbanas. Desse montante, 65 mil milhões de dólares são atribuíveis ao sequestro de carbono. Destes, 65 mil milhões de dólares são atribuíveis ao sequestro de carbono pelas árvores urbanas e 3 mil milhões de dólares são atribuíveis à sua contribuição para a gestão do carbono. Destes, 65 mil milhões de dólares são atribuíveis ao sequestro de carbono pelas árvores urbanas e 3 mil milhões de dólares à sua contribuição para a gestão das águas pluviais. Embora países como os Estados Unidos tenham feito progressos a nível local e nacional em termos de justificação dos investimentos em BPM, a investigação sobre os custos e benefícios associados em grande parte da região UNECE é limitada.

A silvicultura urbana e periurbana sustentável contribui significativamente para melhorar a nossa saúde e bem-estar. A investigação revela uma contribuição concreta para a melhoria da saúde física, mental e social, bem como para o desenvolvimento cognitivo. As pessoas que vivem em zonas urbanas mais verdes e/ou têm acesso fácil a espaços verdes públicos têm melhor saúde mental e física e são mais propensas a participar em interações sociais nos seus bairros.

Durante a pandemia de COVID-19, os espaços verdes urbanos que permaneceram acessíveis tornaram-se "ilhas de fuga" muito necessárias para os habitantes das cidades. Estudos realizados em todo o mundo mostram que as pessoas passaram a apreciar significativamente mais os espaços verdes urbanos, incluindo as florestas locais, e a utilizá-los para fins recreativos. À luz da pandemia global, cientistas e decisores políticos apelaram a que se repensassem os conceitos existentes e se transformassem as cidades para responder à realidade da COVID-19 e para poderem responder a possíveis pandemias futuras, construindo cidades mais resilientes, inclusivas e sustentáveis. As árvores nas ruas locais e os jardins públicos demonstraram o seu valor durante a pandemia de COVID-19, tornando-se a tão necessária vegetação perto das residências.

Além disso, os estudos também demonstraram que componentes específicos dos BPM (por exemplo, árvores de rua versus árvores de parque) têm os seus próprios impactos específicos na saúde. Por exemplo, as árvores nos pátios das escolas podem beneficiar a saúde e o desenvolvimento cognitivo das crianças, as hortas comunitárias podem promover a coesão social e as florestas suburbanas proporcionam uma vasta gama de benefícios, incluindo para a saúde mental. As árvores são frequentemente mencionadas em estudos sobre os benefícios da natureza urbana para a saúde. Por exemplo, um estudo realizado em Toronto concluiu que, quando um bairro urbano tem, em média, mais 10 árvores, há uma melhoria das percepções de saúde comparável a um aumento de 10 000 CAD no rendimento pessoal anual, o que leva a um aumento da esperança de vida. O aumento das florestas urbanas e dos espaços verdes pode também melhorar a saúde e reduzir as mortes causadas pela poluição atmosférica. Estima-se que tal evitaria cerca de 43 000 mortes por ano nas cidades europeias. Teria também um impacto económico significativo através da redução dos custos dos cuidados de saúde. Os PFS podem também ter efeitos benéficos na saúde devido ao papel que desempenham na produção de alimentos e podem mesmo contribuir para a segurança alimentar local, para sistemas alimentares locais mais sustentáveis e para uma melhor nutrição, por exemplo, através das florestas alimentares.

A silvicultura urbana e periurbana sustentável pode ajudar a conservar a biodiversidade e a promover a recuperação dos ecossistemas, e os níveis de biodiversidade nas cidades podem ser muito elevados, em parte devido à presença de espécies não nativas nos jardins e parques, mas também porque as cidades estão frequentemente localizadas em interfaces de ecossistemas e representam uma vasta gama de habitats. Entre os espaços verdes, os parques urbanos apresentam frequentemente os níveis mais elevados de biodiversidade. Um estudo sobre parques urbanos e periurbanos revelou que estes albergam cerca de 50% de todas as espécies de aves existentes na região, bem como mais de 60% de todas as espécies de anfíbios. Foi encontrada uma ligação entre a biodiversidade e os benefícios para a saúde, sendo os parques de lazer também importantes para os habitantes das cidades, mantendo uma ligação com as plantas, os animais e os processos naturais. Este facto pode ajudar a aumentar a sensibilização e a apreciação do valor das florestas e das políticas florestais entre as populações urbanas e periurbanas, incluindo as políticas tradicionalmente mais orientadas para as zonas rurais.

A silvicultura urbana e periurbana sustentável contribui para a ecologização e a regeneração. Enquanto soluções baseadas na natureza que ajudam a responder aos desafios societais, os PFS podem fazer parte de estratégias rentáveis de combate às alterações climáticas. Além disso, as GPL tendem a ser uma fonte de vários benefícios em simultâneo, o que as torna um instrumento atrativo para enfrentar muitos desafios urbanos. Estes benefícios incluem importantes benefícios económicos. Por exemplo, o sector florestal urbano dos EUA contribui com 64 mil milhões de dólares para a economia americana através de vendas e emprego anuais. O sector da silvicultura urbana nos Estados Unidos contribui com 64 mil milhões de dólares para a economia através das vendas anuais e do emprego, com cerca de meio milhão de empregos criados em resultado das actividades das autoridades e organizações do sector privado. Além disso, estudos recentes calcularam que as GPL representam cerca de 31,5 mil milhões de dólares do valor total dos activos imobiliários no país. Além disso, as GPL representam cerca de 31,5 mil milhões de

dólares do valor total dos activos imobiliários nos Estados Unidos. Além disso, os PPGs são frequentemente um meio crítico de proteção dos recursos urbanos de água potável, que são altamente valiosos em termos monetários e não monetários.
A atual ênfase na ecologização urbana e na plantação de árvores conduzirá também a um aumento da atividade económica e do empreendedorismo e contribuirá para a criação de novos empregos verdes em todo o mundo. Por exemplo, um estudo realizado na Suécia, que tem uma população de pouco mais de 10 milhões de habitantes, concluiu que são gastos anualmente cerca de 1,8 mil milhões de euros na gestão de espaços verdes urbanos. Isto representa uma oportunidade importante para o investimento ecológico e a criação de emprego durante os períodos de recuperação económica, nomeadamente após a pandemia de COVID-19.
O reforço do impacto da silvicultura urbana e periurbana sustentável na realização do pleno potencial da GSF deve ter em conta os seguintes aspectos
- Florestas urbanas e periurbanas ao alcance de todos os habitantes das cidades Os múltiplos benefícios da silvicultura urbana e periurbana sustentável devem ser usufruídos por todos os habitantes das cidades, independentemente da idade, género, rendimento, educação e antecedentes culturais. A equidade ecológica, em termos de distribuição justa e equitativa dos benefícios, deve fazer parte de qualquer programa de gestão florestal sustentável, como estipulado no ODS 11.7.
A investigação demonstrou claramente que as pessoas beneficiam de forma óptima quando têm um acesso fácil e direto aos PFS, ou seja, quando podem ver as árvores da janela de casa, quando têm uma boa cobertura arbórea no seu bairro e quando não estão a mais de cinco minutos a pé do espaço verde público mais próximo.
Florestas urbanas e periurbanas mais diversificadas e resilientes são florestas urbanas e periurbanas diversificadas na sua composição de espécies, mais resilientes aos efeitos das alterações climáticas, infestações de pragas e surtos de doenças. Diversidade significa também uma vasta gama de componentes florestais urbanas e periurbanas, desde florestas urbanas tranquilas a pátios verdes de escolas e hortas comunitárias, desde parques urbanos apinhados a cemitérios desordenados. Cada uma delas pode ter múltiplas utilizações e ser fonte de diversas experiências e benefícios.
A plantação de árvores é boa e a gestão sustentável é ainda melhor, mas requer um planeamento a longo prazo e exige medidas para combater as alterações climáticas
A plantação de árvores está a receber cada vez mais atenção pública e política, incluindo nas zonas urbanas, e muitas vezes em grande escala. Isto é positivo, uma vez que o aumento da cobertura arbórea pode ajudar a combater as alterações climáticas e apoiar os esforços para manter os limites do planeta, assegurando simultaneamente um desenvolvimento sustentável. No entanto, a plantação de árvores em zonas urbanas e suburbanas deve estar associada a uma gestão adaptativa e a longo prazo da gestão sustentável das florestas, e só fará sentido se houver um aumento significativo do número de árvores plantadas. Para tal, devem estar disponíveis recursos (incluindo financeiros) e capacidades suficientes. Os

benefícios das árvores urbanas aumentarão à medida que estas atingirem a maturidade plena.

Há uma necessidade urgente de financiamento e recursos previsíveis a longo prazo, e a gestão sustentável das florestas urbanas e peri-urbanas depende do planeamento a longo prazo. Sem financiamento e recursos previsíveis a longo prazo, é mais difícil para as autoridades urbanas planear, comprometer-se e aplicar eficazmente planos de GSF a longo prazo. Os planos de gestão florestal sustentável que não se baseiam em orçamentos realistas podem não atingir os seus objectivos se não estiverem disponíveis fundos suficientes. Orçamentos irrealistas também podem causar um mau desempenho se os recursos disponíveis forem, em última análise, superiores aos previstos em planos e objectivos ambiciosos. Assim, os orçamentos municipais podem ser uma das fontes de financiamento mais previsíveis para as florestas urbanas.

Uma avaliação completa dos benefícios da GSF pode justificar aumentos orçamentais, e um melhor planeamento da GSF pode melhorar a utilização eficiente dos recursos disponíveis. Os fundos e programas nacionais e subnacionais também podem ser fontes previsíveis e ajudar a alavancar o financiamento de outras fontes, incluindo o aumento das dotações para as florestas urbanas nos orçamentos municipais.

Um elemento-chave é organizar a gestão dos PFS ao serviço das comunidades locais, pelo que é muito importante envolvê-las na organização da gestão destes espaços. Isto pode ajudar a garantir que as áreas são corretamente preparadas e mantidas, ajudando a conservar estes espaços enquanto se constroem relações mais fortes entre pessoas, árvores, comunidades e florestas. A gestão organizacional também incorpora uma importante perspetiva de longo prazo, uma vez que promove uma cultura de compreensão, interação e parceria entre gerações. Isto pode ajudar a garantir o apoio dos residentes a longo prazo às políticas e programas de GSF, bem como às políticas florestais rurais e aos esforços de florestação em geral. É necessário ter em conta uma série de caraterísticas culturais e outras das comunidades locais, incluindo as populações indígenas, na organização da governação.

Estratégias, planeamento e planos de gestão específicos para a GSF não são fáceis. As cidades são muito dinâmicas, com mudanças constantes, e as árvores e as florestas demoram geralmente muito tempo a atingir a maturidade; mesmo que se utilizem espécies de árvores de crescimento rápido para obter resultados rápidos, há que pensar na próxima geração de árvores. A fim de colher os seus benefícios para o ecossistema, os espaços verdes como as florestas, as árvores e a vegetação associada dentro e à volta das cidades devem ser colocados no centro do planeamento urbano. Em particular, os programas SFMU necessitam de uma visão a mais longo prazo desenvolvida com as comunidades locais para garantir a sua focalização e definir a direção política. No processo de planeamento, devem ser definidas metas, objectivos e indicadores de desempenho claros, com base numa visão partilhada. O desenvolvimento de um Plano Diretor de Gestão Florestal Sustentável para a cidade pode ajudar a articular claramente estas medidas e a garantir que são atribuídos recursos suficientes. Estes planos devem ser devidamente alinhados com outras políticas e programas municipais. Silvicultura urbana e peri-urbana sustentável que se baseia em informação sólida e reflecte as melhores práticas O planeamento, o estabelecimento e a gestão da Gestão Florestal Sustentável devem basear-se em provas sólidas e em informação fiável e actualizada. Estas devem incluir informações sobre o recurso BPM e a comunidade local em que a floresta está localizada. A aplicação de práticas modernas pode aumentar os esforços para garantir uma gestão sustentável, através da partilha de conhecimentos e da aprendizagem entre pares, bem como da existência de diretrizes e normas claras que forneçam orientações e diretrizes sobre as práticas de gestão florestal e o acesso adequado e equitativo aos espaços verdes. Para tal, é necessário apoiar e alargar a investigação, a educação, a formação e a transferência de conhecimentos sobre a GSF. O acompanhamento e a demonstração do sucesso, bem como a monitorização rigorosa dos programas e actividades de GSF, são hoje frequentemente inexistentes. Idealmente, as administrações municipais, os proprietários de florestas urbanas e periurbanas, as comunidades e outras partes interessadas devem estabelecer bases de referência fiáveis e, em seguida, acompanhar o impacto do seu programa de GSF. Isto inclui não só o desenvolvimento do recurso de GSF, mas também as mudanças na prestação dos vários serviços e benefícios ecossistémicos que estes proporcionam, bem como as percepções e a participação da comunidade local. Este tipo de monitorização do sucesso pode ser uma boa base para análises comparativas entre cidades, e 15 também para informar os cidadãos sobre os benefícios dos BPM, através do rápido crescimento da utilização de ferramentas geoespaciais e outras que podem ser utilizadas para medir a eficácia, da emergência de empresas especializadas e de outras organizações que podem apoiar estes esforços.

Utilizar a silvicultura urbana e periurbana sustentável para reforçar as interações na interface urbano-rural As cidades têm frequentemente um forte impacto nas suas áreas circundantes. Dado que grande parte da SFP inclui terrenos na periferia das cidades, isto abre oportunidades para um melhor planeamento e gestão, a fim de assegurar a integração na interface urbano-rural. Isto pode criar novas oportunidades para uma utilização mais sustentável dos solos e das actividades agrícolas, para o sequestro de carbono, para a proteção das fontes de água potável e para uma melhor gestão do risco de incêndios florestais nas zonas urbanas e periurbanas. A melhoria da interligação dos espaços verdes (estrutura verde) e da utilização dos solos na interface urbano-rural proporcionará uma visão mais holística dos nossos sistemas alimentares, incluindo a produção sustentável a nível local e regional, terá um impacto positivo na segurança alimentar e na biodiversidade e ajudará a mudar os sistemas que não estão a utilizar todo o seu potencial. O reforço das parcerias e da cooperação exige uma integração "horizontal", por exemplo, entre diferentes departamentos municipais e outras partes interessadas. Mas isto não deve ser feito apenas pelo governo da cidade e não apenas por um departamento específico da administração municipal. Exige também uma integração "vertical" através da coordenação das políticas, da legislação e dos programas locais, regionais e nacionais. É necessário envolver um vasto leque de autoridades, proprietários de terras, grupos de interesse, empresas, comunidades e grupos demográficos. Este facto sublinha a necessidade de abordagens de colaboração que tenham em conta as necessidades específicas, as competências, os mandatos e os recursos destes diferentes parceiros, criem sinergias entre eles e os mobilizem. Estudo de viabilidade sobre a viabilidade de uma silvicultura urbana e periurbana sustentável. Tornou-se evidente que a gestão sustentável das florestas é de importância vital para as populações urbanas, o que é confirmado por um número crescente de estudos.

Os benefícios de investir em árvores podem ser cinco ou seis vezes superiores aos custos de investimento. No entanto, nem toda a gente está consciente deste facto. Com muitos interesses concorrentes e prementes a considerar na tomada de decisões urbanas e suburbanas, é importante apresentar um argumento forte a favor dos SFMT, tal como a necessidade de abordar questões fundamentais como as alterações climáticas e as ameaças à saúde pública. É necessário um estudo de viabilidade mais convincente para apoiar estes esforços 16

a viabilidade de desenvolver a GSF. Os rácios custo/benefício da GSF, bem como as provas de benefícios não monetários e políticos, podem fornecer provas convincentes de que este domínio merece ser uma prioridade política e um investimento. A contribuição da GSF para a economia verde e o seu potencial também devem ser destacados

Todos estes aspectos do reforço do impacto da GSF requerem atenção. A resolução destas questões exigirá novas parcerias entre as várias partes interessadas, com destaque para os actores locais e regionais. No entanto, as organizações internacionais podem desempenhar um papel importante no reforço da aplicação e do impacto da GSF, trabalhando com as autoridades e as várias partes interessadas a diferentes níveis e promovendo uma cultura de cooperação, coordenação e integração. Tal está igualmente em conformidade com a natureza integrada da GSF. Tal pode incluir esforços para apoiar a gestão sustentável de todos os tipos de florestas, reforçando as capacidades nacionais e os sistemas de controlo. A abordagem das prioridades acima referidas fará avançar os esforços de desenvolvimento e aplicação da GSF a curto e longo prazo, beneficiando e reforçando assim as comunidades urbanas e periurbanas. Realização das políticas e objectivos mundiais e nacionais a nível local através do desenvolvimento de uma silvicultura urbana e periurbana sustentável A importância e a contribuição das florestas urbanas e periurbanas estão claramente reflectidas nos objectivos mundiais, que incluem

- Objectivos de Desenvolvimento Sustentável das Nações Unidas, em especial o

ODS 11;

- o apelo do Fórum das Nações Unidas sobre as Florestas para que se centre a atenção nas florestas e nas árvores em meio urbano;
- processos internacionais de gestão sustentável das florestas ;
- Numerosas campanhas de florestação, reflorestação e plantação de árvores
- combater as alterações climáticas, a perda e a degradação da biodiversidade da paisagem.

Os objectivos e as políticas nacionais reflectem frequentemente os objectivos globais, embora sejam orientados a nível nacional. A SFMO fornece um quadro importante para alcançar os objectivos nacionais e globais através de acções locais, com margem para uma expansão estratégica significativa da SFMO para facilitar novos progressos.

A coordenação da silvicultura urbana e periurbana sustentável com outros sectores e políticas de GSF contribui para o desenvolvimento de uma vasta gama de outros sectores e para a aplicação de políticas em diferentes domínios. A integração de políticas e programas permite obter sinergias importantes. Estas incluem o planeamento urbano, a saúde pública, a educação pública, as acções no domínio das alterações climáticas, a utilização dos solos, a silvicultura em geral (incluindo as zonas rurais), a política agrícola e o desenvolvimento económico. Muitas vezes, a falta de coordenação e harmonização das políticas impossibilita a obtenção de sinergias tão importantes. Os elementos que podem melhorar a coordenação e o impacto incluem dados de base e acompanhamento sólidos, planos e objectivos claros, mecanismos de coordenação eficazes e um forte apoio político. Maior envolvimento e cooperação das autoridades nacionais e regionais e dos decisores políticos no reforço da governação e da cooperação para uma silvicultura urbana e periurbana sustentável Em muitos países, os PFS são geridos pelas administrações locais, mas é necessário alargar a governação. Isto inclui a liderança a nível regional e nacional, quadros políticos e mecanismos de apoio, e um melhor alinhamento com as políticas e acordos internacionais. Os governos nacionais podem fazer avançar os esforços para tornar a GSF uma prioridade. Por exemplo, ao desenvolver políticas, programas e mecanismos de financiamento nacionais específicos para a GSF, os governos podem promover uma cultura de cooperação a diferentes níveis. Em colaboração com as partes interessadas locais, devem ser identificadas formas inovadoras de promover a GSF, por exemplo, explorando oportunidades de cogestão.

Mobilizar e diversificar as fontes de financiamento para uma silvicultura urbana e periurbana sustentável é uma solução baseada na natureza que fornece às comunidades bens e serviços essenciais.

No entanto, o seu desenvolvimento exige um financiamento previsível e fiável que permita a elaboração e a aplicação de planos a longo prazo. A contribuição da GSF para a atenuação das alterações climáticas, a redução da poluição atmosférica, a saúde pública e mesmo a segurança alimentar e os sistemas alimentares sustentáveis pode justificar a mobilização de fundos públicos e privados existentes e novos. Os estudos de viabilidade sobre a viabilidade do desenvolvimento das MSF podem ajudar a obter e melhorar o acesso a fontes de financiamento. Um planeamento cuidadoso, um acompanhamento adequado e um financiamento público fiável podem também ajudar a mobilizar outras fontes de financiamento. Os exemplos bem sucedidos de financiamento inovador também podem ser divulgados e reproduzidos entre os governos municipais, subnacionais e nacionais. Existem bons exemplos de gestão sustentável das florestas na região da UNECE e em todo o mundo. A fim de promover uma cultura de aprendizagem mútua, é importante partilhar e discutir estes exemplos, modelos e experiências existentes. Devido às diferenças nas condições locais, as abordagens nem sempre podem ser totalmente reproduzidas, mas existem frequentemente alguns elementos-chave nos programas que podem servir de estímulo e de base para a ação. Há uma procura emergente de orientações e ferramentas para apoiar os profissionais, e esses produtos de conhecimento podem ser desenvolvidos com base na partilha de conhecimentos entre peritos e boas práticas.

A criação de uma cultura de cooperação regional e transfronteiriça envolve países com contextos, desafios e oportunidades muito diferentes. No entanto, os países da região também enfrentam desafios comuns, como a urbanização, as alterações climáticas, a saúde, a perda de biodiversidade e os sistemas alimentares insustentáveis. Todos eles partilham a mesma tarefa urgente de desenvolver zonas urbanas resilientes, saudáveis e economicamente competitivas. A cooperação regional e transfronteiriça pode assumir muitas formas. Inclui a cooperação para além das fronteiras administrativas, ambientais e outras fronteiras geográficas a nível internacional, nacional e subnacional. Este tipo de cooperação pode frequentemente ser apoiado ativamente através de investigação e planeamento conjuntos, de mecanismos de gestão especializados e de apoio político, técnico e financeiro a diferentes níveis administrativos (cidade, nacional, regional, internacional). Pode também incluir a cooperação em questões temáticas, incluindo para além das fronteiras imediatas. A cooperação pode frequentemente ter lugar a nível formal, mas a cooperação informal, nomeadamente através de redes de peritos, pode também desempenhar um papel importante. Entre os exemplos contam-se a Rede Informal de Peritos em Silvicultura Urbana Sustentável e o Fórum Europeu sobre Silvicultura Urbana Avaliações, monitorização e aferição de desempenhos em toda a região No âmbito dos seus esforços para plantar e cuidar das florestas urbanas sustentáveis, as cidades e os países beneficiarão de avaliações, monitorização e aferição de desempenhos a nível regional. Isto ajudará a avaliar a situação das GSF na região (por exemplo, em termos de recursos de PPG e dos benefícios que proporcionam) e a acompanhar os progressos ao longo do tempo. As organizações nacionais e internacionais podem ajudar a coordenar estes esforços, ligando-os aos programas de recolha de dados e de monitorização existentes.

Encorajando a utilização de normas e diretrizes internacionais, surgiram recentemente várias diretrizes e normas relacionadas com a UGPLH, tais como as Diretrizes da OMS para Facilitar a
acesso a espaços verdes públicos na Europa e objectivos de nível de arborização estabelecidos pelas cidades. Um exemplo recente de orientações mais abrangentes é a "regra 3-30-300" para a gestão sustentável das florestas urbanas. Os esforços para desenvolver, divulgar e adotar essas orientações, bem como o desenvolvimento e a aplicação de normas para a gestão sustentável das florestas urbanas, podem contribuir para a expansão da GSF como uma solução baseada na natureza.

Promover a sensibilização para a importância da silvicultura urbana e periurbana sustentável

Existe uma oportunidade de comunicar os benefícios da GSF a um público mais vasto para educar as crianças, as escolas, as comunidades locais e as empresas, bem como para aumentar a participação e a apropriação desta solução baseada na natureza. Perguntas como "Como é que as árvores urbanas nos beneficiam?" e "Como posso participar na organização da gestão do meu PFS local?" podem ajudar a sensibilizar para a importância das árvores e florestas urbanas. Mais importante ainda, podem ajudar a mobilizar fundos dos sectores público e privado para aproveitar esta solução sustentável baseada na natureza em benefício das gerações futuras. Um dos desenvolvimentos mais eficazes da transição para uma mobilidade e transportes novos, limpos, seguros, respeitadores da saúde e inclusivos é proporcionado pelo Programa Pan-Europeu de Transportes, Ambiente e Saúde (TEEP).

Os transportes são um dos maiores sectores económicos da região europeia, e as viagens e a mobilidade são componentes essenciais da vida moderna, proporcionando acesso a serviços, bens e actividades. Ao mesmo tempo, os transportes podem causar encargos significativos para a saúde e o bem-estar e até prejudicar as economias da região devido a: emissões de poluentes e de gases com efeito de estufa, poluição sonora; congestionamento do tráfego; lesões; fragmentação do espaço, da sociedade e da biodiversidade; desigualdades socioeconómicas; aquisição de terrenos e redução das oportunidades de atividade física. Os transportes, a saúde e o ambiente estão indissociavelmente ligados. O PEP - Programa Pan-Europeu para os Transportes, o Ambiente e a Saúde - ajuda a ter em conta as ligações entre estes três sectores.

O PEP é o primeiro e único programa internacional a integrar considerações ambientais e de saúde nas estratégias de transporte, mobilidade e planeamento urbano. Desde a criação do HSESAP, a região registou uma evolução positiva no sentido de transportes e mobilidade mais saudáveis, mais limpos e mais sustentáveis; no entanto, subsistem vários desafios, nomeadamente

- Todos os anos, na Região Europeia da OMS, mais de 500 000 pessoas morrem prematuramente devido à poluição atmosférica. As emissões provenientes dos transportes são responsáveis por uma parte significativa da poluição.

- Os transportes são responsáveis por cerca de um quarto das emissões de gases com efeito de estufa relacionadas com a energia.
- Todos os anos, mais de 110 000 pessoas morrem nas estradas da região pan-europeia da UNECE e da OMS. Em média, isto significa que morre uma pessoa em cada cinco minutos. As lesões causadas pelo tráfego rodoviário são a principal causa de morte a nível mundial entre os jovens com idades compreendidas entre os 5 e os 29 anos.
- Pelo menos 20 por cento da população da região pan-europeia da UNECE e da OMS vive em zonas onde o ruído do tráfego rodoviário é considerado prejudicial para a saúde. Nas zonas urbanas da maioria dos países, este número excede os 50%.
- Só na região europeia da OMS, estima-se que a falta de atividade física seja responsável por cerca de 1 milhão de mortes por ano e a obesidade por outro milhão.

É por esta razão que o HSESAP trabalha para apoiar os países na procura do melhor equilíbrio entre as necessidades de transporte e mobilidade, a saúde e o bem-estar humanos e a qualidade ambiental.

As actividades do HSESAP visam alcançar transportes e mobilidade saudáveis, limpos e sustentáveis na região pan-europeia, a fim de cumprir os objectivos que:

- Tornar os ambientes urbanos, suburbanos e rurais mais saudáveis, mais seguros, mais acessíveis e com melhores ligações de transportes;
- Assegurar a equidade social, a mobilidade inclusiva e o mais elevado nível de saúde e bem-estar para todos;
- Integrar melhor as perspectivas de género nas estratégias de transportes, saúde e ambiente;
- alcançar os objectivos dos principais acordos internacionais - o Acordo de Paris sobre as alterações climáticas e a Agenda 2030 para o Desenvolvimento Sustentável.

No seu trabalho, o OPTOSOS resolve os problemas actuais

- a cooperação intersectorial e a promoção de uma melhor compreensão da relação entre os transportes, a saúde e o ambiente;
- fornecer aos Estados-Membros da região europeia da UNECE e à OMS uma plataforma intergovernamental intersectorial para o desenvolvimento de políticas e estimular a participação dos sectores da saúde e do ambiente nos transportes e no planeamento urbano;
- fornecer provas científicas sobre os benefícios de um transporte saudável e sustentável;
- desenvolver ferramentas estratégicas e práticas para implementar uma mobilidade ecológica, saudável e inclusiva;
- apoiar o reforço das capacidades para uma ação estratégica integrada e transsectorial nos domínios dos transportes, da saúde, do ambiente e do

planeamento urbano A Região Europeia da UNECE e da OMS ou "região pan-europeia" refere-se às regiões europeias da UNECE e da OMS combinadas. As duas organizações partilham a maioria dos Estados-Membros. As partes interessadas na Região Europeia, que alberga 17% da população mundial, os 56 Estados da Região Europeia da UNECE e da OMS cooperam no âmbito do HSESAP, envolvendo organizações nacionais e intergovernamentais, autoridades locais e todas as partes interessadas.

A OPTOSOS serve os Estados-Membros e trabalha com eles através de:

- Ministérios e organismos nacionais responsáveis pelos transportes, saúde, ambiente e ordenamento do território;
- autoridades municipais e locais;
- especialistas em transportes e planeamento urbano, engenheiros de transportes;
- trabalhadores do sector da saúde;
- ambientalistas;
- As partes interessadas do sector empresarial e industrial, trabalhando com na criação de uma mobilidade segura e respeitadora do ambiente;
- representantes da comunidade científica;
- organizações não governamentais;
- o público em geral - com destaque para os grupos vulneráveis, os idosos, as crianças e os jovens.

Desenvolvimento mais eficiente através de uma mudança para uma mobilidade e transportes novos, limpos, seguros, saudáveis e inclusivos Como funciona o HSSEAP é um quadro político pan-europeu em três partes que reúne os sectores dos transportes, da saúde e do ambiente em pé de igualdade. É gerido conjuntamente pela UNECE e pelo Gabinete Regional da OMS para a Europa. O mais alto órgão de decisão do PEP é a Reunião de Alto Nível sobre Transportes, Ambiente e Saúde, que é convocada a nível ministerial de 5 a 6 anos.

Todos os Estados-Membros são incentivados a apoiar ativamente os mecanismos de execução do HSESAP, tais como as parcerias, os centros de ligação e a Academia, para implementar o programa de trabalho do HSESAP. Para o efeito, os Estados-Membros nomeiam pontos focais nacionais que representam os sectores da saúde, do ambiente e dos transportes.

O âmbito de aplicação abrange uma vasta gama de domínios políticos e de ação, desde as relações políticas e a elaboração de políticas até à conceção e execução de programas de cooperação.

Trabalhando em conjunto no âmbito do HSESAP, os Estados-Membros estão a contribuir para a Agenda 2030 em várias frentes, acelerando a realização de numerosos objectivos e metas, incluindo os relacionados com a saúde, a eficiência energética, a proteção do clima e do ambiente, a qualidade da vida urbana e a igualdade. Foi aprovado o primeiro Plano Diretor Ciclável Pan-Europeu, um marco histórico e uma parte fundamental da Declaração de Viena, juntamente com recomendações sobre transportes sustentáveis ecológicos e saudáveis, conclusões sobre mobilidade urbana sustentável e ordenamento do território, recomendações sobre condução ecológica, bem como um programa de trabalho abrangente do HSESAP baseado em:

- Parceria para a Mobilidade Amiga das Crianças do HSESAP e da juventude para garantir que os pontos de vista das gerações futuras são incorporados no trabalho do HSESAP;
- Parceria HSESAP sobre Mobilidade Sustentável no Setor do Turismo para partilhar boas práticas e desenvolver orientações e ferramentas relacionadas;
- A parceria para a mobilidade ativa do HSESAP visa promover a aplicação do novo Plano Diretor Ciclável Pan-Europeu, integrar o tráfego pedestre no novo Plano Diretor de Mobilidade Ativa Pan-Europeu, desenvolver a Rede Transeuropeia de Bicicletas (RTEB) e criar um centro de competências pan-europeu para a mobilidade ativa. Com a aprovação do Plano Diretor Ciclável Pan-Europeu, os países deram um novo impulso à transformação para transportes e mobilidade limpos, seguros, respeitadores da saúde e inclusivos na região pan-europeia.

O Plano Diretor prevê:

- reconhecer a bicicleta como um meio de transporte igual;
- expandir significativamente o uso da bicicleta em cada país para alcançar uma duplicação do uso da bicicleta na região até 2030;
- Atribuir espaço adicional para a circulação de peões e ciclistas;
- expandir e melhorar as infra-estruturas cicláveis em cada país;
- Melhorar significativamente a segurança dos ciclistas e peões para reduzir as mortes;
- Desenvolver uma política nacional de utilização da bicicleta apoiada por planos, estratégias e programas de utilização da bicicleta;
- Integrar a utilização da bicicleta nas políticas de saúde pública,
- planeamento da utilização dos solos, das infra-estruturas urbanas, regionais e de transportes.

Recomendações sobre transportes sustentáveis mais limpos e respeitadores da saúde - "Desenvolvimento futuro mais eficiente", em resposta aos acontecimentos e desafios durante a pandemia de COVID-19, o Comité Diretor do Programa Pan-Europeu sobre Transportes, Ambiente e Saúde decidiu criar um grupo de trabalho para elaborar recomendações aos Estados-Membros sobre um desenvolvimento futuro mais eficiente e a transição para transportes sustentáveis mais limpos e respeitadores da saúde.

O presente estudo Recommendations for Clean and Healthy Sustainable Transport - "More Efficient further development" apresenta as conclusões da Task Force e destaca sete recomendações fundamentais que os Estados-Membros devem seguir para desenvolverem os seus sistemas de transporte de forma mais sustentável.

Os Estados-Membros da região europeia da CEE e a OMS desenvolveram o Programa Pan-Europeu "Transportes, Ambiente e Saúde". O PEP proporciona mecanismos políticos intersectoriais e intergovernamentais que promovem estratégias de mobilidade e transporte que têm em conta as preocupações ambientais e de saúde. Ao longo dos anos, o HSESAP desenvolveu vários mecanismos de implementação para apoiar as actividades dos Estados-Membros, a fim de os ajudar a integrar os objectivos em matéria de transportes, saúde, qualidade de vida e ambiente nas políticas de planeamento urbano e espacial. O Guia contém muitas referências a estudos de casos, melhores práticas e exemplos baseados em cidades de toda a região euro-asiática e não só. É abrangida uma vasta gama de áreas temáticas, incluindo o futuro da mobilidade urbana sustentável; o ordenamento do território em função da mobilidade urbana sustentável e da acessibilidade; o planeamento dos transportes públicos como base para a mobilidade urbana sustentável; a mobilidade ativa e a forma como contribui para melhorar a saúde e o ambiente e o potencial dos sistemas de transportes inteligentes no contexto urbano.

O presente Manual apresenta uma metodologia para o planeamento de transportes urbanos sustentáveis e fornece uma pequena lista de ideias-chave e recomendações que servirão de contributo substancial para a Quinta Reunião de Alto Nível sobre Transportes, Ambiente e Saúde.

As parcerias HSESAP reúnem parceiros dos Estados-Membros, organizações intergovernamentais e não governamentais com interesses comuns na cooperação em questões específicas para desenvolver estratégias e planos comuns, alcançar resultados visíveis e implementar projectos específicos. As parcerias HSESAP também proporcionam uma oportunidade para partilhar as melhores práticas, desenvolver capacidades e prestar apoio mútuo para a implementação do HSESAP a nível nacional e pan-europeu. A Academia HSESAP liga a ciência, a política e a prática e proporciona uma plataforma para as principais partes interessadas, incluindo decisores políticos, funcionários públicos, profissionais e académicos, para reforçar a capacidade de integrar os transportes, o ambiente e a saúde no planeamento urbano e espacial.

Enquanto plataforma para a criação e partilha de conhecimentos e experiência, a Academia HSSE facilita a implementação da HSSE e dá um contributo importante para o cumprimento de vários compromissos regionais e globais. A gama de actividades realizadas pela Academia HSSPSPS inclui uma estreita cooperação com as Parcerias HSSPS. Melhor desenvolvimento através da transição para uma mobilidade e transportes novos, mais limpos, mais seguros, amigos do ambiente e inclusivos O conjunto de ferramentas HSSPSS produziu uma série de ferramentas, guias e materiais informativos de fácil utilização que fornecem uma panorâmica dos desafios mais prementes em matéria de saúde e ambiente relacionados com os transportes na região pan-europeia, bem como mecanismos de solução e oportunidades de ação para avaliar e enfrentar esses desafios.

Ferramenta de avaliação económica da saúde para as deslocações a pé e de bicicleta (HEAT)

O HEAT é uma ferramenta baseada na Web de fácil utilização para estimar o valor económico do impacto da prática regular de andar a pé ou de bicicleta na mortalidade e responde às seguintes questões: Se X pessoas percorrerem a pé ou de bicicleta uma distância igual a Y na maioria dos dias, qual é o valor económico do benefício para a saúde que daí resulta?

- redução da mortalidade atribuível à sua atividade física;
- a poluição atmosférica ou os acidentes afectam estes resultados;
- Quais são as implicações em termos de emissões de carbono?

A Ferramenta de Avaliação Económica da Saúde para as deslocações a pé e de bicicleta (HEAT) e os Planos de Ação Nacionais para os Transportes, a Saúde e o Ambiente (PANSA), que abrangem diferentes áreas e proporcionam uma forma integrada e trans-setorial de planear e implementar acções nos domínios dos transportes, da saúde e do ambiente a nível nacional. O guia passo-a-passo para decisores políticos e planeadores ajuda os Estados-Membros a identificar: metas-chave, objectivos, acções prioritárias, mecanismos de coordenação, funções e responsabilidades; prazos e orçamentos; e recomendações de implementação, monitorização e avaliação para o desenvolvimento de transportes sustentáveis e amigos da saúde no país.

Desenvolver planos de ação nacionais para os transportes, a saúde e o ambiente: um guia passo-a-passo para decisores políticos e planeadores Os planos para o futuro estão traçados A Declaração de Viena especifica as prioridades para reforçar o compromisso de cooperação para concretizar a nova visão do HSESAP:

- respeitador do ambiente, seguro e favorável à saúde;
- mobilidade e transportes inclusivos para a felicidade e a prosperidade de todos;

Outras áreas de trabalho incluem:

- Desenvolver uma estratégia pan-europeia abrangente em matéria de transportes, ambiente e saúde para transformar a mobilidade no sentido de uma mobilidade ativa com emissões zero e promotora da saúde e de transportes seguros e eficientes (incluindo opções jurídicas) durante a próxima década;
- Aumentar as deslocações a pé e de bicicleta em cada país, garantindo a segurança de ciclistas e peões e integrando a mobilidade ativa nas políticas de saúde, como previsto no Plano Diretor Pan-Europeu para a Promoção da Bicicleta;
- Reforçar a cooperação em matéria de aplicação e estimular as actividades conjuntas dos Estados-Membros e das organizações internacionais
- Abordar as desigualdades relacionadas com os transportes e a expansão urbana, promovendo sistemas de transportes inclusivos e equitativos em toda a região pan-europeia;
- Desenvolver uma estratégia de comunicação para aumentar a sensibilização para as oportunidades e benefícios dos transportes sustentáveis e saudáveis e para comunicar os resultados.

CAPÍTULO 2

2 Princípios e requisitos dos sistemas para um modelo de desenvolvimento com baixo teor de carbono

saúde na gestão dos recursos naturais.

Tendo em conta a necessidade urgente de tomar medidas para combater as alterações climáticas, o mundo está a avançar rapidamente para um modelo de desenvolvimento com baixas emissões de carbono. Nos últimos anos, países de todo o mundo registaram inundações, secas e vagas de calor generalizadas. As alterações climáticas estão a afetar a propagação de doenças infecciosas, expondo as populações ao risco de novas doenças e epidemias. A atenuação dos efeitos do aquecimento global exige uma transição energética, dos transportes e digital. Ao mesmo tempo, as alterações climáticas estão a criar uma grave escassez de água doce e de alimentos. Contudo, a implantação de tecnologias hipocarbónicas exigirá também enormes quantidades de matérias-primas essenciais. Por conseguinte, a única forma de atenuar e de nos adaptarmos às alterações climáticas é através de uma mudança fundamental na nossa abordagem da gestão da riqueza natural.

Tendo em conta os desafios sem precedentes que enfrentamos no futuro, é evidente que o atual modelo de utilização dos recursos naturais, que se baseia numa abordagem fragmentada e linear, tem de ser reconsiderado. É particularmente relevante um novo paradigma de gestão sustentável integrada dos recursos naturais que promova a eficiência dos recursos e a transição para uma economia circular. A Comissão Económica das Nações Unidas para a Europa (CEE) tem vindo a tomar medidas para enfrentar estes desafios desde a adoção da Agenda 2030 para o Desenvolvimento Sustentável em 2015. Entre outras coisas, desenvolveu o Quadro de Classificação de Recursos das Nações Unidas (UNRC), um sistema unificado de classificação e contabilização de recursos com base na viabilidade social, ambiental e económica, na viabilidade técnica e no grau de fiabilidade da avaliação dos recursos. É encorajador notar que o UNFC é agora amplamente adotado por um vasto leque de partes interessadas, incluindo governos, indústrias, o sector financeiro, o meio académico e a sociedade civil.

Em 2017, os Estados membros da ECE decidiram alargar o âmbito do UNFC, transformando o sistema de classificação numa ferramenta dinâmica de gestão de recursos que ajuda os países, as organizações e as empresas a responder aos desafios do desenvolvimento sustentável. O Grupo de Peritos em Governação de Recursos (EGER) foi incumbido de desenvolver o Sistema de Gestão de Recursos das Nações Unidas (UN-RMS), uma norma global voluntária para a gestão integrada e sustentável dos recursos através de parcerias público-privadas e da sociedade civil. Se forem corretamente geridas, a extração, transformação, utilização e reutilização dos recursos podem ter resultados favoráveis tanto para os cidadãos como para as empresas.

sociedade e para o ambiente. A expansão do UNFC para um sistema de gestão de pleno direito, o UNSAS, criou um conjunto dinâmico de ferramentas que ligam os princípios de investimento aos objectivos de desenvolvimento sustentável, o que ajuda os utilizadores a transformarem as suas actividades para construírem um modelo de gestão dos recursos naturais auto-reparador e responsável e a contribuírem para a melhoria dos meios de subsistência. Este estudo descreve os princípios e requisitos da CNUDS e oferece recomendações para a transformação de um modelo de utilização e reutilização dos recursos naturais em benefício das gerações actuais e futuras, que se baseia nos princípios e requisitos fundamentais para avaliar a sustentabilidade da gestão dos recursos. No futuro, prevê-se que o conjunto de ferramentas continue a ser alargado e que sejam gradualmente acrescentadas ao sistema ferramentas especializadas para abordar uma série de questões relacionadas com a gestão sustentável dos recursos, como a modernização regulamentar, a gestão ambiental, a inclusão social, o acréscimo de valor, a inovação, a circularidade e o reforço das capacidades. Incorporarão metodologias e abordagens normalizadas para atingir objectivos comuns de desenvolvimento sustentável.

Princípios e requisitos do Quadro de Governação dos Recursos O Sistema Integrado de Governação dos Recursos foi concebido para apoiar a aplicação da Agenda 2030 para o Desenvolvimento Sustentável. O desenvolvimento sustentável exige recursos, mas a sua extração, transformação e consumo devem ser compatíveis com o desenvolvimento sustentável, com base numa norma mundial voluntária para a governação integrada dos recursos, em conformidade com os princípios do desenvolvimento sustentável. Esta norma aplica-se igualmente a todos os recursos.

O UNSAS foi desenvolvido com base nos conceitos descritos nos seguintes documentos:

- "Transformar os recursos naturais do nosso mundo: mudança fundamental Quadro de Classificação de Recursos das Nações Unidas?";
- "Conceito e estrutura do sistema de gestão de recursos da ONU".
- "Aplicação do Quadro de Classificação de Recursos das Nações Unidas à avaliação comercial - uma atualização";
- "Nota concetual sobre o sistema de gestão de recursos da ONU: objectivos, requisitos, caraterísticas principais e via a seguir.

Um resumo dos conceitos UNSAS é apresentado no documento europeu

Comissão Económica das Nações Unidas para a UNU (ECE) "UN Resource Management System: Overview of Concepts, Objectives and Requirements".

Apresenta igualmente definições de termos básicos. A apresentação da UNSAS tem a seguinte estrutura:

(i) Princípios fundamentais da gestão sustentável dos recursos; (ii) Requisitos;

(iii) Uma descrição concetual das ferramentas UNSAS, a completar nas fases subsequentes do desenvolvimento do UNSAS.

A. Objetivo do UNSAS

O objetivo da CNUDS é assegurar a gestão integrada dos recursos naturais de acordo com os princípios do desenvolvimento sustentável para as gerações presentes e futuras. A adoção da Agenda 2030 para o Desenvolvimento Sustentável anunciou uma nova era de desenvolvimento global, com a integração de objectivos sociais, ambientais e económicos como um grande desafio.

Para cumprir os objectivos multidimensionais do desenvolvimento sustentável, os recursos naturais devem ser extraídos e utilizados de uma forma óptima e responsável. No entanto, enfrentamos atualmente muitos obstáculos à utilização sustentável dos recursos. Entre eles contam-se os obstáculos económicos, como a volatilidade dos mercados, a necessidade de promover o investimento responsável, de combater os efeitos dos lucros excessivos e de garantir que ninguém é esquecido. É necessário fazer uma avaliação adequada e oferecer uma explicação satisfatória dos impactos sociais de todos os objectivos delineados nos compromissos assumidos nas conferências das Nações Unidas sobre alterações climáticas. Este trabalho tem de ser feito num contexto de conflitos geopolíticos e de grande incerteza. Deve reconhecer-se que alguns dos desafios acima mencionados são específicos da economia e do sector industrial no seu conjunto, mas o papel principal na gestão sustentável dos recursos é desempenhado pelo Estado, em combinação com a participação ativa da indústria e a responsabilidade do sector financeiro. Se forem corretamente geridos, a extração, a transformação, a utilização e a reutilização dos recursos produzirão resultados favoráveis tanto para a sociedade como para o ambiente, contribuindo para a distribuição equitativa dos benefícios, a redução da pobreza e a eliminação dos conflitos.

Na realidade, as decisões de gestão dos recursos são tomadas no contexto de projectos ou sectores individuais, geralmente por uma única agência governamental e por empresas que trabalham no sector relevante - minas, petróleo e gás, energias renováveis, energia nuclear, recursos humanos, águas subterrâneas e recursos geológicos. Esta abordagem fragmentada tem desvantagens significativas, uma vez que não permite ver o quadro completo, utilizar toda a gama de conhecimentos interdisciplinares e ter em conta a diversidade de perspectivas na tomada de decisões. As limitações das abordagens de gestão fragmentadas estão a tornar-se cada vez mais evidentes. Faltam-lhes análises integradas, o que conduz a uma tomada de decisões insuficiente e risco de danos graves para o capital natural. O mundo precisa de repensar as práticas de planeamento e gestão dos recursos, passando de processos isolados para abordagens mais integradas.

A CNUDS incorpora o conceito essencial de gestão integrada dos recursos, em que a complexidade, as diferentes escalas e os interesses concorrentes são tidos em conta e constituem uma base comum para a tomada de decisões informadas. O processo de gestão sustentável dos recursos começa com uma compreensão do estado do capital natural e dos recursos naturais do mundo, incluindo o esforço necessário para os desenvolver e utilizar, e uma compreensão da forma como estes recursos se relacionam com as necessidades actuais e futuras da sociedade. O capital natural é a reserva mundial de activos naturais. Inclui vários elementos, como os recursos hídricos, as estruturas geológicas, os minerais, a biodiversidade, o solo e a camada de ozono. O capital natural caracteriza-se por propriedades como a sustentabilidade ambiental e a saúde e integridade dos ecossistemas.

Os recursos naturais são a parte do capital natural que é utilizada para produzir bens e prestar serviços através da atividade económica, podendo ser considerados minerais, petróleo, combustível nuclear, reservatórios, recursos artificiais e fontes de energia renováveis, como a energia geotérmica, solar, eólica e hídrica e os biocombustíveis. Quando os recursos naturais são utilizados em benefício da sociedade, o capital natural líquido pode aumentar em vez de se esgotar. A gestão sustentável dos recursos é definida como um conjunto de políticas, estratégias, regulamentos, investimentos, operações e oportunidades no sector público, parcerias público-privadas e da sociedade civil que são implementadas de forma equitativa e transparente, ecológica e socioeconomicamente adequada e tecnicamente viável, que por sua vez determinam quais os recursos que são desenvolvidos, quando e como são desenvolvidos, extraídos, consumidos, reutilizados e reciclados pelo público em geral. A gestão sustentável dos recursos com base na CNUDS foi concebida para otimizar os benefícios sustentáveis para as partes interessadas na tríade homem-planeta-prosperidade. A abordagem coloca a tónica nas ligações intersectoriais e na minimização dos potenciais impactos negativos, e é: (a) um sistema global e voluntário de gestão dos recursos para utilização pelo sector público, pela indústria, pelos investidores e pela sociedade civil, e para promover os princípios do desenvolvimento sustentável, aplicados por ;

(b) Um sistema inovador e integrado de gestão dos recursos naturais para apoiar o desenvolvimento de políticas e regulamentos de gestão sustentável, contribuindo para a implementação dos Objectivos de Desenvolvimento Sustentável (c) Uma vasta base de informações e uma metodologia para a gestão dos recursos;

d) Um sistema holístico de gestão do ciclo de vida dos recursos, incluindo a sua extração, armazenamento, transporte e consumo (utilização e reutilização);

e) Um quadro de princípios de desenvolvimento sustentável a aplicar ao financiamento do sector dos recursos naturais;

f) Um sistema que permite que as populações locais e indígenas avaliem e analisem os projectos quanto ao cumprimento dos objectivos ambientais, sociais e económicos declarados;

g) Um mecanismo para ter em conta os aspectos comerciais e regulamentares a longo prazo dos projectos;

h) um conjunto de condições que permitem ao sector utilizar capacidades dinâmicas integradoras;

i) Um conjunto de ferramentas concebido para ajudar a garantir que os projectos cumprem os regulamentos aplicáveis;

j) uma ferramenta para a elaboração de relatórios de sustentabilidade e relatórios financeiros.

B. Utilizadores e utilizações previstas do UNSAS Os principais utilizadores do UNSAS são as autoridades governamentais e regionais, a indústria, os agentes de investimento e a sociedade civil, incluindo o meio académico, as organizações sem fins lucrativos, as populações indígenas e o público em geral

Cada grupo de partes interessadas utilizará o UNSAS para os seus próprios objectivos. Dado que o UNSAS é um sistema baseado em princípios, os requisitos devem ser cumpridos para que possa ser aplicado em conformidade com os requisitos. Alguns requisitos são cumpridos mediante o cumprimento de outras normas e orientações existentes, que são atualmente incorporadas por referência no manual pormenorizado do UNSAS e serão descritas posteriormente. Nos casos em que os documentos existentes não fornecem orientações sobre o cumprimento dos requisitos, o texto será desenvolvido no âmbito do UNSAS.

Principais utilizadores do UNSAS e suas utilizações previstas

A. Governos/organismos regionais

a) Cumprir os objectivos em matéria de alterações climáticas

b) Desenvolvimento de programas regionais e nacionais no domínio da energia e dos produtos de base para o desenvolvimento sustentável

c) (d) Planeamento, incluindo o desenvolvimento de políticas fiscais, para garantir a segurança da oferta e da procura, incluindo a avaliação das existências e dos fluxos globais e a garantia de acesso aos recursos

(e) Desenvolver as leis e regulamentos necessários (f) Avaliar os riscos e oportunidades globais e nacionais

g) manutenção de registos de dados nacionais

h) gestão de receitas

i) desenvolvimento de normas internacionais para além das normas existentes, necessário para enfrentar os complexos desafios do futuro

j) apoiar o desenvolvimento do mercado mundial

k) Melhorar a eficiência da gestão dos recursos e maximizar os benefícios dos recursos no ponto de extração

l) Desenvolvimento de infra-estruturas materiais e imateriais

m) abordar questões sociais

(n) Gestão do uso do solo

o) abordar questões laborais

p) abordar questões ambientais

q) aplicação de medidas de proteção do trabalho, de segurança e de proteção do ambiente

(d) Facilitar as parcerias e a resolução de conflitos

s) Melhorar a educação e a investigação

t) atenuação e gestão das alterações climáticas

u) gestão de catástrofes

v) Determinação dos requisitos de divulgação

B. Setor industrial

a) Planeamento estratégico, incluindo a gestão da carteira de recursos, da cadeia de abastecimento e da cadeia de produção

b) Assegurar a harmonização dos interesses dos diferentes actores

c) apoio às decisões de investimento de capital

d) Reforço dos controlos sociais e ambientais

e) maior sustentabilidade

f testes de esforço

g) gestão operacional

h) serviço das obrigações financeiras

i) expansão e implantação de capacidades

j) criação de parcerias

k) assistência em matéria de investigação e desenvolvimento

l) assistência em operações de fusão e aquisição

m) Avaliar propostas comerciais, incluindo riscos e oportunidades

(n) Assegurar o retorno do investimento

o) gerir as oportunidades e os riscos a nível da carteira

p) gerir projectos, riscos e oportunidades empresariais

q) gestão dos requisitos de divulgação

C. Investidores

a) apoio à análise de investimentos e à tomada de decisões de investimento

b) melhorar as políticas e práticas de participação equitativa

c) Determinar os requisitos para a divulgação de informações por parte das investidas (d) Desenvolver requisitos para a auto-declaração de informações

D. Academia, organizações sem fins lucrativos, povos indígenas e público em geral

a) modelação dos fluxos de recursos a diferentes escalas espaciais e temporais

b) (c) Assistência ao desenvolvimento de tecnologias a partir de uma abordagem sistémica (d) Reforço das capacidades interdisciplinares

(e) Apoio ao desenvolvimento sustentável

(f) Educação e formação (g) Igualdade e diversidade dos géneros (h) Respeito pelos direitos tradicionais das populações indígenas (i) Promoção da investigação futurológica (j) Melhoria da comunicação entre as partes interessadas (k) Criação de centros internacionais de excelência para a gestão sustentável dos recursos (CIEM-GER)

B. Além disso, serão incluídas na CNUCED referências aos manuais de conformidade existentes e será elaborada nova documentação nos casos em que os manuais existentes não estejam disponíveis. Segue-se uma lista preliminar dos resultados desejados: (a) Segurança dos recursos, ou seja, garantir a disponibilidade de recursos para o desenvolvimento sustentável;

b) Abordar as externalidades negativas da extração e utilização dos recursos, como a poluição, os resíduos, os rejeitos, etc...;

c) eliminar o risco de comportamentos desleais ou irresponsáveis, ou seja, evitar a

promoção de acções que agravem as externalidades negativas e os lucros injustificados, incluindo os lucros excessivos;
d) Fornecer serviços acessíveis e equitativos que sejam coerentes com os princípios do desenvolvimento sustentável;
e) distribuição equitativa dos benefícios a todas as partes interessadas e alinhamento dos incentivos que promovem o desenvolvimento sustentável.
Ao referir-se ao SGNU para análises, relatórios e planeamento da gestão de recursos, recomenda-se que os princípios fundamentais sejam utilizados como uma lista de verificação de primeiro nível e os requisitos do SGNU como uma lista de verificação detalhada. As definições fornecem uma forma condensada da linguagem, conceitos e termos necessários para definir o UNSAS. Esta lista serve apenas como ponto de partida; as futuras versões do presente documento incluirão mais termos. As definições que se seguem são provisórias e podem ser ajustadas de acordo com as necessidades das partes interessadas. Estas definições devem também ser alinhadas com o glossário de termos de uso corrente e definições semelhantes utilizadas em iniciativas internacionais.
- Um recurso é a quantidade total de produtos que são produzidos e/ou consumidos por um projeto a partir de uma determinada data e estimados na(s) etapa(s) do projeto. Um recurso tem valor ambiental, social e económico e pode ser renovável (por exemplo, solar, eólico, águas subterrâneas) ou não renovável.
Os recursos podem ser destinados a uma utilização primária (por exemplo, minerais, hidrocarbonetos, energias renováveis, águas subterrâneas, espaço poroso para armazenamento de CO2) e podem ser derivados de ou após a utilização primária como recursos secundários (por exemplo, recursos antropogénicos, resíduos e rejeitos da exploração mineira, resíduos da transformação ou refinação, resíduos de construção).

- A governação é a atividade de controlo dos recursos, de utilização dos recursos ou de eliminação dos recursos de forma eficiente, tendo em conta as necessidades das gerações presentes e futuras.
- Um sistema é um conjunto de definições, princípios e procedimentos, esquemas organizados ou métodos segundo os quais os recursos são geridos para obter benefícios ambientais, sociais e económicos.

O quadro da CNUDS incluirá os princípios e requisitos subjacentes à gestão dos recursos para o desenvolvimento sustentável. O sistema incluirá igualmente instrumentos de análise e de tomada de decisões.
A. Princípios fundamentais da gestão sustentável dos recursos Para garantir a integridade da gestão sustentável dos recursos, ou seja, tendo em conta múltiplas variáveis, escalas temporais e espaciais e ciclos de vida, essa gestão deve ser orientada por princípios.
Os princípios fornecem uma orientação para determinar a direção geral da gestão sustentável dos recursos.
Os princípios fundamentais da gestão sustentável dos recursos são enumerados a

seguir:

1) os direitos e as responsabilidades dos Estados na gestão dos recursos;
2) responsabilidade para com o planeta;
3) gestão integrada dos recursos;
4) envolvimento social;
5) a orientação para os serviços na utilização e reutilização dos recursos;
6) recuperação integrada de recursos;
7) Criar valor acrescentado;
8) princípio do circuito fechado;
9) saúde e segurança;
10) inovações;
11) transparência;
12) Reforço contínuo das competências e capacidades de base.

Com base nesses princípios subjacentes, são estabelecidos requisitos de nível inferior.

Princípio 1. Direitos e responsabilidades dos Estados na gestão dos recursos Os Estados (governos) têm direitos e responsabilidades legais e regulamentares no que diz respeito aos recursos existentes nos seus territórios. A Agenda 2030 para o Desenvolvimento Sustentável, adoptada por todos os Estados membros da ONU, é um plano de ação comum para garantir a paz e a prosperidade das pessoas e do planeta, hoje e no futuro. O elemento central da

A Agenda 2030 é constituída pelos 17 ODS: exortar todos os países a tomar medidas para gerir os recursos de forma sustentável.

Um Estado tem direitos soberanos sobre todos os recursos existentes no seu território. Tem legislação independente e plenos direitos de gestão e utilização sustentável dos recursos. Os Estados são incentivados a aplicar

Os princípios de boa governação previstos na UNCSD são voluntários. Os Estados (governos) desempenham um papel importante na produção e no consumo de recursos. Ao ponderar os custos e benefícios de várias actividades, os Estados adoptam geralmente uma perspetiva de longo prazo. Estabelecem políticas de recursos através de vários instrumentos jurídicos, estatutos e leis, e reforçam os papéis e as capacidades das agências de gestão dos recursos, como os ministérios, os organismos reguladores, os inquéritos geológicos e as universidades.

Princípio 2. Responsabilidade para com o planeta

O principal objetivo da gestão sustentável dos recursos é assegurar o bem-estar sustentável da Terra, dos seus habitantes e do ambiente. O princípio dos limites ambientais ao desenvolvimento sustentável é reconhecido no Relatório Brundtland (1987) e reflecte-se na Agenda 21, na Declaração do Rio, nos Objectivos de Desenvolvimento do Milénio e nos Objectivos de Desenvolvimento Sustentável. O Relatório Brundtland afirma que "o conceito de desenvolvimento sustentável implica certos limites à exploração dos recursos naturais, mas esses limites são relativos e não absolutos e estão relacionados com o atual nível de tecnologia e organização social, bem como com a capacidade da biosfera para compensar os efeitos das actividades humanas. No mínimo, o desenvolvimento sustentável não deve pôr em causa os sistemas naturais de que depende a vida na Terra: a atmosfera, os recursos hídricos, o solo e os seres vivos".

O desenvolvimento sustentável é definido como um desenvolvimento que satisfaz as necessidades do presente sem comprometer a capacidade das gerações futuras de satisfazerem as suas próprias necessidades.

O desenvolvimento sustentável significa também ter em conta o equilíbrio entre os custos e os benefícios para a sociedade e o planeta. A produção e o consumo de recursos podem ter consequências negativas. Por conseguinte, é necessário encontrar uma solução de compromisso sustentável entre vantagens e desvantagens.

O Acordo de Paris afirma que "as alterações climáticas são uma preocupação comum da humanidade". O seu objetivo global é melhorar a resposta global às alterações climáticas, mantendo o aumento da temperatura média global abaixo dos 2 °C em relação aos níveis pré-industriais no século atual e trabalhando para limitar o aumento da temperatura a 1,5 °C.

A principal responsabilidade pelo bem-estar contínuo do planeta cabe também aos Princípios do Equador - um sistema adotado pelas instituições financeiras para avaliar e gerir os riscos ambientais e sociais.

Princípio 3: Gestão integrada dos recursos

A gestão sustentável dos recursos é realizada através de parcerias entre o sector público, o sector público-privado e a sociedade civil, de uma forma integrada e indivisível, coerente com a sua viabilidade e sistemas sociais, ambientais e económicos, e tendo em conta o princípio do ciclo de vida completo. O Relatório Brundtland (1987) sublinha a necessidade de uma abordagem integrada da gestão dos recursos naturais. O relatório afirma: "Até recentemente, o nosso planeta tem sido um vasto mundo em que os Estados humanos têm diferentes estruturas jurídicas, pelo que o termo "Estado" é utilizado num sentido lato e, consequentemente, neste documento os termos "Estado" e "governo" são utilizados indistintamente. Este documento é também conhecido como o Relatório Brundtland, em homenagem ao nome da Presidente da Comissão, Gro Harlem Brundtland. Este documento estabelece os princípios orientadores do desenvolvimento sustentável, tal como é atualmente interpretado. As actividades e os seus impactos foram claramente delineados no âmbito dos Estados, dos sectores (energia, agricultura, comércio) e dos domínios mais vastos (ambiente, economia, relações sociais). [No entanto, o desenvolvimento sustentável e a longo prazo não é um estado de harmonia imutável, mas sim um processo dinâmico em que a escala de exploração dos recursos, a direção do investimento, o vetor de desenvolvimento tecnológico e as mudanças institucionais são alinhados com as necessidades actuais e futuras. [...] No entanto, a maioria das instituições que tratam destas questões tendem a ser agências independentes e não relacionadas; têm perfis relativamente estreitos e os seus processos de tomada de decisão são fechados. As agências responsáveis pela gestão dos recursos naturais e pela proteção do ambiente estão organizacionalmente separadas das agências que tratam das questões económicas". Muitos dos desafios ambientais e de desenvolvimento que enfrentamos resultam desta separação de responsabilidades. O desenvolvimento sustentável exige que se ultrapasse este isolamento. A Agenda 2030 sublinha a necessidade de uma abordagem baseada na interface entre as ciências naturais e sociais, e entre a comunidade de investigação e os decisores políticos.

A Agenda 2030 afirma que os ODS "são integrados e indivisíveis e equilibram as três dimensões do desenvolvimento sustentável: económica, social e ambiental". A natureza interligada e integrada dos ODS é fundamental para garantir a realização atempada dos objectivos da Agenda 2030. A necessidade de parcerias eficazes entre o sector público, as associações público-privadas e a sociedade civil está prevista no ODS 17.

O relatório Brundtland afirma que "os problemas não podem ser resolvidos por agências individuais isoladas e estratégias fragmentadas. Eles estão interligados num sistema complexo de causas e efeitos". Os recursos naturais são consumidos pelos sistemas socioeconómicos diretamente ou em função da produção de outros recursos, para fins gerais de produção e consumo, ou para o ambiente construído. O pensamento sistémico sugere que os investigadores e os profissionais devem assumir uma compreensão mais ampla das inter-relações, mas podem concentrar-se nas inter-relações críticas individuais entre camadas separadas. Concentrar-se em recursos individuais, sectores económicos ou diferentes tipos de impactos ambientais ou humanos como elementos isolados não fará avançar os progressos na melhoria da utilização dos recursos e, de um modo mais geral, na concretização dos acordos internacionais e dos ODS.

A resolução de problemas numa área sem ter em conta outras áreas pode mesmo ter consequências negativas. Uma abordagem sistémica é crucial para maximizar os benefícios em todos os sectores e atenuar os impactos negativos da utilização dos recursos naturais. Uma abordagem sistémica da conceção e aplicação da política ambiental responde a muitos desafios globais; já não é opcional, pois é atualmente a única forma possível de transformar a sociedade para alcançar a sustentabilidade global. A gestão do ciclo de vida dos recursos baseia-se numa abordagem sistémica. A análise do ciclo de vida é um método de avaliação dos impactos ambientais que abrange todas as fases da existência de um produto, desde a extração de matérias-primas até ao processamento de materiais, produção, entrega, utilização, reparação e manutenção, e eliminação ou reciclagem (conceito "cradle-to-cradle").

Princípio 4. Envolvimento social

A gestão sustentável dos recursos deve assegurar um nível suficiente de empenhamento social. A inclusão social é necessária para garantir que todas as partes interessadas envolvidas no desenvolvimento sustentável dos recursos naturais, em benefício de todas as gerações presentes e futuras, interajam entre si. As partes interessadas, incluindo os governos, a indústria, os clientes, os trabalhadores, os fornecedores, os investidores e a sociedade civil, devem criar confiança e trabalhar em conjunto para desenvolver práticas responsáveis nos domínios dos direitos humanos, do trabalho, do ambiente e da luta contra a corrupção. O respeito pelos direitos humanos e interesses, sensibilidades culturais, costumes e valores dos trabalhadores e associações afectados pela extração de recursos é parte integrante da gestão sustentável dos recursos. Este facto é sublinhado nos Princípios Orientadores das Nações Unidas sobre Empresas e Direitos Humanos. Esta abordagem deverá contribuir para melhorar o desempenho social e o desenvolvimento socioeconómico e institucional. A participação das principais partes interessadas na gestão dos recursos é necessária para enfrentar antecipadamente os desafios do desenvolvimento sustentável. Deve também ter em conta as oportunidades e produzir relatórios transparentes e independentes sobre os progressos e o desempenho, e ser verificado de forma independente.

A gestão sustentável dos recursos pode ter impactos sociais complexos relacionados com deslocações, direitos fundiários, património cultural, povos indígenas, igualdade de género, emprego, saúde pública, saúde e segurança no trabalho, exploração e abuso sexual e outras questões. Os projectos de recursos devem aplicar as salvaguardas sociais baseadas nos direitos humanos, o diálogo inclusivo e os princípios de gestão de riscos para garantir que os projectos beneficiam os pobres, que ninguém é esquecido e que os direitos humanos são respeitados. Os processos de planeamento de infra-estruturas devem também incluir consultas inclusivas, participativas, transparentes e regulares às partes interessadas.

De acordo com a Declaração das Nações Unidas sobre os Direitos dos Povos Indígenas, a gestão sustentável dos recursos deve basear-se no consentimento livre, prévio e informado. Os pontos de vista acima referidos são apoiados por várias metas no quadro dos ODS, como as metas 1.4 e 16.7 dos ODS.

Princípio 5: Orientação para o serviço na utilização e reutilização dos recursosOs recursos são extraídos essencialmente como um serviço à sociedade. A eliminação da dependência da atividade económica e do bem-estar humano em relação à quantidade de recursos naturais utilizados e ao grau de impacto ambiental é essencial para a transição para um futuro sustentável. A eliminação desta dependência pode trazer benefícios sociais e ambientais significativos, incluindo a compensação por danos ambientais passados, apoiando simultaneamente o crescimento económico e o bem-estar humano.

A orientação para os serviços é um dos princípios fundamentais para eliminar esta dependência. A orientação para os serviços deve ser aplicada tanto à utilização como à reutilização dos recursos. Ao aplicar este modelo de serviço, o sector industrial será capaz de criar benefícios a longo prazo tanto para os acionistas como para a sociedade.

Princípio 6. Recuperação integrada de recursos

A gestão sustentável dos recursos promove a criação e manutenção de uma base de conhecimentos e de sistemas para a recuperação integrada dos recursos em todas as fases das operações. Um dos princípios básicos da gestão de recursos deve ser o conceito de recuperação integrada de recursos, ou seja, a ideia de que a perturbação ambiental deve ser minimizada através da extração de todos os elementos benéficos possíveis e da atribuição de prioridade aos mesmos numa perspetiva de ciclo de vida completo. Este princípio pode ser alargado a todas as fases do ciclo de vida em que são extraídos e utilizados elementos benéficos tangíveis e intangíveis. A recuperação integrada de recursos é também um dos principais princípios que contribuem para eliminar a correlação entre a quantidade de recursos utilizados e o desenvolvimento.

Princípio 7. Criação de valor acrescentado

A gestão sustentável dos recursos deve promover e facilitar a criação de valor acrescentado ao longo do ciclo de vida. O valor acrescentado é definido como qualquer benefício económico, ambiental ou social resultante da transformação a jusante dos recursos e da produção a jusante. O objetivo do valor acrescentado é aumentar o produto interno bruto (PIB) associado diretamente à transformação e à produção, bem como reduzir o desemprego e obter outros benefícios, nomeadamente de indústrias fornecedoras múltiplas, como a engenharia, a conceção, a ecotecnologia e o fornecimento de equipamentos. A comunicação de informações deve ser efectuada ao longo de toda a cadeia de valor, incluindo o aumento da percentagem de conteúdo local na economia local, regional ou nacional. A gestão sustentável dos recursos exige ligações das fases a montante à produção de bens industriais e ao sector dos serviços; das fases a jusante à beneficiação, refinação e destilação, à produção de bens industriais e de consumo e ao sector dos serviços; e ligações horizontais às infra-estruturas (eletricidade, logística, comunicações, água) e ao desenvolvimento de competências e tecnologias. É necessária uma avaliação cuidadosa do potencial de criação de valor acrescentado e os resultados da avaliação devem informar a gestão dos recursos, nomeadamente em termos de viabilidade social, ambiental e económica. A participação e o investimento do sector privado são fundamentais para o desenvolvimento integrado e sustentável dos recursos e para a eficiência dos recursos, e desempenham um papel fundamental no acréscimo de valor. Na gestão dos recursos, devem ser cuidadosamente exploradas as oportunidades de cooperação mutuamente benéfica entre o governo, o sector privado, a sociedade civil, as comunidades locais e outras partes interessadas.

Princípio 8. Princípio do circuito fechado

A gestão sustentável dos recursos promove o estabelecimento e a manutenção de uma base de conhecimentos e de sistemas para o desenvolvimento, a utilização, a reutilização, a reciclagem e a minimização de resíduos responsáveis em todas as fases das operações. A economia circular é uma abordagem sistemática dos

processos industriais e das actividades económicas que maximiza a utilidade de um recurso durante o maior tempo possível.
As considerações mais importantes na aplicação do princípio do ciclo fechado são a redução e a reformulação da utilização dos recursos, a procura da possibilidade de renovação e reutilização dos recursos e a durabilidade, substituibilidade, possibilidade de reparação e atualização dos produtos de valor acrescentado. A eliminação de resíduos como lixo deve ser a última opção e a menos favorecida.
A utilização sustentável dos recursos exige uma gestão sustentável dos recursos renováveis. Deve ter como objetivo reciclar os recursos não renováveis para que possam ser reutilizados, resultando numa economia circular em que os resíduos são minimizados. Um subproduto de um processo torna-se uma matéria-prima para outro processo. Numa economia circular, a utilização eficiente dos recursos ao longo do seu ciclo de vida, desde a extração à produção, consumo e utilização, reciclagem e reutilização, é crucial. A economia circular também desempenha um papel fundamental na eliminação da dependência do desenvolvimento em relação à quantidade de recursos utilizados.
O relatório Brundtland afirma que "todos os países devem antecipar e prevenir o aparecimento destes problemas de poluição, por exemplo, através da aplicação rigorosa de normas de emissão que reflictam os impactos prováveis a longo prazo, da promoção de tecnologias com baixo teor de resíduos e da tomada de medidas atempadas sobre os impactos de novos produtos, tecnologias e resíduos".
A gestão sustentável dos recursos deve ter como objetivo a conservação de todos os recursos através da produção, consumo, reutilização e reciclagem responsáveis de todos os produtos, embalagens e materiais, sem os incinerar na medida do possível e sem os enterrar no solo, descarregando-os na água ou na atmosfera, o que ameaça o ambiente e a saúde humana. Este requisito também é relevante para alcançar os ODS. Princípio 9: Saúde e segurança no trabalho
A gestão sustentável dos recursos promove o estabelecimento e a manutenção de uma base de conhecimentos e de sistemas para melhorar continuamente o desempenho em matéria de saúde e segurança, com o objetivo final de zero danos, dentro de limites razoavelmente alcançáveis. Garantir a máxima segurança para os trabalhadores e as comunidades locais é um requisito das normas internacionais do trabalho em matéria de segurança e saúde no trabalho10 e de outras convenções internacionais. A gestão dos recursos só pode ser eficaz e viável se for dada a máxima prioridade ao conceito básico de segurança em todas as fases do ciclo de vida.
Princípio 10. Inovação
A gestão sustentável dos recursos promove a criação e manutenção de uma base de conhecimentos e de sistemas que fomentem a inovação no sentido de tecnologias híbridas e da diversificação da extração e utilização. A reunião de diferentes áreas de investigação, de criadores de tecnologias e da indústria está a tornar-se uma realidade. As tecnologias híbridas, a diversificação e as abordagens inteligentes

estão a ser utilizadas para quebrar o impasse e transformar os resultados da investigação científica em valor duradouro. Este princípio é reconhecido na Agenda 2030, que apela à "obtenção de ganhos de produtividade na economia através da diversificação, da atualização tecnológica e da inovação, nomeadamente através da concentração em sectores de elevado valor acrescentado e de mão de obra intensiva".

Princípio 11. Transparência

A gestão sustentável dos recursos garante que o público compreenda a distribuição das receitas e dos custos - o que estimula o debate público, no qual se podem basear escolhas informadas sobre as opções de desenvolvimento sustentável. A abertura e a fiabilidade da informação permitem uma elaboração de políticas mais eficaz e promovem uma licença social para operar. A necessidade de evitar a corrupção desde as fases de contratação e licenciamento até à aquisição de bens e serviços torna particularmente importante a transparência no fornecimento de informações para o debate público e a identificação de opções realistas de desenvolvimento sustentável.

Para reduzir o risco de corrupção e garantir a utilização correta das receitas, muitos governos e organizações públicas e privadas

melhorar os processos de governação e aumentar a transparência no sector. Em última análise, a informação sobre quem controla e beneficia dos recursos é utilizada como um instrumento fundamental para combater a corrupção e os fluxos financeiros ilícitos em todos os sectores da economia.

A compreensão pública da distribuição das receitas e dos custos estimula o debate público, no qual se podem basear escolhas informadas sobre as opções de desenvolvimento sustentável. Isto exige a divulgação de informações exactas e verificáveis em todas as fases da cadeia de valor.

A utilização adequada das riquezas naturais deve ser um fator crítico para um crescimento económico sustentado que contribua para o desenvolvimento sustentável e a redução da pobreza. No entanto, a sua má gestão pode ter consequências económicas e sociais negativas.

Princípio 12: Reforço contínuo das competências e capacidades de base

A gestão sustentável dos recursos garante o reforço contínuo das competências e capacidades essenciais das organizações e do pessoal necessárias para a investigação, desenvolvimento, demonstração, implantação e funcionamento interdisciplinares. A gestão integrada e indivisível dos recursos exige uma abordagem interdisciplinar da resolução de problemas e do trabalho em equipas compostas por peritos de diferentes origens. Esta abordagem vai além do que o sistema educativo tradicional oferece e exige uma melhoria contínua das competências e capacidades.

B. Requisitos

Os princípios da UNCSD são acompanhados dos seguintes requisitos que devem ser tidos em conta. Alguns requisitos podem não se aplicar a sectores de recursos individuais. A decisão de aplicar as UNSAS a um sector de recursos específico para a gestão integrada de recursos deve ser tomada caso a caso.

1. Direitos e responsabilidades dos Estados na governação dos recursos a) Política e estratégia nacionais: apoiar a implementação da governação sustentável dos recursos em conformidade com a Agenda 2030;

b) Conformidade regulamentar: criação de organismos regulamentares responsáveis pela gestão sustentável dos recursos;

c) Coordenação: coordenação com as diferentes autoridades responsáveis pela regulamentação da gestão sustentável dos recursos;

d) Prestação de serviços técnicos: prestação de serviços técnicos necessários para a gestão sustentável dos recursos;

e) Cumprimento das obrigações internacionais e dos acordos de cooperação internacional.

2. Responsabilidade para com o planeta

a) (b) Avaliação ambiental estratégica: A avaliação ambiental estratégica (AAE) é um processo sistemático de avaliação dos impactos ambientais de uma política, plano ou programa proposto que examina os impactos cumulativos e lhes dá a devida atenção, juntamente com considerações económicas e sociais, na fase mais precoce do processo de tomada de decisões;

c) Actividades relacionadas com as alterações climáticas: todas as actividades estão em conformidade com os contributos determinados a nível nacional (CDN), a visão concetual dos investidores e das empresas e as políticas em matéria de alterações climáticas;

d) Eficiência na utilização dos recursos e da energia: acções destinadas a reduzir a quantidade de recursos e de energia utilizada para os extrair;

e) uma medida da intensidade das emissões de GEE: expressa em g CO2 eq/MJ;

f) utilização e gestão da água: como otimizar a captação de água, a descarga de águas residuais no ambiente e a gestão da água de acordo com a legislação do país;

g) utilização e gestão do solo: medidas destinadas a minimizar os impactos negativos no solo ou a gerir de forma óptima esses impactos negativos;

h) gestão adequada de todos os resíduos e efluentes;

i) actividades de conservação e melhoria da biodiversidade: todas as actividades destinadas a conservar e melhorar a biodiversidade numa determinada área;

j) Preparação de relatórios periódicos sobre questões de desenvolvimento sustentável para diversos fins.

3. Gestão integrada dos recursos

a) Plataforma de informação, interoperabilidade de dados, painel de instrumentos: a disponibilidade de informações rápidas, precisas e completas sobre uma área ou um projeto, nas quais se podem basear as decisões;

b) Estimativa dos recursos e determinação do nível de confiança nas estimativas do UNFC;

c) Gestão de oportunidades e riscos: identificação, avaliação e hierarquização de oportunidades e riscos, seguida da aplicação coordenada e rentável de recursos para minimizar, acompanhar e controlar a probabilidade ou o grau de impacto de acontecimentos adversos, incluindo conflitos relacionados com os recursos, e para maximizar a concretização de oportunidades;

d) produtividade: assegurar que são tomadas as medidas necessárias para melhorar a eficiência da extração. Um indicador de produtividade é geralmente calculado como o rácio entre a produção total e os custos unitários ou totais do processo de extração, ou seja, a produção por unidade de custo, geralmente durante um período de tempo especificado;

e) Combater os fluxos financeiros ilícitos, a erosão dos

43

transferência da base tributável e dos lucros (TPT): fuga ilícita de capitais. Os MFTNs são possíveis porque as empresas multinacionais exploram as lacunas e incoerências existentes entre os sistemas fiscais de diferentes países, o que afecta todos os países. A maior dependência dos países em desenvolvimento em relação ao imposto sobre o rendimento das sociedades significa que estes países são desproporcionadamente afectados pelas MFNT;

f) princípios de investimento sustentável: um conjunto de normas de desempenho das empresas que os investidores socialmente responsáveis utilizam para selecionar potenciais objectivos de investimento;

g) Exploração mineira artesanal e de pequena escala (MAPE): se houver MAPE na zona, esta deve ser integrada nos programas de desenvolvimento;

h) avaliações competentes e qualificadas: todos os critérios necessários para garantir a qualidade dos dados e informações fornecidos;

i) Constituição de reservas de tesouraria para o desmantelamento, incluindo a preparação de planos de encerramento e desmantelamento da central a partir do momento da sua entrada em funcionamento. Estes planos são objeto de actualizações regulares.

4. Envolvimento social

a) Protocolos de direitos humanos para prevenir o trabalho infantil e forçado e proteger os direitos dos trabalhadores;

b) Populações indígenas: em conformidade com a Declaração das Nações Unidas sobre os Direitos das Populações Indígenas;

c) "capitalismo das partes interessadas": centrado na satisfação dos interesses das partes interessadas, tais como clientes, fornecedores, trabalhadores, acionistas e comunidades locais;

d) actividades de comunicação e de sensibilização.

5. Orientação para os serviços na utilização e reutilização de recursos

a) Um modelo de serviço de utilização e reutilização de recursos é um modelo empresarial em que os clientes pagam por um produto ou serviço de valor acrescentado, como calor, luz ou mobilidade, e não por recursos. O ciclo de vida ambiental, a gestão de resíduos, a reciclagem, etc. podem fazer parte de um contrato de serviço a longo prazo.

6. Recuperação integrada de recursos

a) Gestão de subprodutos e co-produtos: maximizar os benefícios de todos os subprodutos e co-produtos;

b) Tirar o máximo partido das parcelas de terreno/maximizar o seu valor: otimizar a utilização dos terrenos, retirando-os de uma utilização ineficaz.

7. Criar valor acrescentado

a) Abordagem interdisciplinar: identificar oportunidades de diversificação das actividades para apoiar diferentes sectores da economia;

b) Estudos de viabilidade: estudos pormenorizados que examinam a eficiência dos recursos e da energia, o desempenho e analisam todos os resultados possíveis;

c) Avaliar e divulgar as oportunidades associadas a processos anteriores, posteriores e paralelos;

d) gestão de todas as ligações entre processos anteriores, posteriores e paralelos na gestão de recursos;

e) Otimização da cadeia de abastecimento para garantir um desempenho ótimo da cadeia de abastecimento;

f) Avaliação do ciclo de vida: uma metodologia para avaliar o impacto no ambiente relacionado com todas as fases do ciclo de vida da utilização de um recurso.

8. Princípio do circuito fechado

a) Modelo de hierarquia de resíduos: A "hierarquia de resíduos" organiza as opções de gestão de resíduos por ordem da sua otimização ambiental. O modelo dá prioridade à prevenção de resíduos desde o início;

b) Conceção em circuito fechado: conceção para minimizar os resíduos e a poluição esperados, para conservar os produtos e materiais utilizados e para restaurar os ecossistemas naturais;

c) gestão dos recursos antropogénicos: utilização dos resíduos como recursos secundários.

9. Saúde e segurança no trabalho

a) Gestão de crises, resposta a emergências: medidas de preparação para emergências que antecipam situações de emergência prováveis e planeiam antecipadamente os elementos-chave da resposta, incluindo sistemas de monitorização inovadores e sistemas automatizados de gestão do feedback;

b) protocolos de segurança: um sistema de medidas de proteção para atenuar os riscos existentes ou não regulamentados;

c) normas para a proteção da saúde pública e dos trabalhadores: cumprimento das normas e regulamentos internacionais e nacionais para proteger os trabalhadores e o público;

d) Gestão de rejeitos e resíduos: garantir a segurança dos rejeitos e resíduos e avaliar criticamente as implicações das diferentes opções para a utilização de resíduos, principalmente recursos antropogénicos.

10. Inovações

a) Modelos de inovação sob a forma de uma combinação de tecnologias híbridas e de abordagens aplicáveis a diferentes tecnologias;

b) criar-avaliar-aprender: um método para obter rapidamente feedback sobre a utilidade de um novo produto ou serviço;

c) desenvolvimento de um produto mínimo viável (MVP): Um protótipo que é avaliado apenas pela sua qualidade interna; (d) Contabilidade da inovação: uma abordagem quantitativa para verificar se a inovação está a dar frutos e a proporcionar uma experiência valiosa.

11. Transparência

a) Transparência e rastreabilidade da cadeia de abastecimento: para garantir a transparência da cadeia de abastecimento, as empresas precisam de saber o que se passa nas fases anteriores, posteriores e paralelas e partilhar essa informação interna e externamente;

b) diligência devida: realização de uma investigação, auditoria ou análise para confirmar factos ou esclarecer pormenores;

c) Os governos devem analisar e comunicar as ligações entre os processos anteriores, posteriores e paralelos das empresas, bem como os seus processos de diligência devida na cadeia de abastecimento;

d) qualidade dos dados: provas de exatidão e validade, legalidade e validade, fiabilidade e coerência, atualidade e relevância, exaustividade e abrangência, disponibilidade e acessibilidade, grau de pormenor e singularidade;

e) avaliações efectuadas pelas autoridades competentes e por profissionais qualificados.

12. Reforço contínuo das competências e capacidades essenciais (a) Reforço institucional (ICGO-ESD): criação de instituições com uma missão a longo prazo para criar valor sustentável e mudar o mundo para melhor;

(b) Requalificação profissional: preparar os trabalhadores para a conclusão do projeto e para transições equitativas.

C. Instrumentos SURON

A UNCSD consistirá em vários instrumentos para promover a gestão integrada dos recursos naturais em conformidade com os princípios do desenvolvimento sustentável. Incorporarão metodologias e abordagens normalizadas para atingir os objectivos da CNUCED. É apresentada uma descrição concetual do conjunto de ferramentas inicial numa forma normalizada para refletir os requisitos da CNUCD. Os utilizadores da CNUCD podem incluir o governo, a indústria, o sector financeiro, a sociedade civil e o meio académico. Na análise, elaboração de relatórios e planeamento da gestão de recursos com base em requisitos específicos, os utilizadores do UNSAS são encorajados a seguir a estrutura apresentada abaixo. Os pormenores podem variar em função do objetivo específico da análise, da elaboração de relatórios ou do planeamento a realizar com o UNSAS. O procedimento pode ser efectuado para a administração pública, gestão de empresas ou para a preparação de relatórios publicados. A lista que se segue não é exaustiva e pode ser ajustada conforme necessário.

1. Referências a documentos regulamentares

a) A Agenda 2030 para o Desenvolvimento Sustentável;

b) Acordo de Paris sobre as alterações climáticas;

c) Visões, estratégias e requisitos regionais (por exemplo, Pacto Ecológico Europeu, Princípios da União Europeia para a Sustentabilidade das Matérias-Primas; Agenda 2063 da União Africana;
Programa Visão Mineira de África);

d) Conceitos, políticas e estratégias nacionais;

e) Resumo da política da ONU "Transformar as indústrias extractivas para o desenvolvimento sustentável";

f) Instrumentos e convenções da ONU relevantes para este requisito;

g) ligações fundamentais para a saúde pública e o bem-estar.

2. Termos e definições

3. Integração com todos os princípios da UNCSD

a) Transformação;

b) oportunidades de adaptação às prioridades e necessidades locais;

c) mecanismos de verificação, feedback e auditoria.

4. Âmbito e contexto

a) Organização e condições de execução das suas actividades;

b) partes interessadas;

c) fundamentação do pedido;

d) otimização;

i) resultados desejados;

ii) A ligação aos recursos enquanto bem público;

e) Visão concetual e liderança:

i) Compromisso;

ii) Política;

iii) Criar valor para as partes interessadas a longo prazo;

iv) funções e responsabilidades.

5. Conformidade com os Objectivos de Desenvolvimento Sustentável

a) Do lado da procura:

i) gestão equilibrada e integrada dos recursos;

ii) A cadeia de valor até ao ponto de entrega;

iii) parâmetros de conformidade e de medição dos resultados;

b) do lado da oferta:

i) descrição dos modos de desenvolvimento dos recursos;

ii) relevância para a sustentabilidade das cadeias de abastecimento e de valor;

c) Eficiência:

i) indicadores de satisfação das partes interessadas;

ii) indicadores-chave de desempenho;
iii) acompanhamento, medição, análise e avaliação;
iv) auditoria interna;
v) análise de gestão.
6. Planeamento
a) Geral;
b) a curto prazo;
c) a médio prazo;
d) a longo prazo;
e) pontos de controlo críticos/ indicadores de painel.
7. Apoio
a) Recursos humanos/institucionais;
b) competências;
c) consciência;
d) interação de informações;
e) informações.
8. Actividades operacionais
a) Controlos;
b) avaliação dos riscos;
c) gestão dos riscos.
9. Melhoria
a) Ação corretiva;
b) melhoria contínua.

Descrição concetual dos instrumentos A CNUCED propõe uma série de instrumentos para a gestão sustentável dos recursos com base em princípios e requisitos. Estas incluirão metodologias e abordagens normalizadas para atingir os objectivos, sendo fornecida uma breve descrição de cada uma das ferramentas. As ferramentas serão desenvolvidas com base em estudos de casos em diferentes países.

Serão acrescentadas outras ferramentas ao SGRR, consoante as necessidades.

1. Índice de Energia Limpa

A luta contra a crise climática global e a implementação de uma gestão sustentável dos recursos tornaram-se uma das principais prioridades do nosso tempo. A gestão dos recursos de acordo com os princípios do desenvolvimento sustentável serve os interesses das gerações actuais e futuras. A gestão sustentável dos recursos exigirá coerência com os ODS, como a erradicação da pobreza, as alterações climáticas e a energia acessível.

A energia do futuro tem de ser hipocarbónica. A transição energética para uma economia com baixo teor de carbono oferece oportunidades principalmente relacionadas com o desenvolvimento de energias renováveis e de fontes convencionais com emissões reduzidas de CO2.

Os mercados energéticos mundiais estão a fazer a transição da energia dos hidrocarbonetos para fontes com emissões reduzidas de CO2. A Agência de Investigação Ambiental dos Estados Unidos prevê que a percentagem de fontes de energia renováveis duplicará em breve, enquanto a percentagem de gás natural em relação ao consumo total se manterá ao mesmo nível, mas crescerá 35% em termos absolutos. O sector dos combustíveis e da energia tem de investir agressivamente em energias limpas. Entre 2008 e 2017, apenas entre 0,5% e 4% dos investimentos das empresas petrolíferas e de gás foram feitos em energias renováveis, principalmente para reduzir os custos operacionais e desenvolver tecnologias verdes e limpas para o sector da energia convencional. As energias renováveis são uma importante fonte adicional de energia que pode, a baixo custo, satisfazer a crescente procura mundial de fornecimento de energia. A Agência de Investigação Ambiental prevê que a produção de energia renovável em terra aumentará dez vezes até 2050, enquanto a energia offshore aumentará quarenta e três vezes e a energia solar 17 vezes.

O desenvolvimento das energias renováveis implica a extração de matérias-primas essenciais. A sua importância crítica decorre de uma forte dependência da energia com baixo teor de carbono e de reservas limitadas. Por exemplo, os peritos estimam que a extração de lítio tem de aumentar 42 vezes para o futuro desenvolvimento das energias renováveis. Ao mesmo tempo, a maior parte do lítio é extraída de salmouras. Prevê-se também que o consumo de cobalto, níquel e grafite aumente 20 vezes. Ao mesmo tempo, a exploração e extração de elementos de terras raras está associada a emissões de CO2. Para comparar a pegada de carbono dos diferentes tipos de energia, é necessário considerar o ciclo de vida completo.

Por conseguinte, é necessário encarar a energia como um processo holístico de extração de recursos de diferentes fontes com baixo teor de carbono, incluindo a exploração e a extração de materiais críticos e a gestão de resíduos.

A compreensão dos impactos do ciclo de vida completo pode ter um impacto positivo na redução dos custos do processo de produção de eletricidade a partir de diferentes fontes. Consequentemente, deve ser feita uma comparação objetiva da pegada de carbono e da eficiência dos diferentes tipos de energia com base num índice de energia limpa.

Esta ferramenta estima a pegada de carbono da energia de diferentes fontes ao longo de todo o ciclo de produção, incluindo a exploração, a extração e a gestão de resíduos. Uma comparação objetiva da pegada de carbono e da eficiência dos diferentes tipos de energia, com base nos seus índices de energia líquida, servirá também para alcançar um equilíbrio entre os diferentes tipos de energia. Esta ferramenta ajudará a desenvolver uma abordagem imparcial para alcançar os ODS.

O Índice de Energia Limpa será utilizado por uma série de partes interessadas, incluindo governos e empresas. Esta ferramenta da CNUDS será o ponto de partida para avaliar e comparar todos os tipos de energia. O Índice de Energia Limpa desempenhará um papel na construção de uma economia circular e na gestão integrada dos recursos.

2. Orientação para os serviços na utilização e reutilização de recursos É necessário um fornecimento sustentável de recursos para atingir os objectivos da Agenda 2030. Os actuais padrões de consumo de recursos são altamente desequilibrados, com os países de elevado rendimento a consumirem mais de 25 toneladas de recursos por pessoa e por ano. Ao mesmo tempo, o consumo anual nos países menos desenvolvidos é inferior a 2,5 toneladas per capita. O aumento da produção não é suficiente para satisfazer a procura de recursos. O aumento descontrolado da extração teria graves consequências ambientais e deixaria uma grande pegada de carbono. A eficiência dos recursos tem de ser dramaticamente melhorada. Os actuais modelos de produtos de base foram desenvolvidos para economias lineares. Não são adequados para uma economia cíclica. Uma alternativa ao modelo de produtos de base é o modelo de serviços, que tem em conta os produtos, ferramentas e tecnologias que os fornecedores fornecem aos utilizadores como um serviço.

Todos os sectores do mundo, incluindo o retalho, o jornalismo, a indústria transformadora, os meios de comunicação social, os transportes e o software empresarial, estão a ser transformados pelo modelo de serviço.

Atualmente, muitas grandes empresas obtêm a maior parte das suas receitas da venda de serviços e não de matérias-primas ou produtos. O comércio está a evoluir para um modelo de subscrição que permite às empresas preverem as suas receitas. Uma indústria orientada para os serviços não se centrará na produção de mais bens, mas na utilização do menor número possível de recursos para atingir um determinado resultado. A tónica será colocada na eficiência dos recursos, o que significa uma produção eficiente com um impacto mínimo no ambiente e no clima. A indústria e os consumidores tornam-se verdadeiros parceiros e desenvolvem-se em conjunto. A lealdade dos consumidores generalizar-se-á e reforçará o contrato social sobre os recursos naturais. Não será difícil que uma indústria de "mercadorias" se transforme numa indústria de "serviços". A par de muitos outros sectores, também a indústria transformadora está a sofrer alterações.

Em vez de se concentrar nos produtos, no inventário e na promoção, esta indústria centrou-se no público, nos seus clientes.

A reorientação para os serviços contribuirá para o desenvolvimento de uma economia circular. Passar-se-á da utilização ineficiente dos recursos para a maximização da eficiência dos recursos e para a eliminação da dependência do desenvolvimento da quantidade de recursos utilizados. O benefício potencial para a indústria é a eliminação da volatilidade imprevisível do mercado, que passa regularmente por fases de altos e baixos. Mesmo que não seja possível controlar totalmente os factores imprevisíveis em cadeias de abastecimento complexas, pelo menos será possível melhorar a precisão das previsões e a preparação para as flutuações do mercado. A estabilidade do mercado de recursos beneficiará os governos, que terão maior capacidade de planeamento numa economia estável. Esta transformação contribuirá, em geral, para uma distribuição mais equitativa dos benefícios entre todos os actores da sociedade e reforçará as bases do contrato social para os recursos naturais. A ferramenta da CNUDS fornece às partes interessadas opções, listas de controlo e orientações sobre a forma de efetuar a transição, que pode ter lugar em fases. A extração integrada de recursos, a adição de valor e o princípio do ciclo fechado estão incorporados na ferramenta.

3. Sistema de aprovisionamento de recursos

A maior parte dos recursos de que a sociedade necessita são extraídos de milhares de projectos individuais (minas, campos de petróleo, parques eólicos, etc.), que são geralmente bem compreendidos individualmente. No entanto, falta uma compreensão holística do funcionamento da totalidade destes projectos, que formam um sistema adaptativo dinâmico e complexo constituído por centenas de elementos interligados e interdependentes. Estes sistemas respondem normalmente à mudança de uma forma não linear e imprevisível. A Ferramenta do Sistema de Recursos fornece uma compreensão concetual holística do sistema, incluindo o seu grau de complexidade, para investigação futura.

A ferramenta Sistema de Abastecimento de Recursos pode servir de base para a análise do sistema de abastecimento de recursos. Incluirá as acções necessárias para fornecer produtos, constituindo uma pequena parte do sistema económico do mundo humano. A ferramenta terá vários componentes básicos: a fonte, o sistema físico (extração, transporte, processamento), os elementos financeiros e económicos e as condições das actividades (requisitos legais, regulamentação, etc.). Incluirá módulos sobre necessidades, agentes, fontes, sistemas físicos, questões financeiras e outras questões socioeconómicas.

Na sua estrutura, a ferramenta pode ser vista como uma representação normalizada dos motores, dos recursos e do fluxo de operações do projeto. Cada bloco pode ser constituído por muitos, muitas vezes centenas, de agentes ou actividades ligados entre si numa rede que forma um sistema complexo adaptativo dinâmico. A fim de simplificar e tornar mais eficiente a gestão deste sistema complexo, foi desenvolvido um sistema baseado na tecnologia de cadeia de blocos.

4. Sistema de cadeia de blocos e modelo de aprendizagem automática/inteligência artificial para a gestão de recursos

O antigo sistema de gestão dos recursos não conseguiu, de forma crónica, dar resposta a um dos desafios mais importantes da transição para uma economia cíclica, relacionado com os fluxos financeiros ilícitos, incluindo a corrupção e a evasão fiscal.

No seu conjunto, estes fenómenos causam anualmente prejuízos económicos contínuos e significativos a muitos países que fornecem recursos críticos e outros a outros países. Com a tecnologia de registo distribuído, uma ferramenta baseada em cadeias de blocos fornecerá uma solução "integrada", proporcionando simultaneamente uma rastreabilidade e transparência contínuas e de ponta a ponta dos fluxos de materiais e de dinheiro.

Se todos os recursos extraídos forem marcados com exatidão (tokenizados) utilizando a tecnologia de cadeia de blocos, começando pelos recursos secundários recuperados e reutilizados, que têm sempre precedência sobre os recursos primários, a natureza única de cada unidade de recurso, quer se trate de um único recurso ou de uma combinação de vários recursos, tornará essencialmente cada unidade de recurso única e, por conseguinte, "insubstituível".

Com as cadeias de blocos, os resíduos zero tornar-se-ão um resultado programado da economia circular, bem como um dos pilares éticos da sustentabilidade. Através da funcionalidade da tecnologia de livro-razão distribuído, a adoção da cadeia de blocos abordará uma série de desafios nas cadeias lineares de abastecimento e de valor que conduzem a fluxos ilícitos de fundos, tais como a perda de integridade dos dados, a falta de transparência e rastreabilidade e uma governação confusa ou ineficaz.

Uma vantagem significativa da cadeia de blocos é a utilização de contratos inteligentes, em que "inteligente" significa agora essencialmente automação: um contrato pode ser incorporado no sistema, com os termos do contrato disponíveis de forma transparente e verificável. Quando as condições são cumpridas, a transação é realizada automaticamente e um novo bloco é adicionado à cadeia para registar o cumprimento. Torna-se também muito mais difícil falsificar ou adulterar registos, e o rastreio de casos de falsificação ou adulteração torna-se mais fácil. No caso de qualquer alteração nas transacções em resultado de tal intervenção, é gerado um novo bloco, que é registado como parte da cadeia.

A ferramenta será desenvolvida com base em:

a) especificações preliminares para os vários instrumentos incluídos na CNUCED;

b) sistemas existentes (tais como várias ferramentas para cadeias de abastecimento alimentar e serviço ao cliente);

Será clarificada a estrutura de um processo de cadeia de abastecimento interindustrial baseado em cadeias de blocos para rastrear, registar, traduzir e potencialmente transferir dados e análises críticos para todas as partes relevantes.

Será desenvolvida uma ferramenta para a gestão de recursos baseada na tecnologia de cadeias de blocos e na aprendizagem automática/inteligência artificial: a tokenização baseada em cadeias de blocos identifica fluxos transparentes e rastreáveis de materiais e dinheiro como objectos fungíveis na economia circular, contribuindo para vários objectivos fundamentais, como a redução ou a eliminação total dos fluxos ilícitos de recursos e dinheiro. A utilização de cadeias de blocos combinada com a aprendizagem automática e a inteligência artificial para implementar contratos inteligentes nas cadeias de abastecimento e de valor apoiadas pela CNUCED está a tornar-se um procedimento normal para evitar perdas evitáveis e custos improdutivos, fazendo corresponder melhor a oferta às necessidades de recursos (especialmente matérias-primas críticas) de uma forma sustentável, financeiramente transparente e justa.

5. Painel de controlo das matérias-primas críticas As transições energéticas são altamente dependentes da disponibilidade de matérias-primas críticas. As matérias-primas críticas dependem de aspectos geográficos, de questões de sustentabilidade da produção e utilização e da complexidade da cadeia de abastecimento.

Para gerir adequadamente as matérias-primas críticas, as partes interessadas dos governos, indústrias, instituições financeiras, universidades e sociedade civil precisam de informações actualizadas sobre a disponibilidade, extração, utilização e reutilização de matérias-primas críticas. Na era da digitalização, não há escassez de dados. No entanto, o maior desafio é extrair do conjunto de dados informações que possam ser úteis para a tomada de decisões.

A recolha de dados sobre matérias-primas críticas e a sua harmonização com base nas normas UNFC ajudam a enfrentar este desafio. No entanto, os dados baseados no UNFC devem ser considerados em conjunto com outras informações sobre a produção, especialmente os aspectos sociais e ambientais. Deve ser dada especial atenção à informação sobre a cadeia de abastecimento e aos dados sobre a utilização e reutilização de outros factores de produção.

CAPÍTULO 3

3 Garantir a neutralidade carbónica através de interações tecnológicas interações tecnológicas do rastreio para a prevenção de doenças não transmissíveis

não transmissíveis

Os acordos de compromisso na ONU sobre as alterações climáticas (COP 26) reflectiram o vasto leque de interesses, contradições e vontade política a que assistimos atualmente. Juntamente com a minha equipa de peritos, participei na COP 26. para me encontrar com activistas, diplomatas e chefes de Estado da região da UNECE e não só, e para encontrar um terreno comum numa série de tópicos importantes para alcançar os objectivos do Acordo de Paris e da Agenda 2030 para o Desenvolvimento Sustentável. Entre estes temas contam-se as questões relacionadas com a energia sustentável. A energia é fundamental para manter a paz, a cooperação, a sustentabilidade e a qualidade de vida na nossa região. Os peritos encontraram caminhos claros para os decisores políticos rumo a um sistema energético com zero emissões de carbono.

A melhoria da eficiência energética, as energias renováveis, as tecnologias de combustão de combustíveis fósseis altamente eficientes com captura, utilização e armazenamento de carbono, a energia nuclear, o hidrogénio e a gestão integrada e sustentável dos recursos naturais fazem parte da solução para alcançar a neutralidade carbónica. No entanto, só uma ação ousada, imediata e sustentável pode descarbonizar a energia a tempo de evitar uma catástrofe climática, o que define a cooperação internacional e é essencial para apoiar todos os países da região da UNECE na construção de sistemas energéticos sustentáveis e na aceleração da transição energética para a neutralidade carbónica. A UNECE continua a oferecer aos seus Estados membros uma plataforma para estabelecerem um diálogo exclusivo e transparente, partilharem as melhores práticas e aprenderem uns com os outros, a fim de alcançarem em conjunto os objectivos energéticos dos Objectivos de Desenvolvimento Sustentável.

A inação é uma escolha política que conduzirá a problemas mais graves e possivelmente insuperáveis no futuro. As decisões políticas devem ser tomadas agora para preparar a sociedade, construir as infra-estruturas necessárias e utilizar da melhor forma os nossos recursos naturais. A magnitude e a complexidade destes desafios são cada vez mais evidentes, tal como a prevenção de alterações climáticas catastróficas e a consecução do objetivo de limitar o aquecimento global a 1,5°C.

Este estudo apela a uma ação ambiciosa e corajosa por parte do governo, do sector privado e das entidades reguladoras. O desenvolvimento destas tecnologias exige um novo quadro regulamentar para apoiar a sua comercialização imediata. Os quadros políticos devem também incluir compromissos juridicamente vinculativos para aumentar a transferência internacional de tecnologia, normas e definições harmonizadas para o hidrogénio verde, a eficiência energética e a conservação de energia. Todas as soluções devem ser avaliadas em função dos objectivos actuais e futuros de emissões líquidas nulas de carbono e de neutralidade climática, devendo todas as infra-estruturas energéticas ser construídas de modo a produzirem energia nula. A integração de tecnologias energéticas inovadoras, juntamente com a transformação dos mercados da energia e das indústrias a jusante, constitui um desafio e uma oportunidade.

O investimento necessário para alcançar uma economia com baixas emissões de carbono será financeiramente compensador e evitará os custos incalculáveis das perturbações económicas, sociais e humanas decorrentes de uma catástrofe climática.

Atualmente, cerca de 80% da energia primária na região da UNECE provém de combustíveis fósseis. Embora diferentes países apoiem diferentes tecnologias de diferentes maneiras, precisamos de fornecer energia sustentável para enfrentar as alterações climáticas e garantir a qualidade de vida a nível global. Em suma, a inação não é uma opção viável.

Todos devem ser apoiados na tomada de medidas para acelerar a transformação e a partilha das melhores práticas em matéria de desenvolvimento urbano e rural, especialmente nas cidades, na indústria, nos edifícios e nos transportes, atingindo simultaneamente os objectivos da Agenda 2030 para o Desenvolvimento Sustentável e os do Acordo de Paris.

O presente estudo baseia-se nas recomendações do Projeto "Sustainable Energy Pathway" e do Projeto de Neutralidade Carbónica da UNECE e assenta numa série de resumos tecnológicos que apoiam diretamente a implementação do Projeto de Neutralidade Carbónica.

Os principais objectivos do presente estudo são os seguintes:

- Informar os decisores políticos sobre a gama de opções e soluções para alcançar a neutralidade carbónica
- Apoiar os esforços de todos os países para atingir a neutralidade carbónica e atrair investimentos em projectos de infra-estruturas ecológicas - Reforçar a capacidade das economias da região UNECE para atingir objectivos comuns
- As principais conclusões da resolução de problemas com base em modelos climáticos mostram que as actuais acções nacionais e os objectivos internacionais em matéria de clima estabelecidos no Acordo de Paris e na COP 26 não permitem alcançar a neutralidade carbónica e limitar o aquecimento global a 1,5-2°C.
- Esta missão é viável porque os governos têm vias exequíveis para desenvolver e construir sistemas energéticos neutros em termos de carbono através de sinergias tecnológicas.
- Interações tecnológicas, uma vez que os sistemas energéticos neutros em termos de carbono são constituídos por:

I) diversificação das fontes de energia primária e final;

II) eliminação acelerada dos combustíveis fósseis tradicionais;

III) eletrificação de todos os sectores através das energias renováveis e da energia nuclear;

IV) implantação generalizada de tecnologias com baixas e nulas emissões de carbono (incluindo a CCUS, o hidrogénio e a energia nuclear da próxima geração, bem como soluções de armazenamento de energia).

- Na região da UNECE, é necessário aumentar:

I) transferência e aplicação de tecnologias;

II) capacidade institucional para planear e executar uma transformação ambiciosa dos sistemas energéticos;

III) participação e aceitação por todas as partes interessadas para criar sistemas energéticos seguros, económicos e neutros em termos de carbono.

- Devem ser tomadas medidas imediatas para maximizar a utilização de todas as tecnologias com baixas e nulas emissões de carbono, a fim de alcançar a neutralidade carbónica até 2050.

-Os governos precisam de:

(I) Aumentar a sensibilização para os benefícios de todas as tecnologias com baixa ou nula emissão de carbono;

(II) Desenvolver um quadro político de apoio à neutralidade carbónica; (III) Criar condições equitativas para o financiamento de uma transição equitativa para sistemas energéticos neutros em termos de carbono, coerentes com as necessidades dos Estados-Membros.

- O papel da UNECE, a cooperação internacional coordenada será essencial para alcançar sistemas energéticos neutros em termos de carbono. A UNECE proporciona uma plataforma exclusiva e neutra muito necessária para o desenvolvimento de regras, normas e padrões para mudanças sistémicas nos estilos de vida e nas infra-estruturas.

As políticas de apoio, os incentivos e os quadros regulamentares encorajam a cooperação técnica regional e sub-regional nos sectores da energia, da indústria, da construção e dos transportes para projectos de interesse comum e parcerias público-privadas. O futuro sistema energético neutro em termos de carbono tem vias claras para alcançar sistemas energéticos neutros em termos de carbono através da combinação de tecnologias existentes e emergentes em sistemas energéticos integrados. Todas as tecnologias hipocarbónicas e nulas têm um papel a desempenhar em sistemas interligados em que nenhum sistema energético existirá isoladamente. A inovação e a digitalização permitem que os sistemas energéticos sejam eficientes, sustentáveis e capazes de proporcionar uma região com emissões líquidas nulas.

Tal como o recente relatório do Painel Intergovernamental sobre as Alterações Climáticas (IPCC) confirma, é evidente que a influência humana é relevante para o aquecimento da atmosfera, dos oceanos e da terra. Se quisermos limitar o aquecimento global a 1,5°C, é agora ou nunca; tal não será possível sem uma redução imediata e profunda das emissões em todos os sectores. As alterações climáticas estão a provocar fenómenos meteorológicos extremos e as subsequentes perturbações sociais e económicas em todas as regiões do mundo. Ao mesmo tempo, os sistemas energéticos sustentáveis são cruciais para a qualidade de vida e estão na base da realização da Agenda 2030 para o Desenvolvimento Sustentável. Os modelos climáticos mostram que as actuais políticas de redução do carbono e os contributos determinados a nível nacional (CDN) ficam aquém do necessário para atingir o objetivo de limitar o aquecimento global a 1,5-2°C. Existe um desfasamento entre os objectivos energéticos e climáticos acordados pelos países em conformidade com os objectivos do Acordo de Paris e os progressos que já estão a ser realizados. Resta-nos pouco tempo para limitar os efeitos das alterações climáticas. A inação é uma escolha política que pode levar a consequências mais graves e potencialmente insuperáveis no futuro. Os complexos sistemas energéticos globais estão na base de todas as economias. Assim, do lado da oferta, os sistemas energéticos nacionais não estão isolados, mas fazem parte de sistemas intra e inter-regionais optimizados e interligados.

Estes sistemas caracterizam-se pela disponibilidade de recursos naturais e tecnologias que podem afetar o crescimento sustentável. Nomeadamente, um panorama tecnológico em mutação impulsionado por tecnologias de baixo custo, bem como desafios ambientais e geopolíticos que influenciam significativamente a estrutura e as opções políticas do sistema energético. Quando os sistemas energéticos começarem a mudar, os utilizadores industriais e os consumidores a jusante levarão um tempo considerável a adaptar as suas operações aos novos sistemas energéticos.

As tecnologias energéticas limpas e de baixo custo estão a avançar rapidamente, mas a maioria ainda se encontra nas primeiras fases de implantação. Embora existam opções tecnológicas para a maioria das nações, os custos proibitivos, as barreiras regulamentares e as pressões sociais impedem a implantação em grande escala. Existem formas inovadoras de produzir energia com baixo ou nulo teor de carbono, incluindo tecnologias de energias renováveis, hidrogénio, combustíveis fósseis, captura, utilização e armazenamento de carbono (CCUS) e energia nuclear. A multiplicidade de escolhas exige também uma abordagem integrada para selecionar a melhor combinação de tecnologias. Do lado da procura, também se verificou alguma descarbonização através da eficiência do sistema, da eletrificação do sistema energético e da digitalização. As medidas inovadoras na indústria, nos transportes e na construção estão a desempenhar um papel fundamental.

O impulso necessário para a neutralidade carbónica no meio de apelos cada vez mais urgentes à ação, a energia de alto nível convocou a primeira reunião mundial sobre energia global, e para a Convenção-Quadro das Nações Unidas sobre Alterações Climáticas, que realizou a sua 26.ª Conferência das Partes (COP 26), que apelou ao desenvolvimento, implantação e difusão acelerados de tecnologias e à aprovação de políticas para a transição para sistemas energéticos com baixas emissões, nomeadamente através da rápida implantação e produção de energia limpa, bem como do desenvolvimento e implantação de tecnologias energéticas limpas. Este relatório apresenta uma análise baseada em resultados de modelação e explora diferentes formas de os decisores políticos poderem alcançar o objetivo de emissões zero de carbono através da colaboração tecnológica e da implementação da Agenda 2030. Note-se que a modelização efectuada para este relatório parte do princípio de que todas as tecnologias atingirão a descarbonização atempadamente e na íntegra. Se o desenvolvimento e a implantação de tecnologias sofrerem algum tipo de atraso, ou se uma tecnologia for retirada da agenda, a projeção para atingir a neutralidade carbónica terá de ser revista.

O panorama em mutação das tecnologias energéticas afecta os sistemas energéticos, as formas de alcançar a neutralidade carbónica são compatíveis com os interesses nacionais. devem finalizar urgentemente as suas trajectórias actuais e adaptar os seus sistemas energéticos em conformidade com os objectivos do Acordo de Paris. A transformação dos sistemas energéticos deve começar agora e não pode ser feita de forma isolada.

A neutralidade carbónica significa atingir emissões de carbono nulas para limitar o aquecimento global a 2°C (com o objetivo de atingir 1,5°C), em conformidade com o Acordo de Paris. A neutralidade carbónica exige um equilíbrio cuidadoso entre as emissões de carbono efectivas e a remoção de carbono através de sumidouros naturais, de tecnologias de engenharia para a utilização do carbono e da eliminação das emissões de carbono. No contexto deste projeto, a neutralidade de carbono refere-se à obtenção de emissões líquidas nulas de carbono que limitem o aquecimento global a 1,5-2° C, equilibrando as emissões de carbono comunicadas (principalmente dióxido de carbono e metano) com a remoção de carbono através de sumidouros naturais ou de tecnologias de utilização de carbono concebidas.

A neutralidade carbónica não é um resultado final. É parte integrante do caminho para a estabilização das concentrações de gases com efeito de estufa no clima. No entanto, enquanto objetivo autónomo, as políticas de neutralidade carbónica não serão, por si só, suficientes para limitar o aquecimento global. Se a neutralidade carbónica for alcançada demasiado tarde, serão necessárias emissões líquidas negativas de carbono para eliminar o excesso. Espera-se que, no futuro, a neutralidade carbónica permita gerir as emissões de carbono ao longo do tempo e que seja necessário proceder a uma revisão periódica e abordar questões como as emissões históricas.

Os sistemas energéticos sustentáveis baseados nos três pilares da segurança energética, da qualidade de vida e da sustentabilidade ambiental protegerão a sociedade dos riscos futuros. A segurança energética refere-se ao fornecimento da energia necessária para o desenvolvimento económico; a qualidade de vida refere-se à garantia de energia acessível e disponível para todos em qualquer momento; e a sustentabilidade ambiental refere-se à limitação do impacto dos sistemas energéticos no clima, no ecossistema e na saúde. Uma transição rápida para a energia sustentável exige uma tomada de decisão cuidadosa para equilibrar os três pilares, a fim de cumprir a Agenda 2030 para o Desenvolvimento Sustentável, amplamente reconhecida.

São necessários quadros de energia sustentável e de neutralidade carbónica para analisar as interações tecnológicas. A modelização e os comentários de peritos partem do princípio de que a taxa de desenvolvimento económico em cada Estado membro da UNECE se manterá e que cada país terá as suas próprias preferências energéticas e vias de transição com base na dotação de recursos naturais, na base tecnológica e de infra-estruturas, no património cultural, no padrão histórico de desenvolvimento económico e no quadro regulamentar. O compromisso de assegurar o acesso de todos a uma energia acessível, fiável, sustentável e moderna está incluído nos Objectivos de Desenvolvimento Sustentável (ODS) da ONU. Esta abordagem engloba os ODS e salienta as interligações entre os diferentes aspectos da energia sustentável e as soluções de compromisso entre os três pilares.

Encontrar um equilíbrio entre os três pilares é um desafio social, político, económico e tecnológico complexo. O diálogo no âmbito do Comité da UNECE para a Energia Sustentável será um passo importante para os países identificarem compromissos e sinergias para a segurança energética, a qualidade de vida e a sustentabilidade ambiental. Embora não existam respostas simples, há uma necessidade urgente de equilibrar estes interesses concorrentes mas interrelacionados, a forma como a neutralidade carbónica é alcançada, a razão pela qual são necessárias tecnologias inovadoras, a obtenção de um consenso sobre a transição energética para a neutralidade carbónica é uma questão complexa. As escolhas políticas afectam as tecnologias energéticas existentes e novas e o crescimento económico, e dependem da disponibilidade de recursos energéticos nacionais. Os prazos cada vez mais apertados significam que as vias ideais para a neutralidade carbónica são cada vez menos viáveis sem prejudicar a sociedade. Dado que cada país tem circunstâncias únicas, é necessário garantir a igualdade de acesso aos recursos para alcançar a neutralidade carbónica.

A capacidade de adaptação a uma transição tão complexa é vital para o desenvolvimento de mecanismos de criação de consensos entre as partes interessadas, a fim de garantir uma tomada de decisões atempada e rápida. Uma transição rápida pode perturbar as sociedades se os decisores políticos não utilizarem todas as opções disponíveis. Podem até ser necessárias opções indesejáveis.

A neutralidade carbónica é alcançada através de uma combinação de tecnologias com baixas e nulas emissões de carbono e de mudanças no comportamento social. A procura de energia será impulsionada pela atividade económica, por mudanças no estilo de vida e pela eficiência energética, por combustíveis com baixo teor de carbono, por tecnologias inteligentes e pela eletrificação de todos os sectores e apoia uma abordagem integrada das tecnologias energéticas para representar os interesses de todos os países membros e maximizar as sinergias entre as diferentes fontes de energia. As alternativas existentes e emergentes, com baixo teor de carbono ou sem carbono, devem ser utilizadas para apoiar o desenvolvimento sustentável. As soluções inovadoras e sustentáveis, como a CCUS, o hidrogénio e a

energia nuclear da próxima geração, devem ser ampliadas de modo a igualar o custo e a competitividade técnica das tecnologias convencionais através de avanços inovadores, economias de escala e um maior alinhamento com a procura do mercado. É apresentada uma análise baseada em resultados de modelização e é mostrado um conjunto alargado de opções técnicas disponíveis para apoiar o desenvolvimento de políticas e a cooperação internacional no domínio da energia.
As soluções e tecnologias analisadas incluem a eficiência energética, as energias renováveis, os combustíveis fósseis, o nuclear e o hidrogénio, bem como abordagens de sequestro de carbono como a CCUS, a BECCS e a captura direta no ar.

Os decisores políticos devem recorrer a estudos de avaliação do ciclo de vida (ACV) para validar a sua abordagem. A ACV compara as tecnologias com base no impacto ambiental ao longo da vida, desde as que têm a menor pegada de carbono até às que exigem uma captura e armazenamento significativos de carbono para serem neutras em termos de carbono. É quase certo que todas as tecnologias com baixo ou nulo teor de carbono serão necessárias no período de transição. Por exemplo, os decisores políticos podem fazer a transição para uma economia de hidrogénio ao ritmo a que os electrolisadores estão a utilizar a energia eólica e solar com baixo teor de carbono, bem como a energia nuclear. Podem também partilhar investimentos que utilizem hidrogénio a partir do gás natural com a CCUS para acelerar a infraestrutura do ecossistema do hidrogénio. O armazenamento em baterias e uma melhor gestão dos recursos distribuídos podem estabilizar e otimizar a eletricidade na rede. Os combustíveis fósseis com CCUS e a energia nuclear como fontes de energia controláveis podem funcionar como carga de base e proporcionar flexibilidade às energias renováveis intermitentes, como a eólica e a solar, e garantir a fiabilidade do sistema energético.

Para alcançar um sistema energético neutro em termos de carbono na região, é necessário implantar rapidamente todas as tecnologias de baixo e zero carbono atualmente disponíveis para o fornecimento de energia e melhorar a eficiência do sistema. Isto inclui a transformação do aprovisionamento energético através da instalação de tecnologias CCUS em centrais alimentadas a combustíveis fósseis, a intensificação de projectos de energias renováveis, a implantação da energia nuclear, o lançamento de projectos de hidrogénio sustentável em grande escala e a implantação de todas as outras tecnologias analisadas na presente análise. Além disso, as redes e interconexões nacionais devem ser reforçadas e alargadas de acordo com a combinação de requisitos de aprovisionamento energético e de equilíbrio transnacional. É necessário um conjunto alargado de tecnologias para alcançar a neutralidade carbónica até 2050 e concretizar a Agenda 2030. Todas as tecnologias energéticas têm desvantagens que podem ser minimizadas se forem utilizadas em conjunto e de forma estratégica.

A neutralidade carbónica exigirá, em última análise, mudanças significativas no modo de funcionamento da economia, o que poderá ter muitas consequências indesejadas. Qualquer implementação rápida da mudança exige a coordenação do desenvolvimento tecnológico, da comercialização e da aceitação pública 1. Os "níveis de preparação" são uma métrica comummente utilizada para descrever o que tem de ser abordado durante a implementação da mudança. As infra-estruturas energéticas construídas atualmente devem cumprir os requisitos de energia zero para evitar problemas com os activos. Todos os activos à escala da infraestrutura têm uma vida útil de mais de 30 anos. Consequentemente, quaisquer activos construídos agora devem cumprir os objectivos nacionais de emissões ou ser facilmente adaptados no futuro. Dado o calendário e a natureza desta transição, a modelação mostra que é necessário um sistema CCUS de grande escala durante muitos anos. Este sistema actua como último recurso se a transição for adiada. O que, por sua vez, permite a continuação de sectores-chave como o cimento, o aço e os produtos químicos, que são difíceis de reduzir, e mesmo que se atinja a neutralidade carbónica, poderão ser necessárias novas reduções das emissões de gases com efeito de estufa. Dado que a taxa necessária para a descarbonização é atualmente muito elevada, a CCUS pode prolongar a vida das infra-estruturas não conformes, limitar os custos excessivos da transição energética e evitar perturbações sociais. A eficiência e a otimização energéticas serão a base de todas as políticas energéticas. É um elemento essencial da gestão da procura de energia num mundo com emissões zero até 2050. O que, por sua vez, exigirá a rápida implantação de medidas de eficiência e a criação de uma procura optimizada para os edifícios, a indústria e os transportes. As medidas políticas implicarão um investimento e uma formação significativos para cumprir esta tarefa monumental, que deve incentivar, e não atrasar, a mudança no sistema energético. A modelização do projeto "Pathways to Sustainable Energy" demonstrou que os progressos têm sido demasiado lentos e que, para atingir a neutralidade em termos de carbono em relação ao objetivo de 1,5-2°C, os países da UNECE devem reduzir ainda mais ou sequestrar pelo menos 90 Gt de dióxido de carbono até 2050 na projeção socioeconómica "intermédia". 90 Gt - equivalente às actuais emissões globais de CO2 em quatro anos. Devem ser aplicadas políticas para reduzir e otimizar a procura de energia, descarbonizar o aprovisionamento energético e introduzir tecnologias de engenharia e de remoção natural de carbono

Os estudos de avaliação do ciclo de vida mostram que não existe uma solução energética totalmente neutra em termos de carbono. Todas as tecnologias requerem materiais e processos de alta temperatura que resultam em emissões de gases com efeito de estufa. As soluções de energias renováveis requerem aço, cimento e silício. Os veículos eléctricos e as redes de baterias requerem metais de terras raras. O hidrogénio pode entrar na atmosfera e ter impactos negativos. Os investimentos em energia podem significar um aumento das emissões atualmente, reduzindo-as no futuro. A modelização não exige que esta alteração seja tida em conta nas perspectivas, nos modelos energéticos e nos modelos de emissões de gases com efeito de estufa (GEE) da economia, uma vez que é modelizada com base em

tendências históricas;
1 Interoperabilidade tecnológica UNECE: Os níveis de preparação tecnológica (TRL) são um método para avaliar a maturidade de uma tecnologia. Os níveis de preparação comercial (CRL) são um método para avaliar vários indicadores que afectam as condições comerciais e de mercado para além do nível de maturidade tecnológica. Os níveis de preparação social (SRL) são um método para avaliar o grau de ressonância das novas ideias e inovações junto de indivíduos e grupos, bem como a sua integração na sociedade e as decisões relativas à sua aplicação sob a forma de tratamento regulamentar e financeiro.
2 Pathways to Sustainable Energy, o cenário de referência permite-nos analisar a probabilidade de atingir objectivos específicos no mundo na sua trajetória atual. Esta é uma parte vital de toda a investigação. Uma análise de indicadores específicos com base nos resultados do cenário de referência pode sugerir que um objetivo de desempenho a longo prazo (LPG), como uma redução de 25% da intensidade energética até 2050, tem mais probabilidades de ser atingido, tendo em conta os nossos pressupostos actuais sobre o ritmo do desenvolvimento económico e as ligações emergentes entre energia e desenvolvimento económico. Os resultados do cenário de referência podem também sugerir que é pouco provável que um determinado GPL seja alcançado com o atual conjunto de pressupostos e interligações. O cenário de referência para o projeto Pathways é a via socioeconómica global que representa a via "Middle of the Road".
Modelação e análise das tecnologias energéticas:
-A energia eólica é uma fonte de energia renovável que utiliza turbinas para converter o vento em terra e no mar em eletricidade.
-A energia solar é uma fonte de energia renovável que utiliza a luz solar através de células fotovoltaicas (PV) ou de um conjunto de espelhos e lentes para concentrar uma grande área de luz solar em recipientes para gerar eletricidade (energia solar concentrada).
-A energia hidroelétrica é uma fonte de energia renovável que engloba uma vasta gama de tecnologias que aproveitam as forças do ciclo natural da água.
-A energia geotérmica é uma fonte de energia renovável derivada do calor da crosta terrestre. Pode ser utilizada para gerar eletricidade ou como fonte direta de calor.
A biomassa é uma fonte de energia renovável produzida a partir de matérias-primas biológicas que incluem biomassa sólida, biomassa de águas residuais, resíduos florestais, algas e resíduos agrícolas.
-As centrais nucleares convertem a energia nuclear em energia útil, as centrais nucleares convencionais produzem calor para acionar uma turbina e gerar eletricidade. As centrais nucleares podem fornecer calor para aquecimento urbano e processos industriais.
-O gás natural é um combustível fóssil normalmente queimado para produzir o calor necessário ao funcionamento de uma turbina a vapor. Tem também outras aplicações no aquecimento, na cozinha, na indústria e nos transportes. -O carvão é

um combustível fóssil sólido normalmente queimado para fazer funcionar uma turbina a vapor para produzir eletricidade e calor.

-A captura, utilização e armazenamento de carbono (CCUS) é o processo de captura de emissões de dióxido de carbono (CO2) provenientes da produção de energia fóssil e de processos industriais para armazenamento subterrâneo ou reutilização. Esta tecnologia pode ser combinada com o carvão, o gás natural e a biomassa.

-O hidrogénio é uma substância química a granel que é atualmente utilizada principalmente na refinação de petróleo e na produção de amoníaco (para fertilizantes) e de metanol. No futuro, o hidrogénio poderá ser utilizado como vetor energético e como meio de armazenamento de energia.

-A eletricidade e o processo de transformação de um sistema energético num sistema elétrico através da eletrificação são considerados fundamentais para a rápida implantação das energias renováveis. O armazenamento de eletricidade é a captação de energia para utilização posterior e inclui baterias de iões de lítio, activos de hidrogénio controláveis e centrais eléctricas de armazenamento de energia hídrica. O futuro armazenamento de energia a longo prazo pode incluir desenvolvimentos no armazenamento mecânico, térmico, eletroquímico e químico.

O objetivo da eficiência energética é utilizar menos energia para obter o mesmo rendimento útil e satisfazer as necessidades energéticas exigidas.

A modelação de cenários: uma ferramenta para a tomada de decisões informadas e a interação de tecnologias é crucial para a transformação do sistema energético. A interligação é fundamental para equilibrar a oferta e a procura de energia com a viabilidade económica e a sustentabilidade. As cadeias tecnológicas ligam o aprovisionamento energético, desde a extração de recursos, conversão, armazenamento, transporte e distribuição até ao fornecimento de serviços energéticos. A modelização quantitativa destas cadeias ajuda a identificar a combinação de tecnologias que moldam a oferta e os calendários de investimento ao mais baixo custo, cumprindo simultaneamente os objectivos de segurança energética e climáticos. A modelação de cenários permite aos decisores políticos ver as implicações da política climática nas emissões, nos custos da energia, na segurança do aprovisionamento, no armazenamento e nas necessidades de aprovisionamento fixo versus de aprovisionamento variável. Os decisores políticos podem utilizar a modelização para identificar lacunas tecnológicas e de desempenho e decidir quais as tecnologias a apoiar, compreendendo os custos de investimento, os prazos de execução e incluindo todos os seus benefícios e riscos. É necessário um envolvimento precoce dos decisores políticos na modelização para garantir a sensibilização, a flexibilidade e a agilidade, com o objetivo de desenvolver políticas para alcançar a neutralidade carbónica até 2050. A agilidade e a flexibilidade das políticas serão necessárias para alterar as vias se as tecnologias atualmente em desenvolvimento não corresponderem às expectativas. Será necessário estabelecer compromissos entre as diferentes opções tecnológicas, os custos, as vias, a segurança energética e a proteção do ambiente. A modelização implica necessariamente muitos pressupostos sobre vários acontecimentos futuros. Estes incluem a dinâmica intertemporal, a disponibilidade e o desempenho das tecnologias, as preferências sociopolíticas, os condicionalismos e os limites. Estes pressupostos irão moldar as conclusões à medida que os criadores de modelos geram cenários. Os cenários futuros baseiam-se em pressupostos transparentes sobre acontecimentos futuros que afectam todos os aspectos relevantes do sistema energético. Os analistas e planeadores enfrentam dificuldades na quantificação de parâmetros e variáveis, especialmente quando as diferentes partes interessadas têm perspectivas diferentes sobre os problemas, a dinâmica ou os resultados desejados. Estes pressupostos visam ter em conta vários factores, como os níveis de preparação técnica, comercial e social das diferentes tecnologias, mas podem não refletir plenamente as incertezas sobre as vias de implantação e essas tecnologias podem não estar disponíveis em tempo útil e aos preços previstos.

Para efeitos deste projeto, foi aplicada uma metodologia de modelização para o planeamento de sistemas energéticos a médio e longo prazo, análise de políticas energéticas e desenvolvimento de cenários, o modelo MESSAGE3. Este modelo utiliza o custo mais baixo do sistema para otimizar os sistemas energéticos em diferentes cenários tecnológicos e políticos para atingir a neutralidade carbónica até 2050. Os decisores políticos podem querer utilizar critérios adicionais que reflictam as condições, capacidades e objectivos locais e nacionais do seu sistema energético. Estes podem incluir o favorecimento dos recursos locais, a maximização da segurança energética, o bem-estar social e a equidade intergeracional.

3 O modelo IIASA MESSAGE fornece um quadro flexível para uma avaliação abrangente dos principais desafios energéticos e é amplamente utilizado para desenvolver cenários energéticos e identificar estratégias socioeconómicas e tecnológicas para responder a esses desafios. O quadro de modelização e os seus resultados servem de base a importantes avaliações e estudos de cenários internacionais, como o Painel Intergovernamental sobre Alterações Climáticas (IPCC), o Conselho Mundial da Energia (WEC), o Conselho Consultivo Alemão sobre Alterações Globais (WBGU) e, mais recentemente, a Avaliação Global da Energia (GEA).

Os cenários modelados no contexto deste projeto representam a transformação do sistema energético, as interações tecnológicas e a atenuação das alterações climáticas num mundo geopoliticamente estável. Um erro comum é utilizar cenários para análises para as quais não foram concebidos. Assim, os grandes choques geopolíticos exigem não só cenários separados e testes de sensibilidade, mas também uma revisão significativa do modelo do sistema energético. Os cenários de neutralidade de carbono exploram trajectórias de desenvolvimento plausíveis e internamente coerentes até 2050. A modelação utiliza uma representação simplificada dos sistemas energéticos reais. Esta modelização combina áreas geográficas, sectores económicos e tecnologias para formar juízos sobre as futuras tecnologias necessárias, as mudanças de estilo de vida e a aceitação sociopolítica. Naturalmente, a quantificação implica fazer suposições sob incerteza. Dado que o futuro é desconhecido, a modelização não deve ser um projeto isolado, mas sim um processo contínuo baseado no surgimento de novas ideias.

A gestão convencional dos sistemas energéticos da UNECE não produzirá as mudanças necessárias. Dada a longevidade das infra-estruturas energéticas existentes e a falta de tempo para atingir a neutralidade carbónica, o papel de "garantir o futuro" está a tornar-se cada vez mais importante e relevante. As limitações das matérias-primas críticas necessárias para a transição energética aumentam a incerteza e a complexidade das decisões a tomar. O cenário de neutralidade carbónica modelizado para esta publicação define uma via potencial para atingir a neutralidade carbónica até 2050, utilizando uma perspetiva socioeconómica "média" para determinar a procura de energia. O modelo parte dos sistemas energéticos existentes da UNECE e considera o custo das diferentes tecnologias energéticas e os prazos de implementação para estimar as tecnologias e a capacidade necessárias para fornecer energia aos custos mais baixos do sistema, a fim de apoiar os pressupostos subjacentes de crescimento económico. Quando são impostas restrições, tais como emissões de gases com efeito de estufa compatíveis com emissões nulas até 2050, o cabaz de fornecimento de energia alterar-se-á para alcançar um cenário de emissões nulas de carbono. O modelo também detalha os investimentos em infra-estruturas e comércio de energia, desde a extração de recursos até à distribuição.

O modelo tem em conta as economias de escala. Os custos energéticos e o tempo de desenvolvimento da tecnologia baseiam-se em estimativas de peritos em tecnologia.

O "custo" calculado inclui um ajustamento para o retorno do investimento para o apresentação do caso de investimento e consiste numa avaliação da "aprendizagem dos custos" através de melhorias de eficiência, otimização e economias de escala. O modelo considera a procura de energia, a tecnologia e a infraestrutura para atingir emissões zero utilizando tecnologias de baixo e zero carbono juntamente com as tecnologias energéticas existentes.

Definições de cenários, Cenário de referência (REF), este cenário é desenvolvido a partir de um conjunto de pressupostos de base assentes em tendências históricas e políticas actuais. Descreve uma avaliação do mundo tal como ele é atualmente. O cenário de referência permite-nos analisar a probabilidade de o mundo atingir determinados objectivos na sua trajetória atual. As emissões futuras são determinadas pela economia relativa de uma carteira de alternativas de abastecimento actuais e futuras, bem como pelo ritmo da aprendizagem e inovação tecnológicas e pelos pressupostos com tendências subjacentes ao cenário de referência. Ao longo da publicação, os resultados dos cenários de neutralidade carbónica são comparados com o cenário de referência.

Cenário de Neutralidade Carbónica (CN). O Cenário de Neutralidade Carbónica estabelece um limite vinculativo de neutralidade carbónica até 2050 e tem como objetivo limitar o aumento da temperatura global a menos de 1,5°C. Este cenário avalia a viabilidade de atingir emissões zero de carbono até 2050 com base nos pressupostos tecnológicos, de inovação e de infra-estruturas do cenário de referência. As opções de abastecimento baseadas em combustíveis fósseis tornam-se economicamente menos atractivas. As energias renováveis e a energia nuclear estão a substituir em grande medida os combustíveis fósseis. Dada a carteira de futuras opções de aprovisionamento, as taxas de inovação e de adoção de tecnologias no cenário de referência, o cenário neutro em termos de carbono minimiza a implantação destas tecnologias. Os efeitos secundários da gestão da procura atenuam as pressões sobre a oferta. Cenário de Inovação com Neutralidade Carbónica (CNI). Um futuro neutro em termos de carbono difere marcadamente do cenário de referência e dos pressupostos tecnológicos justos. O Cenário de Inovação com Neutralidade Carbónica centra-se nos potenciais benefícios das políticas de inovação e de implantação que aceleram a aceitação pelo mercado de tecnologias inovadoras. Estes incluem:

- Captura, Utilização e Armazenamento de Carbono (CCUS), utilizando combustíveis fósseis descarbonizados com recurso ao CO2 capturado, reciclado na economia cíclica do carbono ou armazenado, e utilizando a captura direta de CO2 da atmosfera.
- Energia nuclear com projectos de reactores de grande escala e os novos pequenos reactores modulares (SMR), bem como serviços energéticos adicionais para além da eletricidade, como a transição para combustíveis sintéticos, tecnologias e processos industriais.
- O hidrogénio como combustível sintético e o hidrogénio como combustível para utilização final direta e indireta.

A neutralidade carbónica está longe de ser alcançada A neutralidade carbónica produz 39% das emissões globais de CO2 e tem tido historicamente emissões elevadas, incluindo nos países com os mais elevados níveis de desenvolvimento económico do mundo.

Apesar dos compromissos positivos assumidos pelos países, a região continua fortemente dependente dos combustíveis fósseis. E ainda assim, os combustíveis fósseis representam mais de 80 por cento do fornecimento de energia. Embora a capacidade de produção de energia sustentável esteja a aumentar rapidamente, o ritmo de crescimento é insuficiente. No cenário de referência, a Europa Ocidental e a América do Norte serão responsáveis por mais de 75 % do total das emissões de CO2 da UNECE em 2050. Os sectores da eletricidade e dos transportes são responsáveis por mais de 60% das emissões da UNECE, devido à dependência contínua dos combustíveis fósseis.

Os progressos no sentido da neutralidade carbónica e do desenvolvimento económico diferem consoante as sub-regiões, pelo que as sub-regiões altamente desenvolvidas devem não só esforçar-se por atingir os objectivos individuais, mas também apoiar os países para os quais é mais difícil atingir a neutralidade carbónica. Os países mais ricos também devem ter como objetivo ser negativos em termos de carbono para compensar as emissões históricas.

Emissões de CO2 por sector, a neutralidade de carbono exige reduções de emissões em todos os países e em todos os sectores. As emissões sectoriais da indústria, dos edifícios e dos transportes devem ser significativamente reduzidas. Alguns sectores contribuem mais do que outros. Os grandes sectores, como a produção de eletricidade, os transportes e os processos industriais, são os que mais contribuem para as emissões de CO2. Este facto deve-se à sua forte dependência dos combustíveis fósseis. Num cenário de neutralidade carbónica, os combustíveis fósseis transformados, as infra-estruturas de eletricidade e a utilização dos solos contribuem para compensar as emissões de CO2, em combinação com reduções significativas das emissões noutros sectores.

As emissões de metano são importantes. Imediatamente após a emissão, o metano (CH4) é 120 vezes mais potente do que o dióxido de carbono (CO2) na poluição do clima. Tal como o CO2, os níveis de metano na atmosfera estão atualmente em máximos históricos. É o segundo gás antropogénico com efeito de estufa mais abundante a seguir ao CO2. O elevado potencial de aquecimento global do metano significa que a sua fuga para a atmosfera deve ser minimizada. Com uma taxa de fuga de cerca de 3-4%, a vantagem da substituição do carvão pelo gás é suscetível de desaparecer. O reforço do controlo e da comunicação de informações proporcionaria mecanismos mais sólidos para resolver esta questão. O sector do petróleo e do gás tem um papel importante a desempenhar na regulação do metano e na descarbonização mais ampla do sistema energético. A redução da extração de combustíveis fósseis contribuirá para reduzir as emissões de CO2 e CH4.

A agricultura, a silvicultura e outras utilizações do solo (AFOLU) continuam a ser as principais fontes de emissões de metano. A redução da produção de carvão, petróleo e gás reduz as emissões provenientes do abastecimento e da recuperação de líquidos e sólidos num cenário neutro em termos de carbono. As emissões de resíduos são também significativamente reduzidas através de um controlo mais substancial do metano.

As emissões de CO2 terão de ser significativamente reduzidas em todos os sectores e em todas as regiões, através da utilização de todas as tecnologias com baixas ou nulas emissões de carbono. Nenhum sector da economia pode ser ignorado e nenhuma opção tecnológica pode ser excluída. Terão de ser tomadas medidas para enfrentar o enorme desafio que se avizinha. Embora a descarbonização do aprovisionamento energético seja fundamental para alcançar a neutralidade carbónica, é apenas um dos muitos sectores em que é necessário agir agora. Uma utilização mais eficiente dos solos, os sumidouros naturais de carbono e as tecnologias de captura de carbono exigem apoio e investimento suficientes. Os processos industriais e as utilizações finais, incluindo os transportes e os edifícios, reduzem as emissões de CO2. É possível alcançar um futuro neutro em termos de carbono com as políticas, os incentivos e as sinergias tecnológicas corretas. A sua expansão a uma velocidade sem precedentes exigirá diferentes tipos de tecnologias. As tecnologias necessárias já existem e muitas são economicamente viáveis com a adição de um quadro regulamentar adequado. No entanto, a neutralidade carbónica será um desafio, mas imaginável.

4 A eficiência é definida em termos económicos, de elasticidade do preço e da procura, de mudanças de estilo de vida, de intensidade (MJ/PIB) e de eficiência de engenharia. Não se refere à termodinâmica. A eficiência energética refere-se à redução da procura de energia em função dos preços, resultante dos custos adicionais do sistema, em comparação com o cenário de referência. Inclui indicadores tecnológicos e comportamentais a um nível elevado de agregação, que são modelados através de uma ligação iterativa entre o sistema energético e o modelo macroeconómico descendente para cada região.

De um modo geral, a substituição do mecanismo de aprovisionamento e o desenvolvimento de tecnologias com baixas ou nulas emissões de carbono não são suficientes para alcançar a neutralidade carbónica. A transformação do sistema energético a que é dada prioridade deve incluir infra-estruturas de utilização final, como veículos eléctricos, infra-estruturas de carregamento, bombas de calor, pilhas de combustível e sistemas de armazenamento. Todas as regiões que reduzem a procura através de investimentos em grande escala em infra-estruturas de menor intensidade energética e maior eficiência energética reduzem significativamente a utilização contínua de combustíveis fósseis.

As sub-regiões estão a começar a implementar infra-estruturas CCUS e de hidrogénio, a aumentar as energias renováveis e nucleares e a implementar infra-estruturas para a produção de energia gigante. Os níveis de preparação tecnológica, comercial e social, que são apresentados nos resumos das tecnologias da informação, baseiam-se na Classificação-Quadro dos Recursos das Nações Unidas (UNFC), um quadro universalmente aceite e internacionalmente aplicável para a gestão sustentável de todos os recursos energéticos e minerais. Os decisores políticos podem utilizar este quadro para avaliar onde concentrar os investimentos e quais as tecnologias a privilegiar.

Os investimentos necessários para as tecnologias com baixas e nulas emissões de carbono exigem uma mudança significativa na afetação dos investimentos nos futuros sistemas energéticos. A modelização mostra que os investimentos na extração de combustíveis fósseis são desviados para outros sectores do sistema energético. O investimento em energias renováveis quadruplica e o investimento em eficiência energética aumenta, passando a representar um quarto do investimento total em energia. A energia nuclear, a CCUS e o hidrogénio também registam um crescimento significativo do investimento.

Todas as regiões devem redirecionar os recursos agora, antes que seja demasiado tarde. Investimentos significativos na eficiência energética e na transmissão, distribuição e armazenamento beneficiam todas as partes interessadas. Os consumidores podem beneficiar de custos de energia mais baixos com casas mais eficientes do ponto de vista energético. Os decisores políticos e o mundo financeiro devem desenvolver um quadro de investimento para todos os projectos de energia com baixas emissões de carbono. Os governos devem apoiar projectos de desenvolvimento com uma estrutura adequada de partilha de riscos e facilitar o acesso a financiamento acessível para acelerar a implantação de tecnologias inovadoras. São necessárias políticas coerentes e mecanismos de mercado para dar sinais favoráveis ao investimento e atrair o financiamento privado para projectos de elevado custo de capital. Os decisores políticos devem ser capacitados e recompensados por tomarem decisões de investimento sólidas.

Investimentos em infra-estruturas de energia limpa nas sub-regiões Quanto custará a transição para emissões líquidas nulas? O custo da transição para sistemas energéticos neutros em termos de carbono é muito inferior ao previsto. O custo da inação é muito mais elevado, uma vez que os sistemas energéticos vulneráveis estão expostos aos impactos ambientais, económicos e sociais das alterações climáticas.

O investimento em energia em percentagem do PIB (produto interno bruto) diminui ligeiramente de 1,24% em 2020 para 1,05% em 2050 no cenário de referência. Para atingir a neutralidade carbónica, a percentagem do investimento em energia deve aumentar para 2,05% a partir de 2025. Trata-se de um aumento modesto, mas que aumentará se a procrastinação persistir. A inação é suscetível de tornar a compatibilidade com o clima mais onerosa e mais pesada para as gerações futuras. A sensibilização para os benefícios do investimento é, pois, essencial para ultrapassar os receios de aceitação sociopolítica.

Os custos finais da energia em percentagem do PIB podem apresentar valores marginais em cada fase da cadeia de abastecimento de energia, uma vez que incluem os custos de funcionamento, manutenção e combustível. O Cenário de Referência prevê um aumento moderado de 6,2% em 2020 para 8,0% em 2050. No Cenário de Carbono Neutro, os investimentos em energia e serviços energéticos aumentam para 15,2% do PIB.

Sistemas energéticos do futuro: a transição rápida e regional dos combustíveis fósseis para tecnologias com baixas e nulas emissões de carbono é vital para atingir emissões nulas. De acordo com a análise, a utilização de combustíveis fósseis tradicionais diminuirá à medida que se desenvolverem tecnologias como a solar, a eólica, a nuclear, o hidrogénio e a CCUS. A concretização prática de qualquer via rápida para a neutralidade carbónica dependerá da capacidade das infra-estruturas e do acesso aos recursos naturais.

A sustentabilidade do sistema energético pode ser melhorada de várias formas através da eficiência energética, da diversificação do aprovisionamento energético e de uma infraestrutura interligada de todas as tecnologias hipocarbónicas e não carbónicas. Além disso, o desenvolvimento tecnológico e as estratégias de investimento devem fazer parte de políticas climáticas mais amplas. As soluções

com baixas emissões de carbono e sem emissões de carbono devem ser priorizadas e construídas à escala para garantir o cumprimento dos objectivos de neutralidade carbónica. Se continuarmos a agir como habitualmente, o mundo está a caminho de atingir temperaturas médias globais 4-6^{0}C acima dos níveis pré-industriais. Estes níveis são considerados catastróficos e constituem uma ameaça existencial para a humanidade, que deve ser enfrentada com urgência.
O consumo final de energia especifica os vectores de energia utilizados para a sua entrega ao consumidor final. No contexto deste projeto e da modelização, isto inclui
- A eletricidade é utilizada na iluminação, nos aparelhos e em vários equipamentos eléctricos. É também utilizada no aquecimento elétrico, em bombas de calor e no arrefecimento de edifícios. Facilita a eletrificação dos processos industriais, como os fornos eléctricos e os transportes eléctricos.
- A energia solar é utilizada para aquecer edifícios e a indústria.
- A energia geotérmica é utilizada em edifícios e na indústria para aquecimento.
- O calor é o aquecimento urbano, incluindo o aquecimento em bloco e o calor da co-geração industrial.
- O hidrogénio abastece veículos como os veículos a pilhas de combustível, fornecendo calor de processo em processos industriais como a produção de aço e amoníaco. O hidrogénio alimenta células de combustível que geram calor e eletricidade em edifícios e na indústria.
- O gás é utilizado para cozinhar e aquecer edifícios, para aquecimento em processos industriais e como combustível com baixo teor de carbono para os transportes.
- Os líquidos incluem tanto os combustíveis fósseis como os combustíveis renováveis sintetizados. Isto permite obter combustíveis ligeiros e pesados e bio-líquidos como o etanol e o metanol. Os líquidos são utilizados para aquecimento/arrefecimento e cozinha em edifícios, calor de processo e matérias-primas na indústria.
- A biomassa é utilizada para aquecimento nos sectores residencial e comercial e na indústria.
- O carvão é utilizado para a combustão em caldeiras e fogões de cozinha em edifícios, bem como para o aquecimento de processos e matérias-primas em indústrias como a do aço e a do cimento.

A transição do atual cabaz de utilizações finais de energia para um cabaz de utilizações finais neutro em termos de carbono exige mudanças estruturais. Um aprovisionamento energético final neutro em termos de carbono exige um aumento da intensidade energética, uma mudança dos combustíveis tradicionais para combustíveis com baixo teor de carbono ou sem carbono e uma eletrificação profunda.
A eficiência energética é uma solução simples que pode reduzir significativamente a procura de energia e melhorar a intensidade carbónica do sistema energético

final. É necessária uma maior eficiência energética na indústria, nos transportes e na construção, e são necessárias campanhas eficazes orientadas para a ação para libertar este potencial.

A eficiência do sistema vai além da otimização do consumo de energia. Melhorar a eficiência e a reciclagem dos materiais tornou-se importante para a produção de matérias-primas numa economia cíclica. Para aumentar a resiliência aos choques externos, a melhoria das capacidades de reciclagem e recuperação no sentido de um ciclo completo pode reduzir as emissões, a disponibilidade e o custo das matérias-primas.

A digitalização à escala do sistema pode colmatar lacunas a nível do sistema, abrindo simultaneamente novas oportunidades. As tecnologias digitais podem desbloquear um enorme potencial através da flexibilidade do lado da procura, que pode ser uma ferramenta fundamental para equilibrar o sistema energético e alcançar, de forma rentável, emissões líquidas nulas.

A inovação generalizada das tecnologias com baixas e nulas emissões de carbono está a reduzir a intensidade carbónica dos sistemas energéticos. Juntamente com os esforços para melhorar a eficiência energética e a digitalização, será necessária uma mudança das fontes de energia convencionais para combustíveis com baixo teor de carbono, como o gás natural, os biocombustíveis e a biomassa. Prevê-se que a próxima geração de combustíveis com baixo teor de carbono e sem emissões de carbono, como o hidrogénio e os combustíveis sintéticos, seja ampliada e totalmente comercializada.

O hidrogénio sustentável proveniente de fontes de energia renováveis e da energia nuclear através da eletrólise, do gás natural, do carvão e da biomassa com CCUS pode descarbonizar sectores difíceis de alcançar, como os transportes de longa distância ou as indústrias com utilização intensiva de energia. Prevê-se que o hidrogénio venha a desempenhar um papel cada vez mais importante num sistema energético neutro em termos de carbono a partir de 2040.

As maiores reduções das emissões de CO2 exigem uma maior eletrificação do sistema energético final. O fornecimento de energia é reduzido em 35% no Cenário de Carbono Neutro, uma vez que os combustíveis fósseis são substituídos por energias renováveis, energia nuclear e eficiência energética. A procura de energia também exige a eletrificação em todos os sectores, incluindo a indústria, os edifícios e os transportes. A interdependência holística dos sistemas de abastecimento de eletricidade inter-sectoriais e regionais eliminará progressivamente os combustíveis intensivos em carbono e reduzirá significativamente as emissões de carbono. O efeito da duplicação da procura de eletricidade terá o efeito oposto. A eletrificação continua a implicar uma duplicação da procura de eletricidade. Isto exigirá a instalação de mais cabos de transporte para aumentar a capacidade e a eficiência. A fiabilidade do sistema elétrico tornar-se-á ainda mais importante, pois corre o risco de se tornar um ponto único de falha, afectando todos os aspectos da vida. O crescimento da capacidade de produção de eletricidade deve ultrapassar o crescimento da procura para evitar apagões e preços excessivos da energia quando a procura excede a oferta e haverá cada vez mais um equilíbrio entre a oferta e a procura a curto prazo. A falta de tecnologia para o armazenamento de eletricidade reduz significativamente a capacidade de fazer face a alterações no fornecimento de energia durante um período mais longo.

Devem ser efectuadas mudanças estruturais significativas. O futuro sistema de produção de eletricidade terá de incluir parcialmente sistemas descentralizados e inteligentes e exigir CCUS para atenuar as emissões de CO2 das centrais eléctricas a carvão, gás e biomassa.

O carvão convencional não pode continuar a ser uma fonte generalizada de produção de eletricidade, a intensidade das emissões da produção a carvão é incompatível com os objectivos ambientais, pelo que deve ser

Considerar os esforços para investir e implantar rapidamente tecnologias de captura, utilização e armazenamento de carbono (CCUS) e tecnologias de reequipamento de alta eficiência e baixas emissões (HELE) para as centrais eléctricas a carvão existentes, especialmente quando não existem alternativas viáveis.

As energias renováveis, o nuclear e o gás com CCUS serão os principais elementos do futuro sistema energético. Prevê-se que, por cada GW de capacidade de queima de combustíveis fósseis eliminado, sejam construídos 2,6 GW de capacidade com baixas emissões de carbono, dos quais 75% serão energias renováveis intermitentes. A implementação de projectos de produção distribuída de energias renováveis reduzirá as perdas na rede e minimizará os fluxos de energia. Serão necessárias novas formas de compensar a utilização de fontes de energia altamente variáveis. Devem ser desenvolvidas novas formas de armazenamento de energia (eléctrica, mecânica, térmica, química) para reduzir a necessidade de fontes de combustível fóssil de reserva. O conceito de energia de base será substituído por energia ininterrupta, o que significa que os fornecimentos não podem ser cortados para aplicações críticas.

Quer os cenários de neutralidade carbónica reflictam "esforços de eliminação progressiva do carvão", a utilização do carvão é drasticamente reduzida em todos os cenários de neutralidade carbónica modelizados. A modelização tem em conta os custos tecnológicos e os prazos de execução para otimizar a forma como a neutralidade carbónica é alcançada. A utilização do carvão com CCUS pode muito bem ser "economicamente" óptima em alguns países, dadas as condições adicionais de modelização, como a segurança energética, a disponibilidade de instalações CCUS e as preferências políticas. Por exemplo, o carvão é utilizado em conjunto com a CCUS para produzir hidrogénio em casos de modelização em que o gás natural ou as energias renováveis não são viáveis em alguns cenários modelizados, o objetivo é atingir a neutralidade carbónica utilizando diferentes tecnologias (as emissões de CO2 e CH4 são capturadas ou compensadas para cumprir o objetivo de emissões)

A neutralidade carbónica exige uma redução sem precedentes da intensidade energética de 2,5 por cento ao ano até 2050. O aumento da intensidade energética estará associado à reestruturação económica e a uma extensa reafectação de recursos no sistema energético. A eliminação progressiva dos combustíveis fósseis reduzirá a produção de energia primária através de uma conceção integrada e inteligente que satisfaça a procura através de uma eletrificação limpa, de tecnologias digitais inteligentes, de edifícios e infra-estruturas eficientes e de uma abordagem de economia circular em relação à água, aos resíduos e aos materiais. Esta abordagem insere-se numa abordagem sistémica global da mudança estrutural da tecnologia, dos estilos de vida e da economia.

As ofertas de energia primária proporcionam ganhos de eficiência. As melhorias da eficiência energética e da intensidade energética ocorrem inteiramente no âmbito destas cadeias. A conversão da energia primária para a produção de eletricidade, a refinação e a produção de combustíveis sintéticos pode ser mais eficiente. Além disso, o transporte e a distribuição de energia, bem como os sectores de utilização final, incluindo os edifícios, os transportes e a indústria, são intervenientes fundamentais para alcançar a neutralidade carbónica.

A participação do carvão, do petróleo e do gás natural no aprovisionamento energético global terá de ser significativamente reduzida. Para atingir a neutralidade carbónica até 2050, a oferta de energias renováveis será a que mais crescerá, seguida da energia nuclear. Todas as soluções tecnológicas que conduzam à neutralidade carbónica devem ser apoiadas. Por exemplo, incentivos políticos flexíveis para aumentar o acesso a sítios terrestres e marítimos para centrais eólicas e solares, autorizações para novas centrais nucleares e autorizações para financiar CCUS geológicas. O êxito das políticas de promoção das energias renováveis deve ser tido em conta para dar início à transição para fontes de energia alternativas, CCUS, pequenos reactores nucleares modulares e novos sistemas de armazenamento de energia. Os sistemas energéticos tornar-se-ão dependentes do acesso a matérias-primas críticas. Os sistemas energéticos actuais e futuros requerem grandes quantidades de matérias-primas, incluindo matérias-primas críticas, pelo que devem ser aplicados os princípios e requisitos do Sistema de Gestão de Recursos das Nações Unidas (UNRMS), que coloca a tónica nos recursos como um serviço, no valor acrescentado, na ciclicidade e na inovação.

Soluções inovadoras para sistemas energéticos neutros em termos de carbono serão a base para sistemas energéticos neutros em termos de carbono. O mundo começou a pensar na transformação dos sistemas energéticos há mais de meio século. As indústrias não energéticas iniciaram esta transformação muito mais tarde. Normalmente, os ciclos tecnológicos duram mais de 100 anos. Os decisores políticos devem esperar e estar abertos a uma série de inovações nas próximas décadas. A adoção de todas as tecnologias com baixas e nulas emissões de carbono contribuirá para alcançar a neutralidade carbónica. Para que tal seja uma realidade, é necessário aumentar a transferência e a implantação de tecnologias, expandir a

capacidade institucional e garantir o apoio a sistemas energéticos seguros, económicos e neutros em termos de carbono.
Uma panorâmica das propriedades e do potencial de três tecnologias inovadoras com baixas e nulas emissões de carbono: energia nuclear de nova geração, CCUS e hidrogénio - para atingir a neutralidade carbónica. A energia nuclear da próxima geração é uma importante fonte de eletricidade e calor com baixo teor de carbono que contribui para alcançar a neutralidade carbónica. Juntamente com as actuais concepções comprovadas de reactores comerciais, estão a ser desenvolvidas muitas novas tecnologias de reactores nucleares que poderão abrir novos mercados, melhorar o controlo da carga, produzir calor a alta temperatura para processos industriais, combinar calor e eletricidade e eletrólise para a produção de hidrogénio. Os países que optam por utilizar a energia nuclear podem desempenhar um papel importante na descarbonização dos sistemas energéticos. Uma análise das tecnologias de energia nuclear reflecte o papel potencial da energia nuclear na consecução do objetivo de emissões zero e levou alguns países a procurar todos os potenciais serviços energéticos com baixo teor de carbono fornecidos pela energia nuclear. Outros países optaram por não utilizar a energia nuclear por várias razões, algumas devido aos seus recursos naturais e outras devido às suas preocupações com a segurança e os resíduos. No entanto, a sociedade está cada vez mais consciente do risco de não cumprir os objectivos climáticos. O impulso para descarbonizar os sistemas energéticos, juntamente com o aumento dos preços da energia e melhores medidas de segurança, está a mudar a atitude das pessoas em relação à energia nuclear.
Serão assim criados novos mercados para a penetração dos actuais reactores de grande escala e das tecnologias de energia nuclear da próxima geração. É necessário apoio político para reduzir os riscos financeiros e os elevados custos de capital associados à conclusão de centrais nucleares de grande escala e para acelerar o desenvolvimento e a implantação de pequenos reactores modulares (SMR). A tecnologia nuclear SMR pode fornecer uma gama de serviços energéticos, incluindo eletricidade, cogeração de calor e energia, e calor a alta temperatura para a indústria. O modelo assume pressupostos de custos de capital por unidade de capacidade nominal ($/kW) semelhantes aos dos grandes reactores, mas com períodos de construção muito mais curtos.
As centrais nucleares de grande dimensão são apresentadas com a capacidade de funcionar em dois modos:
- modo de carga de base com um fator de potência elevado de 95% e baixa flexibilidade
- modo flexível com um fator de potência de 75% e a mesma flexibilidade que as centrais eléctricas de ciclo combinado alimentadas a gás. Do ponto de vista da segurança energética, o prolongamento do tempo de vida dos reactores existentes que podem continuar a funcionar em segurança pode aliviar significativamente a utilização e a dependência dos combustíveis fósseis e os custos da energia sem os

riscos financeiros e os compromissos a longo prazo associados aos novos projectos energéticos.

Os pequenos reactores modulares (SMR) são modelizados no âmbito de um cenário inovador de neutralidade carbónica. Incluem a possibilidade de controlo flexível do sistema de energia. Além disso, fornecem aquecimento urbano de baixa temperatura (DH) no modo de

A cogeração e a produção de calor de processo a alta temperatura para utilização na indústria, substituindo os combustíveis fósseis. No futuro, os SMR combinarão o calor de alta temperatura com outros processos para aumentar a produção de hidrogénio, enquanto os SMR terão tempos de construção mais curtos devido à modularidade e aos pequenos reactores.

A energia nuclear é adequada para produzir quantidades significativas de energia com baixo teor de carbono utilizando pequenas áreas de terra. A energia nuclear demonstrou ser hipocarbónica do ponto de vista do ciclo de vida ambiental, mas tem também uma série de benefícios conexos. A elevada densidade energética das células de combustível, que minimiza a área de extração por kW, e a ocupação relativamente baixa das centrais eléctricas tornam-na adequada para fornecer quantidades significativas de carga de base com baixo teor de carbono e uma procura ininterrupta. Os micro-reactores e os pequenos reactores modulares são amplamente utilizados no cenário inovador. Estes projectos inovadores beneficiam de uma conceção de fábrica normalizada e de economias de escala. Neste cenário, a modelização indica um aumento moderado da capacidade de produção de energia nuclear no aprovisionamento energético a partir de fontes de energia renováveis, como a energia eólica offshore. Verifica-se também uma redução significativa da capacidade instalada, dado que a energia nuclear é mais eficiente no fornecimento de energia de base do que as energias renováveis variáveis e reduz a necessidade de armazenamento de eletricidade em grande escala.

A tecnologia de captura, utilização e armazenamento de carbono (CCUS) é necessária para atenuar as alterações climáticas. Idealmente, a CCUS deve ser evitada, mas na prática não pode ser excluída como opção, uma vez que é um dos poucos métodos de utilização que remove o carbono atmosférico em quantidades significativas. Se a sociedade não conseguir converter-se com rapidez suficiente, esta é potencialmente a última tecnologia.

A CCUS pode preparar o caminho para a neutralidade carbónica e cumprir as metas de emissões, atenuando simultaneamente as desvantagens sociais e económicas de uma rápida eliminação progressiva dos combustíveis fósseis. É também importante para as indústrias com utilização intensiva de energia que não podem descarbonizar-se facilmente. Atualmente, a maior parte das CCUS é financiada pela recuperação avançada de petróleo (EOR). No futuro, a quantidade de CO2 que terá de ser capturada será enorme - pelo menos 2,2 mil milhões de toneladas por ano. A CCUS deve ser financiada como uma tecnologia de utilização do CO2, por exemplo em aquíferos salinos ou como uma solução para uma

economia circular do carbono. Para tal, é necessária uma abordagem de tributação ambiental para financiar a CCUS.
Neste cenário inovador, as tecnologias de captura de carbono são normalmente instaladas em fontes pontuais, como as centrais eléctricas alimentadas a combustíveis fósseis e as indústrias poluentes. medida que os combustíveis fósseis vão sendo eliminados, o número de fontes adequadas diminui, com um maior desenvolvimento da energia da biomassa com captura e armazenamento de carbono (BECCS) e da captura e armazenamento direto de carbono no ar (DAC).
Um sistema CCUS de fonte pontual não cobrirá todas as emissões. O aumento da fração de CO2 capturado aumenta os custos de capital e de funcionamento das centrais eléctricas e da indústria. Há também emissões provenientes da utilização de combustíveis fósseis nos transportes que não foram descarbonizados. Atingir a neutralidade total em termos de carbono significa, por conseguinte, que todas as centrais eléctricas alimentadas a combustíveis fósseis com CCUS instalada e todas as emissões provenientes dos transportes devem ser alinhadas com oportunidades de emissões negativas, como o BECCS ou o DAC. O DAC deve ser totalmente compatível com outras tecnologias CCUS. O aumento do DAC é uma solução sólida para o sequestro de carbono porque proporciona um armazenamento verdadeiramente permanente, ao contrário da maioria das utilizações dos solos, e não depende dos recursos naturais, ao contrário do BECCS e da utilização dos solos.
A captura de carbono é necessária para alcançar a neutralidade carbónica, as tecnologias energéticas com baixo teor de carbono e as mudanças de estilo de vida são insuficientes para limitar o aquecimento global a um valor muito inferior a 1,5-2 °C em relação aos níveis pré-industriais. Por conseguinte, a sociedade apercebe-se de que a captura e o armazenamento de CO2 serão uma necessidade. O CO2 tem de ser ativamente removido da atmosfera. Estão a ser exploradas várias opções, incluindo a implementação acelerada da CCUS e do DAC. Embora alguns cientistas acreditem que a capacidade de remover o CO2 do ar reduzirá a relevância de um sistema energético baseado em combustíveis não fósseis, é importante notar que, sem a implementação de todas as tecnologias CCUS, a região da UNECE não conseguirá alcançar a neutralidade de carbono e os objectivos do Acordo de Paris.
A DAC prevê um crescimento exponencial no cenário inovador da neutralidade carbónica devido a uma aprendizagem mais rápida da tecnologia e à penetração no mercado. Requer energia e tem custos. A DAC custa dinheiro e, ao contrário da CCUS nas centrais eléctricas, não existe uma fonte de receitas para cobrir os custos. Embora o DAC proporcione uma presença maior e a mais longo prazo dos combustíveis fósseis no sistema energético, tem numerosos e inestimáveis impactos sociais indirectos na viabilidade e facilidade da transição para uma energia sem carbono, reduzindo a necessidade de produção variável de energias renováveis, de armazenamento de eletricidade e de energia nuclear.
O sistema energético sustentável mais alargado tem como objetivo manter os

combustíveis fósseis no solo. No entanto, uma mudança fundamental e transformadora dos sistemas energéticos leva tempo. Muitos sectores críticos da economia são difíceis de descarbonizar. Ao modernizar as centrais de combustíveis fósseis com tecnologias de captura e armazenamento subterrâneo de carbono, podemos atenuar o impacto da indústria dos combustíveis fósseis. Em 2050, os combustíveis fósseis representarão uma parte menor do cabaz energético total. Fora do sistema energético, sectores importantes e difíceis de descarbonizar, como o cimento, o aço e os produtos químicos, necessitarão de combustíveis fósseis, embora em quantidades muito menores, e serão transformados por medidas destinadas a limitar as emissões de CO2.

No cenário de neutralidade carbónica, a CCUS desempenha um papel importante. No cenário prioritário para a neutralidade carbónica, a CCUS significa que a utilização do gás natural se mantém constante enquanto a utilização do petróleo e do carvão diminui, mas não para os níveis baixos observados noutros cenários de neutralidade carbónica. Neste cenário, a região UNECE necessita de instalar cerca de três mil milhões de toneladas/ano de capacidade CCUS até 2050.

A CCUS é um último recurso que acrescenta flexibilidade às indústrias residuais e de difícil acesso, como o cimento, o aço e os produtos químicos. Não deve ser vista como uma forma de preservar a utilização de combustíveis fósseis. O custo da energia eólica e solar baixou drasticamente na última década, tornando-as mais baratas do que os combustíveis fósseis. No entanto, nem todas as actividades, incluindo as indústrias de elevada intensidade energética, podem ser facilmente descarbonizadas. A CCUS tem-se debatido com derrapagens de custos e resultados decepcionantes nos centros de ensaio e necessita de um forte apoio político.

O hidrogénio é uma solução inovadora para alcançar a neutralidade carbónica e a descarbonização em sectores onde as emissões são difíceis de combater. O hidrogénio sustentável foi proposto como a base para uma sociedade moderna, descarbonizada e eficiente do ponto de vista energético. O hidrogénio já é utilizado como matéria-prima química; por exemplo, o amoníaco é utilizado em fertilizantes ou os hidrocarbonetos são utilizados em plásticos. No futuro, o hidrogénio pode ser utilizado como vetor energético e como armazenamento de energia. Tem aplicações extensas e viáveis em vários sectores que precisam de ser descarbonizados, como os transportes, a indústria, a produção de energia e o aquecimento de edifícios. No entanto, apresenta inconvenientes que dificultam a sua aplicação. É difícil de transportar, difícil de armazenar em grandes quantidades, representa um risco de explosão e tem um potencial de aquecimento global indireto (GWP) se for libertado para a atmosfera. A economia da produção depende do preço dos recursos necessários para produzir hidrogénio, como o gás natural, o carvão, a eletricidade de fontes renováveis e a energia nuclear.

O Cenário de Inovação com Neutralidade de Carbono modela uma potencial economia baseada no hidrogénio. Isto inclui a eletrólise do hidrogénio utilizando electrolisadores de óxido sólido que podem funcionar com o calor de alta temperatura da energia nuclear. Além disso, o caminho do hidrogénio para o combustível é modelado, incluindo a conversão do hidrogénio em metano, em metanol e outros combustíveis líquidos. Isto sugere que o hidrogénio pode ser utilizado para produzir combustíveis sintéticos líquidos que podem, por exemplo, substituir a gasolina utilizada em vários sectores. Este cenário mostra um aumento da utilização do hidrogénio pelos cidadãos para aquecer edifícios e alimentar veículos, o que sugere um maior apoio e incentivos governamentais.

O hidrogénio pode contribuir para a descarbonização de sectores difíceis de alcançar, como as indústrias de elevada intensidade energética que utilizam altas temperaturas nos seus processos ou os transportes de longa distância. Estes são exemplos de actividades económicas críticas em que a eletrificação da utilização final só é parcialmente possível ou em que essas tecnologias ainda não existem. Consequentemente, uma transição rápida para um "ecossistema de hidrogénio" é coerente com os objectivos de alcançar a neutralidade de carbono até 2050 e com a Agenda 2030 para o Desenvolvimento Sustentável. Tal exige uma expansão deliberada, rápida e extensiva da produção de hidrogénio renovável e com baixo teor de carbono.

O aumento maciço de electrolisadores de hidrogénio limpos e ligados à rede significa que são necessárias centrais eléctricas com baixo ou nulo teor de carbono para satisfazer o aumento da procura. Certos tipos de electrolisadores, incluindo os de platina, irídio e cobalto, exigem matérias-primas essenciais. Assim, a energia nuclear, a biomassa, a energia solar e a energia eólica aumentaram consideravelmente o fornecimento de energia. O hidrogénio proveniente de combustíveis fósseis com CCUS também desempenha um papel significativo e, em 2050, a região já estará dependente do hidrogénio importado.

Este cenário destaca também a contribuição da energia nuclear para a produção de hidrogénio através da eletrólise e da eletrólise a vapor a partir de pequenos reactores nucleares modulares.

No cenário de inovação, verifica-se um aumento significativo da CCUS para a produção de hidrogénio a partir de combustíveis fósseis. Na indústria química, o hidrogénio para produtos químicos é tradicionalmente obtido a partir do gás, do petróleo e do carvão. Na presença de CCUS e DAC, a gaseificação do carvão, a conversão do vapor do gás natural e a eletrólise estão a aumentar a sua contribuição para o abastecimento de hidrogénio. Estas tecnologias comprovadas podem ser utilizadas para criar uma economia do hidrogénio, mas exigem a implantação da CCUS ou de outra via para impedir a conversão do carbono em CO2 e as emissões para a atmosfera.

Para tornar a economia do hidrogénio uma realidade, devem ser intensificados os esforços para descarbonizar o sector da energia. Com incentivos económicos e financeiros adequados para o capital, este cenário de modelização mostra que a eletrólise do hidrogénio dá um contributo significativo para os sistemas energéticos, permitindo a produção de eletricidade barata e abundante a partir de fontes com baixo teor de carbono, como as energias renováveis variáveis e a energia nuclear. No futuro, os países importadores de energia poderão importar hidrogénio de um conjunto mais vasto de produtores. Prevê-se que as infra-estruturas existentes, como o transporte e a distribuição de gás natural, possam ser adaptadas para facilitar a transição para o hidrogénio. O apoio governamental à investigação e desenvolvimento e à adoção pelos utilizadores finais ajuda a criar nichos de mercado para as tecnologias do hidrogénio, como as pilhas de combustível.

O desafio de expandir rapidamente a produção sustentável de hidrogénio significa que os decisores políticos devem considerar todas as opções para a produção sustentável de hidrogénio. Estas incluem fontes de baixo teor de carbono, como os combustíveis fósseis com CCUS, a biomassa com CCUS e as energias renováveis e a energia nuclear para eletrólise ou separação termoquímica da água utilizando processos a alta temperatura, se os países podem importar hidrogénio como o petróleo e o gás até 2050, em que o modelo de prioridade do hidrogénio pressupõe importações de hidrogénio de 1 EJ por ano. Isto é equivalente a nove milhões de toneladas por ano ou noventa e quatro mil milhões de metros cúbicos (bcm). Trata-se de um valor relativamente pequeno quando comparado, por exemplo, com as actuais importações europeias de gás natural, que ascendem a cerca de 326 mil milhões de metros cúbicos. No entanto, os decisores políticos devem estar cientes de que apenas foi estabelecido o transporte de hidrogénio por condutas. O transporte em grande escala de hidrogénio liquefeito ou a alta pressão continua a ser um desafio técnico e económico. Grande parte da infraestrutura de gás existente será reaproveitada para integrar no sistema energético o hidrogénio produzido por eletrólise a partir de fontes com baixo teor de carbono (renováveis e nucleares) e o hidrogénio produzido a partir do gás natural utilizando a tecnologia CCUS.

A construção de sistemas energéticos sustentáveis e neutros em termos de carbono na região da UNECE exige a implantação de todas as tecnologias com baixo ou nulo teor de carbono na indústria, nos transportes e na construção.

Para sermos bem sucedidos neste objetivo, é importante:

- Aumentar a consciencialização e aproveitar o potencial de todas as tecnologias de baixo e nulo carbono para se tornarem neutras em termos de carbono. Isto é possível através da identificação e partilha de abordagens que se tenham revelado bem sucedidas (e internamente), mobilizando as partes interessadas para assegurar a implantação generalizada e descentralizada das soluções propostas. Desenvolver um quadro regulamentar e uma estrutura do sistema energético claros e independentes da tecnologia, de modo a que todas as tecnologias com baixo teor de carbono e com emissões nulas de carbono possam ser implantadas em sistemas energéticos integrados neutros em termos de carbono, dada a considerável incerteza inerente a qualquer transição. São necessárias políticas coerentes e mecanismos de mercado em toda a região para garantir sinais de investimento favoráveis e atrair financiamento privado para projectos de elevado custo de capital.

- Desenvolver mecanismos de financiamento e quadros de investimento que permitam a implantação de todas as tecnologias hipocarbónicas e nulas. Para desbloquear o financiamento público e privado, será necessária uma categorização do financiamento climático e sustentável baseada em metodologias neutras do ponto de vista científico e tecnológico que apoiem a transição para uma economia hipocarbónica.

A descarbonização da indústria é uma prioridade máxima para alcançar a neutralidade carbónica. As indústrias com utilização intensiva de energia estão entre as principais fontes de emissões de gases com efeito de estufa, representando cerca de 25% do total das emissões globais de CO2. O cimento, os metais, os produtos químicos e a petroquímica são as fontes mais significativas de emissões industriais de CO2, com quotas de 27%, 25% e 14%, respetivamente. Os decisores políticos têm de assegurar que estas indústrias planeiam as consequências da descarbonização da energia, uma vez que se prevê que o fornecimento de combustível e de matérias-primas a estas indústrias seja afetado mais rapidamente do que o ciclo de investimento típico destas indústrias.

As indústrias com utilização intensiva de energia são necessárias para apoiar uma economia com baixas emissões de carbono. Entre outras coisas, são necessárias estruturas de aço e betão para apoiar a transmissão de energia - para a energia eólica, o isolamento para a eficiência energética e materiais leves para os veículos eléctricos. O petróleo e o gás natural continuarão a ser necessários como combustíveis e matérias-primas para estas indústrias, uma vez que a descarbonização de processos vitais continuará a ser um desafio técnico.

A eficiência energética na indústria será crucial para reduzir, substituir e compensar as emissões através da substituição de equipamento por equipamento mais eficiente, como a instalação de sistemas de controlo do aquecimento e a recuperação de calor residual.

Os processos industriais do futuro serão apoiados por uma variedade de tecnologias com baixas e nulas emissões de carbono. Isto inclui a implantação de soluções tecnológicas para indústrias neutras em termos de carbono, incentivando a inovação, a investigação e o desenvolvimento para acelerar o desenvolvimento e a implantação de todas as tecnologias com emissões de carbono baixas e nulas. A eficiência energética industrial, a CCUS, o hidrogénio, a energia e o calor nucleares e a eletrificação através de fontes de energia renováveis são vitais para alcançar um sector industrial neutro em termos de carbono, que terá de se adaptar a uma vasta gama de opções energéticas inovadoras. Estas incluem a eletricidade, a biomassa, os biolíquidos, os óleos vegetais e de sementes, a reciclagem de resíduos plásticos e o hidrogénio. Tal exige o desenvolvimento de políticas de economia circular. Além disso, a implantação de tecnologias CCUS nos sectores do cimento, químico e petroquímico será um fator crucial para alcançar a neutralidade carbónica. O financiamento de projectos para reduzir as emissões de metano das minas de carvão é difícil de obter e depende do financiamento do mercado do carbono. Todos os novos projectos de produção de eletricidade a partir do carvão devem estabelecer CCUS e financiar projectos de redução do metano nas minas que fornecem carvão à indústria.

É urgente reforçar as capacidades em matéria de infra-estruturas, produção de energia e recursos humanos através de projectos-piloto. Os projectos podem centrar-se no hidrogénio como fonte de energia e agente de processo na indústria, melhorando a eficiência energética e material nos processos industriais e aumentando a flexibilidade da procura de energia, salientando os benefícios associados da resiliência aos choques de preços e de fornecimento de energia e recursos. As acções tornarão as empresas mais resistentes a um ambiente em mudança, contribuindo simultaneamente para a redução dos custos globais do aprovisionamento energético através da prevenção/redução dos picos de carga, contribuindo assim para o nivelamento da rede eléctrica.

Os clusters e a economia circular do carbono podem estimular as economias em toda a região. Uma economia circular do carbono baseada na redução das emissões, na captura, reutilização e remoção do carbono, combinada com uma abordagem de clusters industriais, é um meio de criar empregos sustentáveis, produtos ecológicos e competitividade industrial.

A indústria deve preparar-se para mudanças significativas na cadeia de abastecimento. Os combustíveis fósseis são a principal matéria-prima da indústria. Em geral, a indústria necessita de uma carga energética de base. Qualquer interrupção do abastecimento é suscetível de causar perturbações. A indústria pode influenciar os projectos energéticos que asseguram o fornecimento de energia. Os decisores políticos devem preparar-se para se empenharem em tecnologias sustentáveis e inovadoras com baixas ou nulas emissões de carbono para fazer funcionar as fábricas, apoiar processos a altas temperaturas e remover o CO2 como subproduto dos processos industriais.

Os sectores residencial e comercial exigem uma eletrificação em grande escala e a um ritmo sem precedentes. A maioria das pessoas na região da UNECE utiliza gás natural e eletricidade gerada pelo calor nas suas casas e empresas. A eletrificação em massa exige a combinação de uma série de decisões políticas, incluindo melhorando a eficiência do sistema energético, instalando isolamento e aparelhos inteligentes. As melhorias da eficiência energética no sector da construção podem ter um impacto direto. Tal inclui a descarbonização dos edifícios através de uma melhor adaptação e isolamento das infra-estruturas existentes.

As abordagens digitais podem também definir soluções eficientes, eficazes e economicamente transformadoras. A utilização de aparelhos inteligentes, contadores inteligentes, deteção de fugas e técnicas avançadas de gestão de cargas deve ser implementada para ajudar a detetar anomalias e otimizar a utilização de energia, criando simultaneamente sistemas energéticos sustentáveis que possam mudar automaticamente de fontes de energia com base no preço e na disponibilidade. Os programas educativos poderiam também aumentar a

sensibilização para as medidas de consumo de energia e de recursos. Estes incluem a promoção de regulações reduzidas do termóstato, o incentivo às bombas de calor e a distribuição da produção de energia renovável aos agregados familiares e aos edifícios públicos e comerciais.
Prevê-se que, até 2050, o hidrogénio se torne uma importante fonte de eletricidade e calor para as habitações em muitas regiões. É necessária uma eletrificação profunda do sector residencial para atingir a neutralidade carbónica. O crescimento crescente também exigirá capacidade de energia renovável e aparelhos modernos e eficientes em termos energéticos.
Prevê-se que o hidrogénio penetre significativamente no sector da construção até 2050, num cenário inovador de neutralidade carbónica. Será utilizado principalmente para o aquecimento doméstico, no âmbito de uma transformação digital do sistema energético à escala do sistema. Até 2050, o gás natural, o petróleo e o carvão serão excluídos dos serviços de construção residencial e comercial. Este facto deve-se ao apoio político à reabilitação de edifícios com isolamento e à melhoria da eficiência energética. A eficiência energética tem um excelente potencial para reduzir o consumo, ajudar a gerir os perfis de carga e reduzir o investimento em infra-estruturas. Isto inclui uma melhor adaptação e isolamento das infra-estruturas existentes, bem como programas de educação para os utilizadores finais, a fim de os sensibilizar e ajudar a reduzir a regulação dos termóstatos. O sector dos transportes sofrerá profundas alterações estruturais. Os automóveis, autocarros, comboios e outros meios de transporte eléctricos e a hidrogénio deverão tornar-se comuns na região. Embora uma mudança tão ambiciosa no sector dos transportes esteja a gerar uma forte dinâmica, é importante notar que a escassez de matérias-primas como o lítio e o cobalto, bem como questões relacionadas com a reciclabilidade e a curta duração das baterias dos veículos eléctricos, podem impedir a eletrificação total do parque de estacionamento urbano tradicional.
As alterações actuais não são suficientes. Os transportes na região são dominados pelos produtos petrolíferos líquidos, como a gasolina e o gasóleo. Nos últimos 84 anos, os transportes foram modernizados através do aumento do número de caminhos-de-ferro electrificados e da introdução de veículos eléctricos e a hidrogénio. No entanto, até à data, o seu impacto tem sido reduzido.
É necessário um apoio político adequado para que as novas infra-estruturas de transporte entrem no mercado. Os impostos sobre as emissões podem ser considerados para incentivar uma mudança estrutural para combustíveis e tecnologias com baixo teor de carbono, com um abandono dos automóveis a gasóleo. Outras medidas políticas incluem o apoio governamental a estações de carregamento eléctricas e a estações de hidrogénio, bem como o incentivo a horários de trabalho flexíveis, à partilha de automóveis e a uma maior utilização dos transportes públicos. Os veículos a gás natural também necessitarão de apoio político para registarem um aumento modesto da sua utilização, juntamente com os

biocombustíveis, como o bioetanol e os veículos a biodiesel.

Continuam a existir desafios tecnológicos significativos para descarbonizar os transportes. Apesar das melhorias na eficiência dos transportes, serão também necessárias mudanças no estilo de vida. Todos os transportes de mercadorias por estrada, mar e ar continuam a causar emissões significativas. As zonas rurais serão mais difíceis de reabilitar do que as zonas urbanas.

O hidrogénio e a biomassa desempenham um papel a par da eletricidade na descarbonização dos transportes. A redução da procura de petróleo e das emissões é uma prioridade absoluta. Além disso, o hidrogénio deve ser promovido para o transporte de mercadorias e de passageiros a longa distância. A utilização de biocombustíveis para fins de transporte deve ser considerada temporária, a menos que as reservas mundiais de milho e de cereais estejam ameaçadas. A biomassa e os resíduos são adequados para serem utilizados como matérias-primas para a produção de biogás e de biometano avançado, prontos a serem injectados na rede de distribuição de gás para os transportes pesados. A eletrificação dos transportes representará um encargo significativo para o público. Exige que o público compre um veículo elétrico e se adapte a uma quilometragem mais curta e a tempos de "reabastecimento" mais longos. Isto é particularmente difícil nas zonas pobres e rurais. As regiões muito frias e muito quentes têm problemas de desempenho das baterias. Os esforços para persuadir os consumidores a comprarem carros mais pequenos e a utilizarem menos ar condicionado ajudarão a reduzir o tamanho das baterias.

A eletrificação dos transportes exige uma posição política equilibrada e reúne dois mercados anteriormente não relacionados, que são objeto de preços, impostos e regulamentação separados - o combustível e a eletricidade. A eletrificação dos transportes afectará o preço global da eletricidade, a menos que a capacidade seja aumentada para responder a esta procura adicional. As receitas fiscais dos combustíveis também afectarão

mudará. Os objectivos de neutralidade de carbono baseiam-se geralmente num prazo para atingir emissões nulas. No entanto, as alterações climáticas são determinadas simplesmente pelas emissões de gases com efeito de estufa. A construção de automóveis eléctricos aumenta as emissões de CO2 (devido à produção de baterias), assumindo um padrão semelhante de utilização dos veículos. As emissões relacionadas com os transportes só diminuirão se a eletricidade for proveniente de fontes com baixo teor de carbono. Otimizar os transportes para limitar as alterações climáticas e garantir mercados energéticos estáveis e acessíveis será um desafio.

CAPÍTULO 4

4 Aspectos do desenvolvimento dos sistemas sanitário-ecológico e social alterações climáticas ambientais

A avaliação ambiental fornece uma imagem dos progressos realizados na proteção do ambiente - a base da vida e da saúde humanas - ao mesmo tempo que salienta os muitos desafios que têm de ser enfrentados pela sociedade no seu conjunto. O número de êxitos é muito menor do que o de fracassos e retrocessos. Enfrentamos uma tripla crise planetária de alterações climáticas, perda de biodiversidade e poluição e produção de resíduos, que está a ser exacerbada na nossa região. Para atingir os Objectivos de Desenvolvimento Sustentável, são necessárias mudanças qualitativas tanto a nível económico como comportamental.

A avaliação mostra que o sucesso é possível com os instrumentos corretos e a vontade política. Por exemplo, em termos de emissões atmosféricas, as emissões de óxido de azoto e de enxofre foram reduzidas em grandes partes da região e a utilização de hidrofluorocarbonetos praticamente cessou. No entanto, as concentrações ambientais de partículas finas excedem as normas de qualidade do ar em toda a região pan-europeia e, apesar das melhorias registadas na metade ocidental da região, as emissões de gases com efeito de estufa diminuíram apenas ligeiramente ao longo do tempo. A estagnação das emissões reflecte a incapacidade de controlar o consumo de energia ou de investir suficientemente em energias renováveis - a percentagem de energias renováveis no cabaz energético está a crescer mais lentamente do que o aumento do consumo final total de energia.

A avaliação também mostra claramente a existência de desafios pendentes relacionados com temas ambientais como a água doce, a gestão de resíduos e produtos químicos, a biodiversidade, a monitorização ambiental e a disponibilidade de dados, e aborda dois temas:

a) Tornar a economia mais ecológica: trabalhar para uma infraestrutura sustentável ;

b) Aplicar os princípios da economia circular ao turismo sustentável.

Em termos gerais, o turismo não cumpre os princípios da economia circular e as infra-estruturas não são sustentáveis do ponto de vista ambiental. No entanto, a avaliação aponta para a forma como os resultados podem ser alcançados e monitorizados no trabalho em prol de infra-estruturas sustentáveis e na aplicação dos princípios da economia circular ao turismo sustentável.

Existem soluções políticas e tecnológicas em todos os domínios; para as infra-estruturas sustentáveis, a avaliação recomenda a utilização dos instrumentos existentes para promover as infra-estruturas sustentáveis, a avaliação ambiental estratégica e os princípios das melhores práticas para as infra-estruturas sustentáveis. Devem ser utilizados incentivos económicos e financeiros

e criar um ambiente propício à abordagem do ciclo de vida e à aplicação de estratégias de economia circular. No que diz respeito ao turismo sustentável, a avaliação sublinha a necessidade de cooperação entre as diferentes partes interessadas, a aplicação dos princípios da economia circular em toda a cadeia de valor do turismo, o acesso ao conhecimento, à informação e ao financiamento para as pequenas e médias empresas que operam no sector do turismo e a integração dos princípios da economia circular na legislação, nas políticas, nos planos e nas estratégias relacionadas com o turismo. Outros domínios que exigem atenção urgente são a promoção do turismo interno e a utilização de modos de transporte mais sustentáveis. Registaram-se progressos na proteção ambiental em alguns domínios, mas subsistem lacunas significativas que constituem uma ameaça tanto para a saúde humana como para o estado do ambiente na região pan-europeia. Ao longo da avaliação, sempre que possível e adequado, são mencionadas as seguintes sub-regiões:

1 União Europeia com 27 Estados-Membros;

2 Europa Ocidental - Andorra, Israel, Islândia, Liechtenstein, Mónaco, Noruega, São Marino, Suíça, Reino Unido;

3) Ásia Central - Cazaquistão, Quirguizistão, Tajiquistão, Turquemenistão e Uzbequistão;

4 Europa Oriental - Arménia, Azerbaijão, Bielorrússia, Geórgia, Moldávia, Rússia e Ucrânia;

5 Europa do Sudeste - Albânia, Bósnia e Herzegovina, Macedónia do Norte, Sérvia, Montenegro, Turquia

A avaliação abrange as tendências apresentadas pelas setas nos quadros 1-19, que indicam uma melhoria (verde, seta para cima) ou uma deterioração (vermelho, seta para baixo) da situação, e não um aumento ou uma diminuição do valor do indicador.

1. o ar atmosférico e a camada de ozono

No que se refere ao alargamento do quadro político para o controlo da poluição atmosférica, foram realizados alguns progressos, mas são necessários mais esforços.

Os efeitos para a saúde da exposição a longo prazo a partículas finas (PM) com menos de 2,5 µm de diâmetro (PM2,5) diminuíram 13% e os óxidos de azoto (NOx) 54%. No entanto, o número de mortes prematuras devido à exposição ao ozono troposférico aumentou cerca de 24% durante este período, possivelmente devido a temperaturas médias mais elevadas. A eliminação progressiva dos hidroclorofluorocarbonetos como fluido refrigerante em frigoríficos e sistemas de ar condicionado ainda não está completa, especialmente em países com economias em transição.

Devem ser desenvolvidas medidas técnicas e organizacionais adicionais para cumprir o objetivo 3.9 dos Objectivos de Desenvolvimento Sustentável, especialmente para as PM2.5 e o ozono troposférico. As principais respostas consistem em melhorar e aplicar as melhores técnicas disponíveis para evitar as emissões de PM, NOx e hidrocarbonetos provenientes da indústria e reduzir as emissões provenientes do tráfego (através da aplicação das medidas Euro-6 e Euro-

7). Todos os países devem atualizar as normas de qualidade do ar ambiente de modo a torná-las conformes com as recomendações da OMS. Deve ser promovida uma reconstituição adequada do Fundo Multilateral para a Aplicação do Protocolo de Montreal, a fim de acelerar a eliminação progressiva dos hidroclorofluorocarbonetos a nível mundial. *2. Emissões de gases com efeito de estufa*

Todos os países da região pan-europeia se comprometeram a reduzir as emissões de gases com efeito de estufa (GEE), mas as emissões líquidas na região continuam a aumentar. Os esforços e os resultados estão distribuídos de forma desigual na região. As reduções que foram em grande parte alcançadas na Europa Ocidental são compensadas pelo aumento das emissões no resto da região. No entanto, alguns países ainda não assumiram compromissos quantificáveis firmes ou não dispõem de mecanismos para acompanhar os progressos na sua aplicação, o que resulta em lacunas de dados significativas. É necessário reforçar os seus compromissos em matéria de contributos determinados a nível nacional, comprometer-se com objectivos de redução das emissões absolutas a nível de toda a economia e apresentar regularmente relatórios sobre os progressos realizados na aplicação e na consecução dos objectivos.

3. *Descarbonização*

A descarbonização está a tornar-se um tema quente em toda a região pan-europeia, mas a ação tem sido , as energias renováveis aumentaram recentemente, mas a região continua a ser fortemente dependente dos combustíveis fósseis, que representam, em média, cerca de 78% do consumo final total de energia.

O aumento da quota de energias renováveis no cabaz energético tem sido mais lento do que o crescimento do consumo final total de energia na região. Os subsídios e incentivos prejudiciais devem ser abandonados ou reformados e devem ser desenvolvidos incentivos positivos eficazes para acelerar a descarbonização, transferindo os incentivos ao investimento para as energias renováveis.

4. Quantidade e qualidade da água doce

A quantidade de água na região pan-europeia está distribuída de forma assimétrica no espaço e no tempo, e as alterações climáticas colocam desafios adicionais que afectam a saúde humana através de vários fenómenos relacionados com a água, como inundações, secas, doenças transmitidas pela água e alterações da biodiversidade nos ecossistemas aquáticos. As pressões antropogénicas, nomeadamente através de alterações hidromorfológicas e de barreiras, aumentam a distribuição assimétrica dos recursos hídricos, degradando a qualidade da água doce (ver Quadros 4 e 5) e a biodiversidade aquática, e afectando diretamente os recursos através da captação de água. As bacias hidrográficas, os lagos e os aquíferos estão expostos a múltiplos factores de stress. A poluição difusa e as descargas de águas residuais urbanas e industriais continuam a ser significativas em muitos locais, e os poluentes orgânicos persistentes constituem um grande problema de saúde pública. No entanto, os avanços da ciência estão a proporcionar

novas soluções e a favorecer novos processos e tecnologias para combater estes impactos negativos.
Quando os recursos de água doce e os ecossistemas aquáticos estão ameaçados, devem ser aplicadas as melhores tecnologias disponíveis para melhorar a situação. Alguns exemplos de soluções de elevado grau de preparação incluem medidas de proteção da água e abordagens tradicionais de atenuação, bem como medidas para proteger os recursos e utilizar a água de forma mais eficiente, como a digitalização e a agricultura de precisão, soluções baseadas na natureza (NBS) na criação de bacias de retenção de água ou na recuperação de zonas costeiras, e a utilização de novas técnicas para regimes de caudais ambientais. É necessário explorar o potencial das fontes de água não convencionais.

5. Água doce - o financiamento de projectos no domínio da água no âmbito da agenda internacional sobre o clima é limitado e é difícil criar projectos financiáveis. As deficiências técnicas e de gestão têm um impacto muito forte nos padrões de financiamento, que na última década foram condicionados pelos efeitos das crises a nível local e regional.

A sustentabilidade económica da gestão da água deve ser procurada e, neste contexto, continuam a ser necessários mecanismos de financiamento inovadores. Podem ser utilizados vários instrumentos de financiamento (por exemplo, tarifas equitativas para a água, pagamentos ambientais, mecanismos de recuperação de custos e incentivos) para desenvolver infra-estruturas naturais e artificiais, mas é absolutamente necessário um quadro jurídico claro para ter êxito.

6. Gestão integrada dos recursos hídricos e cooperação transfronteiriça no domínio da água

Os desafios crescentes na gestão dos recursos hídricos indicam que é pouco provável que práticas de gestão fragmentadas produzam o efeito desejado a longo prazo. É importante dispor de informações pormenorizadas para melhorar os conhecimentos, e a participação dos intervenientes públicos e privados torna-se muito importante para conduzir com êxito

políticas da água e uma boa tomada de decisões. A gestão transfronteiriça de rios, lagos e aquíferos partilhados continua a ser um desafio

O problema agrava-se quando há uma captação ou retenção significativa de água a montante e os países a jusante não dispõem de fontes alternativas de abastecimento de água. Apesar de alguns exemplos positivos, os processos de cooperação e participação na proteção e atribuição dos recursos hídricos, bem como outros mecanismos práticos na região pan-europeia, não estão a ser realizados na medida do possível. Deve procurar-se uma gestão integrada da água, que implique um equilíbrio entre as necessidades humanas de água e a disponibilidade de água para a natureza. A fim de maximizar o impacto na sociedade, a política da água deve ser mais interdisciplinar e transdisciplinar. Por conseguinte, a interligação entre a água, os alimentos, a energia e os ecossistemas exige uma abordagem política proactiva para a execução de projectos a curto prazo no contexto de uma visão a longo prazo para a região pan-europeia. A gestão da água é mais eficaz a nível das bacias hidrográficas e exige uma governação eficaz para ter êxito em termos de tecnologia e de financiamento. Esta abordagem integrada é ainda mais importante para os rios, lagos e aquíferos internacionais, onde podem ocorrer inundações e secas. A cogestão deve centrar-se na proteção do ambiente e na partilha de benefícios através de uma cooperação transfronteiriça eficaz e sustentável nas sub-regiões, tal como previsto para a proteção e utilização dos cursos de água transfronteiriços e dos lagos internacionais.

7. Biodiversidade e ecossistemas

O estado dos ecossistemas continua a ser preocupante, sem uma tendência positiva clara. Apenas uma pequena percentagem dos habitats avaliados a nível da União Europeia apresenta um bom estado de conservação, sendo provável que a situação geral seja semelhante no resto da região em causa. A proporção relativa de florestas primárias e intactas particularmente ricas em biodiversidade manteve-se estável a níveis muito baixos durante o mesmo período. A fragmentação florestal continua a ser um importante fator de pressão. Existem diferenças significativas na percentagem de unidades populacionais de peixes sustentáveis. As unidades populacionais de peixes no Mediterrâneo e no Mar Negro continuam a ser significativamente sobreexploradas, enquanto o Atlântico Nordeste e o Mar Báltico mostram sinais de recuperação devido a melhores decisões de gestão. Na região pan-europeia, a aquisição de terrenos para o desenvolvimento urbano e de infra-estruturas continua, mas a taxa de aquisição de terrenos diminuiu na maioria dos países membros do EEE e, pelo contrário, na Europa Oriental.

Devem ser criadas condições para a mobilização sustentável, a médio e longo prazo, de fundos para a conservação da biodiversidade e de outras componentes do ambiente, através da aceleração da utilização dos fundos e mecanismos regionais e mundiais existentes e da criação de instrumentos financeiros nacionais, bem como da eliminação ou reforma dos subsídios e incentivos a produtos e actividades que resultam na perda de biodiversidade e do desenvolvimento de incentivos positivos eficazes para a integração da conservação da biodiversidade em todos os sectores da economia. Além disso, os governos devem assegurar a manutenção das tendências positivas nas áreas florestais e tomar medidas adicionais para conservar as florestas primárias e intactas remanescentes e a sua funcionalidade ecológica, por exemplo, promovendo normas de gestão destinadas a manter florestas de elevado valor de conservação, evitando a fragmentação florestal e aumentando assim a conetividade das florestas. É importante que existam áreas suficientes de qualidade natural, que não se devem limitar às zonas protegidas (AP), para assegurar a biodiversidade funcional (conservação da biodiversidade numa base distrital).

8. Áreas protegidas

A área das zonas protegidas (AP) na região pan-europeia quase triplicou e a área florestal total na região da CEE aumentou em 33,5 milhões de hectares nos últimos

30 anos. A área das RUP terrestres e marinhas aumentou desde 2000 e representa 13,6% e 9,2%, respetivamente, na região pan-europeia. Nos últimos cinco anos, a superfície das zonas marinhas protegidas (AMP) aumentou 66% e a das AMP terrestres 22%. Apesar do aumento da área das AMP terrestres e marinhas, o declínio global da biodiversidade continua. Uma rede alargada de áreas protegidas na região deve ser consolidada e melhorada através de investimentos na eficácia da gestão, na representatividade ecológica e na conetividade, ou seja, garantindo que as áreas protegidas estão ligadas entre si para facilitar a circulação da fauna e que representam a diversidade dos ecossistemas do país. São necessários mais esforços para atingir o objetivo de 10% das zonas costeiras e marinhas da região pan-europeia serem abrangidas por medidas de conservação, em especial na Europa Oriental e do Sudeste. Os governos da região pan-europeia devem proteger pelo menos 30% da superfície terrestre e marítima até 2030, em consonância com o movimento global apoiado pela Coligação de Elevada Ambição para a Natureza e as Pessoas. Além disso, a expansão das áreas e territórios protegidos exige abordagens transformacionais da governação e da gestão que vão além

áreas protegidas tradicionais e incluindo, por exemplo, outras áreas que se qualificam como outras medidas zonais efectivas de conservação da biodiversidade ou áreas protegidas.

9. Utilização das terras e solos

A dinâmica da utilização e da alteração da utilização dos solos na região pan-europeia continua a ser largamente impulsionada pela agricultura. Nas zonas mais afectadas, é possível reduzir ainda mais a erosão através da adoção de uma agricultura de conservação^ As práticas de agricultura de conservação na região pan-europeia podem também desempenhar um papel importante na fixação do carbono, na gestão dos recursos hídricos, na biodiversidade e no aumento da produtividade do solo através do aumento do carbono orgânico do solo (SOC). Na Europa Oriental, a taxa média de erosão do solo diminuiu nos últimos 30 anos devido à reforma maciça das terras agrícolas e às alterações climáticas. Na Federação Russa, o volume total de solo lavado e as taxas de erosão diminuíram 56,1% e 15%, respetivamente, nos últimos 30 anos, devido à retirada generalizada de terras aráveis e à redução do escoamento na primavera. Apesar da redução da drenagem de terras na maioria dos países membros do EEE, a prática continua a favorecer o desenvolvimento urbano e de infra-estruturas na região pan-europeia e a compactação do solo continua a ser uma questão premente.

Devem ser dadas melhores orientações aos agricultores sobre a utilização de práticas de conservação do solo em zonas com solos degradados (erodidos). As políticas devem igualmente manter um equilíbrio razoável entre o armazenamento de carbono orgânico do solo (SOC) para aumentar o rendimento das culturas e o armazenamento de SOC para atenuar as alterações climáticas, em conformidade com as iniciativas destinadas, por exemplo, a aumentar o armazenamento de carbono nos solos agrícolas em 0,4% por ano. Devem também ser adoptadas medidas para fazer face à conversão de ecossistemas naturais para a agricultura e à degradação dos habitats devido a práticas agrícolas desfavoráveis à biodiversidade, incluindo, por exemplo, uma melhor orientação dos subsídios e outros incentivos à agricultura sustentável. Além disso, os governos devem, de forma coerente, tomar medidas para reduzir ainda mais a aquisição de terras e desenvolver e aplicar políticas para combater a compactação dos solos. De acordo com a Organização das Nações Unidas para a Alimentação e a Agricultura (FAO), a agricultura de conservação é um sistema de agricultura que promove a perturbação mínima do solo (ou seja, o plantio direto), a manutenção de uma cobertura permanente do solo e a diversificação das espécies vegetais. Melhora a biodiversidade e os processos biológicos naturais acima e abaixo da superfície da terra, o que contribui para uma maior eficiência na utilização da água e dos nutrientes e para uma produção agrícola melhor e sustentável.

10. Proteção do ambiente marinho

A poluição marinha de origem terrestre (por exemplo, nutrientes, plásticos, produtos químicos) e marinha (por exemplo, plásticos, petróleo) continua a ser um problema premente na maioria das regiões marinhas. O lixo das praias e o lixo marinho, de que o plástico é um dos principais contribuintes, são reconhecidos como uma grave ameaça global para os ecossistemas costeiros e marinhos na maioria das zonas, incluindo zonas remotas e escassamente povoadas como o Mar de Barents. Simultaneamente, estão a ocorrer alterações induzidas pelo clima nos ecossistemas costeiros e marinhos, com efeitos até agora nunca vistos, como um aumento da temperatura da superfície do mar de cerca de 0,2 °C por década no Atlântico Norte e de 0,5 °C por década no Mar Negro (desde 1981) e uma acidificação observada das águas superficiais a uma taxa de cerca de 0,2 °C por década no Atlântico Norte e de 0,5 °C por década no Mar Negro (desde 1981).

0,02 unidades de pH por década nas regiões marinhas que rodeiam a União Europeia (e em todos os oceanos do mundo). Para a gestão das águas costeiras e dos ecossistemas marinhos, será essencial uma abordagem ecossistémica cíclica holística, que englobe diferentes sectores económicos e as suas cadeias de valor, tendo em conta os efeitos cumulativos de múltiplas pressões e reunindo gradualmente os aspectos sociais, económicos e de governação.

Esta abordagem é igualmente aplicável à utilização de soluções baseadas na natureza (NBS) em infra-estruturas sustentáveis para aumentar a resiliência costeira e a resiliência às alterações climáticas, e à transição para um turismo costeiro e marinho sustentável como parte da recuperação pós-pandémica da infeção por coronavírus (COVID-19).

As unidades populacionais de peixes no Mediterrâneo e no mar Negro continuam a ser significativamente sobreexploradas, enquanto o nordeste do oceano Atlântico e o mar Báltico mostram sinais de recuperação devido a melhores decisões de gestão. Devem ser tomadas medidas urgentes para reduzir as principais pressões, a fim de travar e inverter a degradação das águas costeiras, dos ecossistemas marinhos e dos mares. Devem também intensificar os esforços para completar os inventários de uma série de componentes do lixo das praias e do lixo marinho, com informações sobre a composição e as fontes do lixo, a fim de permitir o desenvolvimento de medidas mais eficazes, em especial quando forem consideradas necessárias medidas sub-regionais. Os governos devem trabalhar com o sector do turismo ao longo de toda a cadeia de valor, reconhecendo o elevado impacto do sector nas zonas costeiras e na interface terra-mar do ecossistema marinho.

11. Gestão de resíduos

Apesar de a prevenção de resíduos ser a prioridade máxima na hierarquia de gestão de resíduos, a quantidade de resíduos gerados continua a aumentar em toda a região. Mesmo onde existe um forte compromisso político para com o desenvolvimento de uma economia circular, como na União Europeia e noutros países da Europa Ocidental, a quantidade de resíduos produzidos está a aumentar. As taxas de reciclagem variam consideravelmente entre países e são particularmente baixas na Europa Oriental e na Ásia Central. Apenas em alguns países da União Europeia e na Suíça se regista uma taxa de reciclagem de mais de 45% para os resíduos urbanos. A situação está a melhorar em todas as sub-regiões, mas lentamente. O volume médio de resíduos constituídos por resíduos de equipamentos eléctricos e electrónicos (e-waste), que contêm tanto componentes perigosos como valiosos, está a estabilizar na região no seu conjunto, mas continua a crescer rapidamente nas sub-regiões economicamente menos desenvolvidas. As taxas de recolha e reciclagem de resíduos electrónicos são extremamente baixas em todas as sub-regiões; as taxas de valorização também permanecem baixas.

Deverão ser apoiados os esforços para evitar a produção de resíduos durante a produção e o consumo, bem como para gerir as pequenas e grandes reparações e remodelações, nomeadamente através da utilização de incentivos financeiros, tais como reduções fiscais, para reduzir os resíduos. Esses esforços de prevenção de resíduos melhorarão a eficiência dos recursos, dotarão também as administrações públicas de pessoal qualificado disposto a colaborar com todos os sectores da sociedade e continuarão a melhorar o acesso a informações fiáveis e pormenorizadas para assegurar uma boa gestão dos produtos químicos e dos resíduos, estabelecendo simultaneamente uma parceria pan-europeia de gestão dos resíduos electrónicos orientada para os recursos, com os objectivos de uma recolha eficiente de matérias-primas recicláveis e de materiais recicláveis. A recuperação de recursos secundários dos resíduos electrónicos é uma prioridade urgente, especialmente tendo em conta o rápido crescimento da quantidade de resíduos electrónicos na Europa Oriental, no Sudeste da Europa e na Ásia Central.

12. Produtos químicos

Os produtos químicos desempenham um papel vital na economia e são essenciais para a transição para uma economia verde, mas continua a ser difícil determinar qual é a exposição humana total a produtos químicos perigosos. A gestão dos produtos químicos e dos resíduos está na base de muitas das soluções para os actuais desafios enfrentados pelos países na transição para uma economia sem emissões de gases com efeito de estufa.

Devem reforçar os seus sistemas de gestão de resíduos e de produtos químicos devem também esforçar-se por promover a aplicação global e harmonizada dos instrumentos multilaterais

95

acordos ambientais (AMA), incluindo o Protocolo sobre Registos de Emissões e Transferências de Poluentes da Convenção sobre o Acesso à Informação, a Participação do Público no Processo de Tomada de Decisão e o Acesso à Justiça em Matéria de Ambiente 13. Minerais e materiais

Os minerais são também fundamentais para a transição para uma economia sustentável e sem emissões de gases com efeito de estufa, em especial os utilizados em dispositivos eléctricos e electrónicos e em baterias. A extração global de minerais triplicou ao longo do último meio século e é a extração e transformação de recursos naturais que é responsável por mais de 90% da perda de biodiversidade e da escassez de água e por cerca de 50% dos impactos das alterações climáticas. Existe uma oportunidade importante e ainda não explorada de colher benefícios económicos para a região pan-europeia e reduzir a sua dependência de fontes de matérias-primas vitais - os estrangulamentos na transição para uma economia sustentável do futuro.

Devem adotar uma abordagem conducente a uma economia "circular" - ou eficiente em termos de recursos - e reforçar a gestão das matérias-primas, nomeadamente através da aplicação do Quadro de Classificação dos Recursos e do Sistema de Gestão dos Recursos das Nações Unidas. Devem introduzir quadros jurídicos claros para avaliar e minimizar os impactos ambientais das indústrias extractivas e, de um modo geral, limitar a extração de matérias-primas e minerais para evitar a perda de biodiversidade, a escassez de água e os efeitos das alterações climáticas.

14. Redução dos riscos de catástrofe

Cerca de 65% da população da região pan-europeia está abrangida por estratégias locais de redução do risco de catástrofes (RRD). Apenas 15 países da região comunicaram que todas as suas autoridades locais estão a implementar essas estratégias no âmbito da meta 13.1 dos Objectivos de Desenvolvimento Sustentável, enquanto 23 países, que no seu conjunto representam um quarto da população da região, não comunicam dados sobre este indicador (ver Quadro 14).

A sensibilização para os riscos potenciais, incluindo os riscos naturais e, em particular, os riscos relacionados com o clima, deve ser aumentada, especialmente entre as comunidades pobres, e deve ser possível a elaboração de relatórios regulares sobre a aplicação da meta 13.1 dos Objectivos de Desenvolvimento Sustentável e do Quadro de Sendai para a Redução do Risco de Catástrofes 2015-2030.

As autoridades locais são determinadas pelo relatório do país sobre o indicador relevante do Objetivo de Desenvolvimento Sustentável (11.b.2), tendo em conta as administrações públicas subnacionais responsáveis pelo desenvolvimento de estratégias locais de RRC.

Financiamento e despesas públicas com a proteção do ambiente, para os quais existem dados disponíveis, as receitas dos impostos ambientais e as despesas públicas com a proteção do ambiente aumentaram desde 2000, acompanhando de perto o padrão de crescimento do produto interno bruto (PIB).

Contudo, em percentagem do PIB, as despesas públicas com o ambiente (um máximo de cerca de 0,8%) são muito inferiores às receitas dos impostos ambientais, o que significa que as receitas dos impostos ambientais não são necessariamente canalizadas para a redução dos danos ambientais. No entanto, a despesa ambiental dos governos é apenas uma fração da despesa ambiental total em cada país. "As obrigações verdes tornaram-se um instrumento de financiamento de projectos amigos do ambiente, tanto para o sector privado como para os governos. Apesar dos impactos ambientais negativos dos combustíveis fósseis, todos os países continuam a subsidiar a extração de combustíveis fósseis em diferentes graus. O Fundo Monetário Internacional (FMI) prevê que estes subsídios se mantenham, pelo menos, até 2025, com um aumento dos subsídios indirectos até essa data.

O financiamento ecológico deve ser incentivado e as despesas ambientais devem ser consideradas no contexto mais vasto das finanças públicas e ambientais. Os impostos ambientais devem ser utilizados para reduzir vários tipos de poluição e as receitas geradas devem ser utilizadas principalmente para financiar as despesas públicas no domínio do ambiente.

Os governos só devem utilizar subsídios quando estes são realmente necessários, uma vez que distorcem sempre os mercados e aumentam os défices do sector público. Os governos devem também rever periodicamente o financiamento ambiental subsidiado à luz do princípio do poluidor-pagador e efetuar regularmente análises de avaliação do impacto desse financiamento, para que os fundos possam ter um verdadeiro valor acrescentado. Além disso, os governos devem prever a utilização de obrigações verdes, em especial através de uma série de medidas políticas, incluindo a emissão de demonstração, a divulgação de diretrizes claras para a emissão de obrigações verdes e políticas regulamentares favoráveis, como instrumentos adicionais para o financiamento ambiental, a par dos mais tradicionais, como impostos e taxas. As políticas ambientais nacionais na região pan-europeia devem ter como objetivo a eliminação progressiva dos subsídios prejudiciais e a rápida transição para fontes de energia mais ecológicas.

O investimento em infra-estruturas sustentáveis é reconhecido como uma das estratégias com maior impacto na reconstrução numa base melhorada após a pandemia de COVID-19. Recentemente, tem havido uma tomada de consciência geral de que as soluções de desenvolvimento sustentável devem ser incluídas o mais cedo possível na fase de planeamento estratégico. No entanto, a maioria dos países da região pan-europeia ainda não desenvolveu mecanismos para incorporar considerações de sustentabilidade (como o risco climático) e externalidades (por exemplo, custos de poluição, serviços ecossistémicos ou proteção da biodiversidade) nas análises custo-benefício de grandes projectos de infra-estruturas, embora estas análises não sejam juridicamente vinculativas em muitos países. O acesso aos serviços básicos de água potável é sistematicamente superior a 90% em todas as sub-regiões pan-europeias, com exceção do Tajiquistão rural, onde é inferior a 75%. Por exemplo, o acesso ao saneamento básico varia entre 82,3% na Europa Oriental rural e 99,5% nas zonas urbanas da Europa do Sudeste e da Europa Ocidental, com uma média de 96,3%. Na região pan-europeia, está assegurado o pleno acesso à eletricidade e os países têm, pelo menos, 83,8% de cobertura de telecomunicações de terceira geração. Os desafios actuais consistem em garantir um aumento das infra-estruturas sustentáveis, recorrendo a soluções baseadas na natureza (NBS), à eficiência dos recursos, à reciclagem e à reutilização, numa abordagem ambientalmente responsável, socialmente inclusiva e economicamente viável. É importante garantir que as necessidades de todas as partes interessadas sejam identificadas e atendidas e que as infra-estruturas sejam flexíveis na utilização, interligadas e capazes de utilizar informações em tempo real para se adaptarem a condições em mudança (incluindo riscos climáticos, alterações na procura de serviços e dinâmica migratória).

Deve ser empreendido um esforço pan-europeu para alcançar um entendimento comum do que significa infraestrutura sustentável e deve ser definida uma estratégia comum para quantificar os progressos realizados pelos países. Os governos devem utilizar os instrumentos existentes para promover o desenvolvimento de infra-estruturas sustentáveis, incluindo o Protocolo da CEE sobre a Avaliação Ambiental Estratégica e os Princípios Internacionais de Melhores Práticas para as Infra-estruturas Sustentáveis do PNUA, e afetar recursos adicionais para obter a capacidade institucional e técnica necessária para planear, conceber, implementar, explorar e desmantelar projectos de infra-estruturas sustentáveis. Devem basear-se nas resoluções da Assembleia das Nações Unidas para o Ambiente sobre infra-estruturas ecológicas e sustentáveis e sobre soluções baseadas na natureza para apoiar o desenvolvimento sustentável adoptadas pelos Estados-Membros. Os governos devem também utilizar incentivos económicos e financeiros - a curto e médio prazo - para apoiar a concretização dos ROPF pelo sector privado em projectos de infra-estruturas, bem como promover o investimento em infra-estruturas sustentáveis em termos mais gerais.

Além disso, os governos devem criar um ambiente propício a uma abordagem de ciclo de vida e a estratégias de economia de ciclo fechado, coerentes ou semelhantes ao Quadro Estratégico Pan-Europeu para uma Economia Verde em Padrões Sustentáveis de Consumo e Produção ou a outras iniciativas como a taxonomia da União Europeia

Uma economia do turismo pan-europeia baseada em princípios de ciclo fechado será mais resistente e estará mais bem preparada para responder a crises -

económicas, sanitárias e epidemiológicas ou relacionadas com os efeitos dos desafios ambientais que a região enfrenta. Isto é necessário para o desenvolvimento do turismo sustentável e a transição para o turismo ecológico e pode contribuir para a realização dos Objectivos de Desenvolvimento Sustentável (como os Objectivos 6, 7, 8, 11, 12, 13, 14 e 15). Apesar da melhoria do desempenho do turismo antes da pandemia de coronavírus (COVID-19), tem havido consequências crescentes do seu rápido crescimento, contribuindo cada vez mais para crises ambientais, perda de biodiversidade e problemas sociais. Por conseguinte, após a pandemia, é necessário evitar um regresso ao modelo tradicional, avançando para um turismo sustentável. A aplicação de princípios de ciclo fechado é a principal estratégia para a transformação, a recuperação do sector e o desenvolvimento sustentável em geral, e contribuirá para a criação de sociedades e economias mais sustentáveis. No entanto, com exceção de algumas áreas selecionadas, a aplicação de princípios de ciclo fechado no turismo está ainda a dar os primeiros passos. Os principais domínios e subsectores do turismo que têm fortes ligações aos Objectivos de Desenvolvimento Sustentável e à economia circular são: consumo de energia e emissões nos transportes, hotelaria (incluindo refrigeração) e restauração; gestão de resíduos nos destinos, hotelaria e restauração (incluindo resíduos alimentares e plásticos); utilização da água e gestão das águas residuais em geral; e utilização de recursos na construção civil e industrial, decoração de interiores e instalações domésticas As oportunidades podem ser mais evidentes na construção e exploração de hotéis e restaurantes, incluindo a gestão de resíduos. O turismo, se desenvolvido de forma sustentável, tem potencial para produzir impactos positivos a longo prazo para além do próprio sector, através das suas ligações a outras actividades económicas e das interações diretas entre produtores e consumidores.

Os desafios em matéria de disponibilidade de dados e as dificuldades nas definições (indicadores utilizados na avaliação) continuam por resolver, a fim de desenvolver indicadores para monitorizar a aplicação dos princípios da economia circular no turismo. Desenvolver e garantir a disponibilidade de dados sobre a economia circular no sector do turismo é um passo necessário para avaliar os investimentos mais eficazes e eficientes no turismo sustentável e para facilitar o investimento em grande escala do sector privado e o investimento multilateral em modelos empresariais para o turismo sustentável.

Ao planear a transição para modelos empresariais de ciclo fechado, os governos devem cooperar com as organizações de gestão dos destinos, das cidades e das regiões. Os governos são responsáveis pelas principais políticas relativas aos serviços públicos locais, como os transportes, a gestão dos resíduos sólidos, a água e a energia, que afectam o turismo, o investimento, o crescimento económico e a qualidade ambiental. A pandemia de COVID-19 ilustrou claramente os problemas de abastecimento decorrentes de cadeias de valor do turismo fragmentadas e complexas. Por conseguinte, na prossecução da sustentabilidade, os governos e as empresas de turismo devem avançar para cadeias de abastecimento mais curtas, infra-estruturas partilhadas e uma maior eficiência dos recursos, bem como para padrões de consumo e de produção sustentáveis. O acesso ao conhecimento, à informação e ao financiamento cíclicos deve ser facilitado para as pequenas e médias empresas (PME) que trabalham no sector do turismo, bem como para a promoção do turismo nacional e regional, com a expansão da mobilidade sustentável e de modelos de turismo favoráveis ao clima. Além disso, os governos devem integrar os princípios da economia circular na legislação, políticas, planos e estratégias relacionados com o turismo, especialmente para alcançar os Objectivos de Desenvolvimento Sustentável e as metas da agenda da biodiversidade e do clima.

Tornar a transição para uma economia circular uma prioridade, com objectivos rastreáveis e um orçamento específico, é crucial para a sustentabilidade do sector. O investimento sustentável e o financiamento do sector do turismo devem ser incluídos nos planos nacionais ou locais. As partes interessadas privadas e públicas devem integrar os princípios da economia circular nas suas estratégias de sustentabilidade e estabelecer objectivos claros que possam ser quantificados e monitorizados. Os governos podem testar a aplicação dos princípios da economia circular no sector do turismo, abordando questões específicas como a poluição por plásticos. Esta abordagem ajudará as partes interessadas do sector a compreender melhor e a aplicar os conceitos de ciclo fechado e de coordenação da cadeia de valor e a reproduzi-los numa fase posterior noutros temas e operações. Este objetivo pode ser alcançado através da participação em iniciativas voluntárias de várias partes interessadas, como a Iniciativa Mundial para o Turismo dos Plásticos. De um modo mais geral, os governos devem aumentar as viagens responsáveis para zonas naturais, em conformidade com os princípios do ecoturismo, integrando assim a conservação, as comunidades e o turismo sustentável, devendo ser selecionados indicadores-chave específicos de impacto do turismo para inclusão nas bases de dados estatísticas do PECO. Os indicadores que demonstram em que medida a economia do turismo segue um modelo de ciclo fechado devem ser alinhados com os indicadores que estão a ser desenvolvidos para monitorizar a sustentabilidade do desenvolvimento do turismo e ser compatíveis com os Objectivos de Desenvolvimento Sustentável e as metas em matéria de alterações climáticas, bem como com o programa estatístico da Organização Mundial do Turismo das Nações Unidas (OMT) para medir indicadores de turismo sustentável.

O sistema de governação ambiental na região pan-europeia continua parcialmente fragmentado em termos de políticas aplicadas, instituições, harmonização da legislação e participação de 54 países em acordos multilaterais no domínio do ambiente, que é incompleta. A avaliação do estado e das tendências, bem como as recomendações políticas contidas nos capítulos temáticos do presente relatório, apontam para a necessidade de reforçar a governação ambiental e as políticas existentes na região e de efetuar ajustamentos para colmatar lacunas significativas. Subsistem igualmente lacunas na aplicação da boa governação ambiental, nomeadamente no que diz respeito à participação pública, transparência, capacidade de resposta, eficiência e eficácia, com implicações para o ambiente e a saúde da população da região.

A educação para o desenvolvimento sustentável (EDS) dota as pessoas de conhecimentos e competências que lhes permitem levar uma vida saudável e produtiva, em harmonia com a natureza e tendo em conta os valores sociais, a igualdade entre homens e mulheres e a diversidade cultural. Esta educação também capacita as pessoas para desempenharem um papel ativo na governação ambiental. Os países descreveram progressos em matéria de EDS Os países cumpriram 78% dos critérios acordados para garantir que os mecanismos políticos, os quadros regulamentares e os quadros institucionais promovem a EDS.

Os governos, o sector privado, o meio académico e os cidadãos devem trabalhar em conjunto para alcançar os Objectivos de Desenvolvimento Sustentável, nomeadamente num contexto transfronteiriço. Devem explorar novas parcerias em domínios como a economia circular, as infra-estruturas sustentáveis, a eficiência dos recursos e a gestão dos resíduos.

Além disso, os governos da região pan-europeia devem: (a) considerar a possibilidade de aderir a acordos ambientais multilaterais nos quais ainda não são partes, a fim de reforçar a coerência e a harmonização das políticas e da legislação;

b) Utilizar o Quadro Estratégico Pan-Europeu para uma Economia Verde como base para o compromisso com a economia circular, a eficiência na utilização dos recursos e o desenvolvimento de infra-estruturas sustentáveis, nomeadamente através da promoção de soluções baseadas na natureza, devendo o financiamento ser redireccionado para estes domínios a fim de apoiar uma transição justa e a eficácia desses investimentos ser acompanhada e avaliada;

c) Assegurar a participação do público no planeamento e na execução das acções, a integração da perspetiva de género e o acesso do público a informações fiáveis e oportunas, a fim de aumentar a probabilidade de resultados positivos;

d) Garantir o acesso efetivo do público à informação, a participação do público no processo de tomada de decisões, a proteção dos defensores do ambiente e o acesso à justiça em matéria de ambiente, tal como previsto, por exemplo, na Convenção de Aarhus e no seu Protocolo relativo aos Registos de Emissões e Transferências de Poluentes;

e) Desenvolver e investir na capacidade e na educação para o desenvolvimento sustentável das autoridades responsáveis, do sector privado e da sociedade civil, a fim de assegurar a transição para o desenvolvimento sustentável;

(Procurar reforçar as ligações entre ciência e política e a rápida adoção de soluções inovadoras, investindo simultaneamente na digitalização.

Outras recomendações da presente avaliação fornecem informações mais pormenorizadas sobre as medidas a tomar para melhorar a governação. A disponibilidade e a acessibilidade da informação e dos conhecimentos para ajudar os decisores públicos, o sector privado, a indústria e o público a fazer escolhas para alcançar resultados concretos estão a melhorar, mas continuam a existir desafios, em alguns sectores mais do que noutros. Como demonstrado na presente avaliação, esta situação dificulta a avaliação dos progressos realizados na consecução dos objectivos políticos na região pan-europeia, nomeadamente no que respeita a novos desenvolvimentos políticos, como a economia circular ou as infra-estruturas sustentáveis. Esta avaliação identificou lacunas de dados em toda a região em quase todos os domínios, com dados disponíveis para alguns países, mas ausentes para outros, ou com falta de dados recentes. Os dados relativos a alguns indicadores necessários para esta avaliação não são recolhidos por rotina, em especial os dados sobre estratégias emergentes, incluindo dois temas de conferências.

Embora, de acordo com o relatório final de revisão sobre a criação de um Sistema Comum de Informação Ambiental, esses sistemas nacionais tenham sido criados com êxito em todos os países da Europa e da Ásia Central, esses sistemas diferem na forma e regularidade da atualização e no conteúdo.

Há ainda lacunas a colmatar, nomeadamente no que diz respeito ao cumprimento de todos os princípios e quadros do SEIS e à garantia de que todos os fluxos de dados relacionados com os indicadores ambientais da CEE são integralmente gerados e partilhados. A avaliação da região identificou lacunas na monitorização, tanto em termos de disponibilidade como de qualidade dos dados.

Seguem-se alguns exemplos:

a) ar e alterações climáticas: subsistem lacunas na medição e análise das partículas finas (PM2,5) e a qualidade dos dados sobre emissões varia muito. Os conjuntos de dados sobre as emissões de gases com efeito de estufa de alguns países continuam incompletos;

b) ruído: o ruído não é considerado na avaliação devido à falta de dados relativos à região pan-europeia. A Organização Mundial de Saúde (OMS) identificou a exposição prolongada ao ruído como um importante problema de saúde pública e a segunda principal causa ambiental de problemas de saúde, a seguir à poluição atmosférica, na Europa Ocidental e na União Europeia;

c) água doce: é necessário intensificar a utilização de sistemas de geo-informação, em especial a nível transfronteiriço, e melhorar as estatísticas relativas à água. A avaliação ambiental da qualidade da água e a determinação das cargas hidromorfológicas requerem conhecimentos que ainda não estão disponíveis em toda a região. O controlo dos poluentes emergentes requer mais atenção em toda a região pan-europeia. O controlo e os dados são incompletos para o cálculo de certos indicadores;

d) águas costeiras, ecossistemas marinhos e mares: subsistem desafios no que respeita à cobertura espacial e temporal dos dados, e continuam a existir lacunas de dados, por exemplo, sobre a quantidade, a composição e as fontes do lixo das praias e do lixo marinho em algumas partes da região;

e) Biodiversidade e ecossistemas: subsistem lacunas de dados relativamente a alguns indicadores, incluindo os indicadores da CEE sobre "zonas terrestres protegidas" e "aquisição de terras", em especial no que respeita aos países não pertencentes à União Europeia. Outro problema registado é a comparabilidade dos dados;

(f) Terra e solo: foram identificadas lacunas de dados para o indicador "prevalência de atraso de crescimento entre as crianças com menos de 5 anos de idade, em percentagem";

(g) Produtos químicos e resíduos: não existe na região um conjunto de indicadores químicos orientados para o impacto que sejam objeto de um acompanhamento regular. Além disso, há falta de informação sobre o impacto dos produtos químicos na eficiência e viabilidade económica dos modelos de economia circular. Subsistem lacunas no que respeita à capacidade e disponibilidade de dados para alguns indicadores, incluindo a "produção total de resíduos per capita", a "produção de resíduos electrónicos per capita" e a "taxa de reciclagem de resíduos sólidos urbanos";

(h) Financiamento ambiental: existe uma falta crítica de dados quantitativos sobre o financiamento ambiental para os países da Ásia Central e do Sudeste da Europa e uma necessidade urgente de melhorar os sistemas de recolha de dados; (i) Infra-estruturas sustentáveis: foram identificadas lacunas significativas de dados tanto nos indicadores sociais, ambientais, institucionais, económicos e financeiros propostos como na quantificação da contribuição (positiva ou negativa) do desenvolvimento de infra-estruturas, com base no seguinte Não existe uma definição comum do termo "infra-estruturas sustentáveis", o que tem implicações para a quantificação dos progressos na região;

(j) A economia circular e o turismo sustentável: o impacto do turismo foi medido durante muito tempo em termos económicos, sendo agora necessário repensar a forma como o sucesso é medido em termos sociais e ambientais, desempenhando os indicadores da economia circular um papel fundamental. Atualmente, não existem indicadores na região que forneçam informações precisas sobre a adoção de princípios e práticas de economia circular no turismo e, para alguns aspectos comuns da circularidade, as definições de classificação variam de Estado para Estado, embora o programa estatístico da OMT para medir indicadores de turismo sustentável deva ajudar neste aspeto. Mesmo as estatísticas básicas do turismo tendem a sofrer de falta de dados e são altamente dependentes do contexto, enquanto faltam as estatísticas pormenorizadas necessárias para monitorizar com precisão a ciclicidade;

(k) Apesar da criação do CEIS, os sistemas nacionais variam em termos de forma, regularidade das actualizações e conteúdo. Subsistem lacunas que têm de ser colmatadas, nomeadamente no que respeita à plena aplicação do CEIS em conformidade com todos os seus princípios e pilares. As lacunas identificadas indicam que os países ainda necessitam de assistência para aplicar plenamente o quadro e os princípios do SEIS e para gerar e partilhar integralmente todos os fluxos de dados relacionados com os indicadores ambientais da ECE e outros sistemas de indicadores, incluindo os indicadores relativos aos Objectivos de Desenvolvimento Sustentável.

Os governos da região pan-europeia devem:

a) combinar a política e a ciência para desenvolver e aplicar métodos e sistemas pan-europeus normalizados adequados de monitorização e gestão da informação, incluindo através da aplicação de novas tecnologias, a fim de colmatar as lacunas de dados para melhorar a tomada de decisões e garantir a disponibilidade atempada de informação ao público;

b) Utilizar as orientações revistas da ECE para a aplicação de indicadores ambientais, apresentar um conjunto de indicadores ambientais da ECE em conformidade com os princípios e o quadro do SEIS e adotar indicadores para abranger o ruído e temas políticos emergentes importantes;

c) Promover a utilização de métodos normalizados adequados para a monitorização das emissões de poluentes atmosféricos e a disponibilidade pública de dados de monitorização na região pan-europeia, bem como uma maior cooperação e investimento nacional para colmatar as lacunas de monitorização nos países com economias em transição;

d) investir na recolha de dados e no tratamento da informação, dado que o conhecimento desempenha um papel importante na tomada de decisões e no desenvolvimento de políticas relacionadas com a água (por exemplo, contas da água, avaliação dos ecossistemas e indicadores conexos). A melhoria contínua das tecnologias de monitorização e comunicação é uma prioridade máxima em termos de um sistema de informação sobre a água para a região pan-europeia;

e) Intensificar os esforços para completar os inventários de vários componentes do lixo das praias e do lixo marinho com informações sobre a composição e as fontes do lixo, a fim de poder desenvolver medidas mais eficazes. Sempre que forem consideradas necessárias medidas de controlo sub-regionais, deverão ser envidados esforços conjuntos;

(f) Estabelecer um sistema regional de monitorização da exposição a produtos químicos e resíduos através da colaboração entre cientistas e decisores políticos, a fim de melhor compreender e abordar os efeitos adversos dos produtos químicos na saúde humana e no ambiente;

g) Melhorar os sistemas de recolha de dados sobre o financiamento ambiental, tais como as despesas ambientais, em toda a região, a fim de clarificar e comunicar quais os intervenientes que gastam dinheiro em actividades ambientais, quanto gastam e para que fins, e quem financia essas despesas;

h) Desenvolver uma definição comum do termo "infra-estruturas sustentáveis" na região pan-europeia. Tal permitiria a apresentação de relatórios e a quantificação dos progressos registados nos países e sub-regiões;

i) Selecionar uma série de indicadores-chave específicos de impacto do turismo para inclusão nas bases de dados estatísticas do PECO. Os indicadores que demonstram em que medida a economia do turismo segue o modelo da economia circular devem ser alinhados com os indicadores que estão a ser desenvolvidos para monitorizar a sustentabilidade do desenvolvimento do turismo (especialmente os mais promissores) e garantir a sua compatibilidade com os Objectivos de Desenvolvimento Sustentável. O desenvolvimento de indicadores da economia circular poderá seguir a abordagem adoptada na iniciativa da OMT de estabelecer um programa-quadro estatístico para medir a sustentabilidade do turismo, devendo os dados e as estatísticas ser produzidos pelos vários produtores de dados participantes de acordo com normas estatísticas;

j) Ajudar os países a aplicarem plenamente as disposições e princípios básicos do CEIS e a garantirem que todos os fluxos de dados relacionados com os indicadores ambientais da CEE sejam integralmente gerados e partilhados e, se for caso disso, a aplicarem as recomendações actualizadas sobre o reforço da utilização eficaz dos meios de comunicação electrónicos, elaboradas sob os auspícios da Convenção de Aarhus;

k) Reforçar a cooperação e a interoperabilidade entre as autoridades nacionais e sistemas internacionais para racionalizar a monitorização e a comunicação de informações ambientais, reduzir os requisitos de comunicação para os países e melhorar a legibilidade e a eficiência - desde as metodologias dos indicadores até à comunicação dos fluxos de dados;

l) Prosseguir a digitalização dos sistemas de monitorização ambiental e a utilização de novas tecnologias para gerar dados mais completos e de elevada qualidade para apoiar avaliações regulares e o desenvolvimento de políticas;

m) Considerar a possibilidade de utilização conjunta dos registos de emissões e transferências de poluentes e do SEIS.

Revisão da avaliação ambiental periódica, o quadro de avaliação ambiental fornece uma panorâmica da avaliação ambiental periódica, bem como um mandato para um estudo de informação sobre os relatórios nacionais e os progressos realizados no âmbito do SEIS, e uma revisão da política ambiental.

As seguintes sub-regiões são mencionadas ao longo da avaliação, sempre que possível e relevante:

a) União Europeia com 27 Estados-Membros;

b) Europa Ocidental - Israel, Islândia, Liechtenstein, Noruega, Reino Unido e Suíça;

c) Ásia Central - Cazaquistão, Quirguizistão, Tajiquistão, Turquemenistão e Uzbequistão;

d) Europa Oriental - Arménia, Azerbaijão, Bielorrússia, Geórgia, Moldávia, Rússia, Ucrânia;

e) Europa do Sudeste - Albânia, Bósnia e Herzegovina, Macedónia, Montenegro, Sérvia e Turquia.

A. Avaliação regular das condições ambientais

Esta secção começa por apresentar as anteriores Conferências Ministeriais

"Ambiente para a Europa" e as avaliações ambientais pan-europeias conexas (ver figura 2 infra). Em seguida, apresenta o mandato para esta avaliação, explica a escolha dos tópicos para a próxima conferência e descreve a utilização do SEIS como base para esta avaliação.

B. Estado dos conhecimentos e Sistema Comum de Informação Ambiental O acesso a dados válidos, fiáveis, comparáveis e actualizados é fundamental para acompanhar os progressos na consecução dos objectivos políticos na região pan-europeia e para ajudar os decisores políticos a tomar decisões informadas em benefício dos habitantes da região. A pandemia de COVID-19 veio reforçar a necessidade de dispor de dados pertinentes, fiáveis e comparáveis em toda a região. A apresentação regular de relatórios nacionais sobre o estado do ambiente e a criação do SEIS na Europa e na Ásia Central são contributos importantes para a utilização dos dados disponíveis para apoiar a elaboração de políticas

1. relatórios ambientais

A elaboração regular de relatórios sobre o estado do ambiente nos países da região pan-europeia fornece informações exaustivas e específicas sobre as condições, tendências e pressões ambientais em cada país. Esses relatórios proporcionam uma visão estratégica para a elaboração de políticas e a tomada de medidas. A maioria dos países da região pan-europeia dispõe de legislação nacional relevante, efectua análises ambientais regulares e produz relatórios nacionais integrados sobre o estado do ambiente que abrangem uma série de áreas temáticas, como a energia, os transportes, a saúde, o ambiente, a água, os recursos hídricos, a eficiência energética e a eficiência energética. A importância da apresentação de relatórios nacionais sobre o estado do ambiente é também confirmada pela Convenção de Aarhus, que exige que cada parte na Convenção publique e divulgue, a intervalos regulares não superiores a três ou quatro anos, um relatório nacional sobre o estado do ambiente, incluindo informações sobre a qualidade ambiental e informações sobre as cargas ambientais. No âmbito da revisão final da criação do SEIS na Europa e na Ásia Central, foi solicitado aos Estados membros da CEEAC da região pan-europeia que fornecessem informações sobre a regularidade e o tipo de relatórios que produzem. Os relatórios variam em termos de regularidade, conteúdo e forma, mas todos contribuem para a transição para uma utilização mais sustentável dos recursos e para a proteção do ambiente em prol do bem-estar humano. É apresentada uma panorâmica da regularidade dos relatórios nacionais integrados sobre o estado do ambiente ou dos relatórios sobre o estado do ambiente baseados em indicadores.

As avaliações utilizaram dados e relatórios disponíveis sempre que possível, incluindo os relatórios nacionais sobre o estado do ambiente acima referidos. Outra fonte de informação foi a publicação "European Environment: State and Prospects for 2030" (Ambiente europeu: estado e perspectivas para 2030), elaborada pela AEA com recurso a materiais da Plataforma de Dados de Indicadores Globais dos ODS. Progressos na criação de um sistema comum de informação ambiental na

Europa e na Ásia Central. Na Sétima Conferência Ministerial "Ambiente para a Europa", os Ministros mandataram o desenvolvimento de um Sistema Comum de Informação Ambiental (CEIS) como base para um processo regular de avaliação ambiental em toda a região pan-europeia. Este mandato foi reafirmado pelos Ministros na Oitava Conferência Ministerial "Ambiente para a Europa". Subsequentemente, o sistema global de informação ambiental comum (CEIS) foi alargado a 107

Foi criado com êxito um sistema de informação ambiental na Europa e na Ásia Central. Nos últimos anos, todos os Estados-Membros fizeram progressos, em graus variáveis, na criação de um sistema nacional e na garantia da disponibilidade e acessibilidade da informação ambiental, nomeadamente para utilização em avaliações regulares, como a sétima avaliação ambiental pan-europeia sobre a disponibilidade e acessibilidade dos fluxos de dados nos sistemas nacionais, que participaram no relatório final de revisão sobre a criação do SEIS, apresentando as suas auto-avaliações. As lacunas identificadas indicam que os países ainda precisam de assistência para aplicar plenamente estes princípios e quadros e para garantir que todos os fluxos de dados relacionados com os indicadores ambientais da CEE sejam totalmente gerados e partilhados. O relatório final de síntese baseia-se no quadro de avaliação do Sistema Comum de Informação Ambiental e, principalmente, nas respostas dadas por 21 Estados-Membros ao convite à apresentação de relatórios enviado a todos os países da Europa e da Ásia Central, e é complementado por investigação adicional. Outras revisões do trabalho de criação do SEIS, em conformidade com os seus princípios, ajudariam a colmatar as lacunas e, assim, a apoiar avaliações e relatórios regulares na região. Além disso, o relatório final de revisão recomenda que o trabalho de criação do SEIS e os fluxos de dados conexos subjacentes aos indicadores ambientais sejam harmonizados e alinhados com os indicadores ambientais revistos. Devem também ser alinhados com o Quadro das Nações Unidas para o Desenvolvimento de Estatísticas Ambientais e com os processos de monitorização e avaliação a nível regional e global, incluindo no contexto da Agenda 2030 e da economia verde e circular, a fim de reforçar a sua relevância política. Esta avaliação recomenda igualmente o alargamento da lista de indicadores da ECE para incluir outros tópicos relevantes, como "Águas costeiras, ecossistemas marinhos e mares".

Com base nas respostas dos países recebidas durante a revisão final da criação do SEIS, foram avaliadas as limitações das comparações entre países e a nível regional dos fluxos de dados para cada fluxo de dados. Os resultados dos contributos indicaram limitações em 44% dos casos, em parte devido ao facto de vários países não terem fornecido referências a fluxos de dados ou informações sobre séries cronológicas. A presente avaliação confirmou estes problemas, registando problemas de comparabilidade, por exemplo entre os dados da rubrica "Dados sobre a aquisição e conversão de terras dos países membros e cooperantes da Agência Europeia do Ambiente" e os dados de outros países da região pan-europeia. Esta comparabilidade incompleta dos dados de outros Estados deve-se, entre outros factores, à disponibilidade limitada de dados fiáveis obtidos por teledeteção e de critérios coerentes para a sua análise, ao grau de coerência dos esforços nacionais de monitorização e às alterações na classificação dos solos em alguns Estados-Membros.

Recomenda-se, por conseguinte, que se continue a investir em classificações coerentes da ocupação do solo - idealmente em conformidade com o sistema Corine de ocupação do solo - e na capacidade de monitorização, para harmonizar informações nacionais comparáveis para inclusão no SEIS, e para atualizar cuidadosamente as categorias reais de ocupação do solo com dados anteriores, a fim de fornecer informações fiáveis sobre as tendências. Além disso, o relatório final de revisão recomenda uma maior digitalização dos sistemas de monitorização ambiental e a utilização de novas tecnologias para gerar dados mais abrangentes e de alta qualidade para apoiar avaliações regulares e o desenvolvimento de políticas. Este facto foi igualmente confirmado durante a preparação da avaliação pan-europeia. Os esforços para a criação do SEIS, incluindo o reforço do conteúdo, das infra-estruturas ou da cooperação entre autoridades competentes para garantir o fluxo de dados, contribuíram também para a implementação da Convenção de Aarhus, em especial da sua componente relativa ao acesso à informação, conforme referido pelas Partes durante a preparação dos relatórios sobre a Convenção de Aarhus. As partes comunicaram que, apesar dos obstáculos que ainda subsistem (por exemplo, interoperabilidade insuficiente das bases de dados e dados incompletos e fragmentados que resultam em informações incompletas), foram feitos progressos significativos para garantir a disponibilidade de informações ambientais em bases de dados electrónicas facilmente acessíveis ao público através de redes de telecomunicações abertas. Neste domínio, foram desenvolvidas numerosas ferramentas electrónicas eficazes, como bases de dados electrónicas, serviços públicos electrónicos acessíveis ao público, sítios Web e portais de informação, que são regularmente actualizados e melhorados. No entanto, são necessárias medidas adicionais em toda a região, em especial no que diz respeito aos registos de poluição e de emissões.

A preparação da avaliação pan-europeia identificou lacunas adicionais de dados e conhecimentos sobre questões ambientais fundamentais em toda a região pan-europeia. A disponibilidade e acessibilidade de informações e conhecimentos para ajudar os decisores públicos, a indústria e o público a fazer escolhas para obter resultados está a melhorar, mas continua a ser um desafio, em alguns sectores mais do que noutros. Tal como demonstrado na presente avaliação, este facto dificulta a medição dos progressos realizados na consecução dos objectivos políticos na região pan-europeia, nomeadamente em relação a novos desenvolvimentos políticos, como a economia circular ou as infra-estruturas sustentáveis. A avaliação para a região identificou lacunas no acompanhamento, tanto em termos de disponibilidade como de qualidade dos dados.

Podem ser dados os seguintes exemplos:

a) ar e alterações climáticas: subsistem lacunas, especialmente na medição e análise das partículas finas (PM2,5). A qualidade dos dados sobre emissões varia muito. Existem também lacunas na disponibilidade de dados, uma vez que nem todos os países da Europa Oriental, do Sudeste e Ocidental e da Ásia Central apresentaram inventários de emissões. Os conjuntos de dados sobre as emissões de gases com efeito de estufa de alguns países da região continuam incompletos;

b) água doce: existem lacunas nos sistemas de geo-informação, em especial a nível transfronteiriço, e as estatísticas sobre a água devem ser melhoradas. A avaliação ambiental da qualidade da água ou a determinação das cargas hidromorfológicas requerem conhecimentos que ainda não estão disponíveis em toda a região, havendo também problemas no controlo de novos poluentes. O controlo e os dados não fornecem um quadro completo para o cálculo de certos indicadores;

c) Águas costeiras, ecossistemas marinhos e mares: os novos desenvolvimentos e tecnologias relacionados com a monitorização e a divulgação de dados ainda não foram suficientemente aplicados, e subsistem problemas com a cobertura espacial e temporal dos dados. Foram registadas lacunas de dados, por exemplo, sobre a quantidade, composição e fontes de lixo marinho e de praia em algumas partes da região;

d) (b) Biodiversidade e ecossistemas: subsistem lacunas de dados na produção de alguns indicadores, incluindo o indicador da CEE sobre "aquisição de terras", em especial no que respeita aos países não pertencentes à União Europeia. e) Produtos químicos e resíduos: não existe um conjunto de indicadores químicos orientados para o impacto que seja objeto de um acompanhamento regular na região. Subsistem lacunas no que respeita à disponibilidade de dados de alguns países relativamente a alguns indicadores, incluindo a "produção total de resíduos per capita", a "produção de resíduos electrónicos per capita" e a "taxa de reciclagem de resíduos sólidos urbanos";

(f) Financiamento ambiental: existe uma grande falta de dados quantitativos sobre o financiamento ambiental nos países da Ásia Central e do Sudeste da Europa. Isto dificulta a avaliação dos progressos na proteção ambiental e no financiamento ambiental. A falta de dados fiáveis significa também que não é possível calcular de forma fiável os custos de investimento e de funcionamento para atingir os objectivos ambientais e utilizá-los na elaboração de políticas. Há uma necessidade urgente de melhorar os sistemas de recolha de dados, nomeadamente os dados sobre as despesas ambientais;

(g) Infra-estruturas sustentáveis: foram identificadas lacunas de dados significativas tanto nos indicadores sociais, ambientais, institucionais, económicos e financeiros propostos como na quantificação da contribuição (positiva ou negativa) do desenvolvimento das infra-estruturas e da realização dos indicadores propostos na avaliação. Além disso, não existe uma definição comum de infraestrutura sustentável na região pan-europeia, o que dificulta a comunicação e a quantificação dos progressos por país e sub-região;

(h) A economia circular e o turismo sustentável: o desenvolvimento de indicadores para o turismo sustentável, para além da monitorização do ciclo, ainda está a ser desenvolvido, mas o processo é dificultado por uma série de desafios. Atualmente, não existem indicadores nos Estados-Membros da CEE que forneçam informações claras sobre a medida em que o turismo utiliza princípios de ciclo fechado. Relativamente a vários aspectos comuns da circularidade, as definições de classificação variam de país para país. Mesmo as estatísticas básicas do turismo tendem a ser incompletas e as diferentes definições criam problemas na sua utilização, ao mesmo tempo que faltam as estatísticas pormenorizadas necessárias para uma monitorização exacta do ciclo fechado. A digitalização oferece oportunidades para uma medição e monitorização melhores e mais uniformes, mas depende da disponibilidade de dados uniformes e actualizados sobre a economia circular do turismo.

Assim, recomenda-se que os governos da região pan-europeia: (a) combinem a política e a ciência para desenvolver e aplicar métodos e sistemas pan-europeus normalizados e adequados de monitorização e gestão da informação, incluindo através da aplicação de novas tecnologias, a fim de colmatar as lacunas de dados (incluindo lacunas de dados sobre a relação entre género e conservação) para melhorar a tomada de decisões e garantir a disponibilidade atempada de informação ao público;

b) Utilizar o Manual revisto da ECE sobre a aplicação de indicadores ambientais, apresentar um conjunto de indicadores ambientais à ECE em conformidade com os princípios e o quadro do SEIS e adotar indicadores que abranjam novos e importantes tópicos relevantes para as políticas;

c) Ajudar os países a aplicarem plenamente o quadro e os princípios do CEIS e a garantirem que todos os fluxos de dados relacionados com os indicadores ambientais da CEE e outros sistemas de indicadores, incluindo os indicadores relativos aos Objectivos de Desenvolvimento Sustentável, sejam integralmente gerados e partilhados, e a aplicarem, se for caso disso, as recomendações actualizadas sobre o reforço da utilização eficaz dos meios de comunicação electrónicos, elaboradas sob os auspícios da Convenção de Aarhus;

d) considerar a possibilidade de uma utilização sinérgica dos registos de emissões e transferências de poluentes e do SEIS pan-europeu;

e) Prosseguir a digitalização dos sistemas de monitorização ambiental e a utilização de novas tecnologias para gerar dados mais completos e de elevada qualidade para apoiar avaliações regulares e o desenvolvimento de políticas.

Política ambiental na região quadros políticos globais, regionais e sub-regionais na região pan-europeia. As políticas, bem como os seus objectivos, metas, objectivos e indicadores, desempenham um papel catalisador da ação nacional. Entre os instrumentos globais mais significativos contam-se o MEA, a Assembleia das

Nações Unidas para o Ambiente e a Agenda 2030 para o Desenvolvimento Sustentável. O processo ministerial "Ambiente para a Europa" e o processo europeu "Ambiente e Saúde" desempenham um papel proeminente a nível regional. Os principais elementos a nível sub-regional incluem a política e a legislação ambiental da União Europeia, o processo de adesão à União Europeia e as políticas ambientais e de desenvolvimento sustentável da Comunidade de Estados Independentes. Quadro global de programas

A Agenda 2030 para o Desenvolvimento Sustentável proporciona um quadro abrangente para o desenvolvimento sustentável e uma política ambiental integrada. Os 17 Objectivos de Desenvolvimento Sustentável universais e as 169 metas da Agenda 2030 estabelecem objectivos políticos a todos os níveis com o objetivo global de erradicação da pobreza, bem como as dimensões económica, social e ambiental da sustentabilidade. A Agenda aborda questões fundamentais de governação, instituições, paz e cooperação internacional. Estabelece especificamente metas para progressos orientados para os principais desafios ambientais, nomeadamente no âmbito do Objetivo 6 sobre a água, do Objetivo 7 sobre a energia, do Objetivo 12 sobre os padrões de consumo e de produção e do Objetivo 13 sobre a ação climática, entre outros, e inclui mais de 90 indicadores relacionados com o ambiente para medir os progressos na aplicação da Agenda. Os governos também identificaram objectivos e indicadores nacionais.

Quadro de Sendai para a Redução do Risco de Catástrofes 2015-2030

O Quadro de Sendai para a Redução do Risco de Catástrofes 2015-2030 tem por objetivo reduzir significativamente o risco de catástrofes e

reduzir as perdas resultantes de catástrofes em termos de perda de vidas, de meios de subsistência e de saúde.

perda de meios de subsistência e problemas de saúde

e a perda de bens económicos, físicos, sociais, culturais e ambientais de pessoas, empresas, comunidades e países. Inclui um conjunto de sete desafios globais que estão indiretamente ligados ao ambiente e identifica quatro acções prioritárias, cada uma com uma componente ambiental, a implementar a nível local, nacional, regional e global.

O Plano Estratégico para a Biodiversidade, incluindo as Metas de Biodiversidade de Aichi, definiu o quadro global para a ação em matéria de biodiversidade na última década. O Plano tem cinco objectivos estratégicos, cada um com três a seis metas. Os Objectivos de Desenvolvimento Sustentável também incluem metas e indicadores relacionados com a biodiversidade.Os AMA globais, como a Convenção-Quadro das Nações Unidas sobre as Alterações Climáticas (CQNUAC) e o Acordo de Paris, a Convenção sobre a Diversidade Biológica (CDB), a Convenção de Combate à Desertificação (CNUCD) e os AMA relativos a determinados poluentes (como os poluentes orgânicos persistentes (POP), o mercúrio e as substâncias que empobrecem a camada de ozono (ODS)) e os resíduos também orientam as políticas ambientais na região da ECE, juntamente

com os AMA regionais, nomeadamente através do estabelecimento de limites juridicamente vinculativos. A rápida adoção de acordos globais ilustra bem a importância do estabelecimento de limites juridicamente vinculativos. A rápida adoção de acordos globais ilustra a sua relevância política a nível internacional.
A Assembleia das Nações Unidas para o Ambiente proporciona uma estrutura abrangente de governação ambiental global, chamando a atenção da comunidade mundial para questões emergentes. Define as prioridades da política ambiental mundial e desenvolve novas normas de direito ambiental internacional. Através das suas declarações e resoluções ministeriais, a Assembleia também exerce liderança, lidera a ação intergovernamental em matéria de ambiente e contribui para a Agenda 2030.
A nível regional, o processo "Ambiente para a Europa" e as suas conferências ministeriais, organizadas com o objetivo de harmonizar a qualidade ambiental e as políticas ambientais na região pan-europeia e de garantir a paz, a estabilidade e o desenvolvimento sustentável na região, serviram de quadro principal nas últimas três décadas. A Declaração de Lucerna, adoptada pelos Ministros do Ambiente, define a dimensão política do processo "Ambiente para a Europa". A Declaração de Sófia sublinhou a necessidade urgente de continuar a integrar as considerações ambientais nas políticas de todos os sectores, para que o crescimento económico possa ser alcançado de acordo com os princípios do desenvolvimento sustentável.
A Conferência de Nur-Sultan adoptou uma série de compromissos programáticos, nomeadamente

- melhorar a proteção do ambiente e promover o desenvolvimento sustentável; - afirmar a importância da participação da sociedade civil, incluindo as empresas, as mulheres, as organizações não governamentais (ONG) e outros grupos, na tomada de decisões para melhorar o ambiente;
- maior aplicação dos princípios de gestão integrada dos recursos hídricos, aplicação da abordagem ecossistémica e integração dos valores ecossistémicos no sistema de contabilidade de gestão;
- Melhorar a gestão dos recursos hídricos e reforçar a cooperação transfronteiriça;

-Continuação dos trabalhos de conclusão e implementação dos programas-quadro decenais sobre produção e consumo sustentáveis. Os resultados da Conferência Ministerial de Nur-Sultan foram analisados em Batumi, na Geórgia, incluindo a consideração do relatório final sobre a implementação das Propostas de Ação de Astana para a Água, o relatório intercalar sobre a criação do SENS e a experiência de 20 anos de análises do desempenho ambiental (EPR).
Além disso, os participantes na Conferência de Batumi:

- Aprovou o quadro estratégico pan-europeu voluntário para a economia verde e convidou os Estados-Membros da CEE e outras partes interessadas a aplicá-lo;
- acolheu favoravelmente a Iniciativa Batumi para uma Economia Verde (BIG-E), que consiste em compromissos voluntários para tornar operacional o Quadro

Estratégico;

• aprovou a iniciativa voluntária Batumi Clean Air Initiative (BCI) e congratulou-se com as iniciativas apresentadas pelos países interessados e outras partes interessadas para melhorar a qualidade do ar e proteger a saúde pública e dos ecossistemas. Além disso, a conferência assumiu compromissos no sentido de: melhorar a proteção do ambiente, alcançar o desenvolvimento sustentável, implementar os Objectivos de Desenvolvimento Sustentável e garantir o acesso a serviços básicos; reforçar os ecossistemas e expandir os serviços ecossistémicos como uma componente da infraestrutura ambiental e melhorar a utilização sustentável dos recursos naturais; liderar a transição para uma economia verde, dirigir o investimento e o comércio para apoiar um ecossistema verde e ; e apoiar o desenvolvimento de uma economia verde e inclusiva.

Foram realizados trabalhos para acompanhar a implementação dos compromissos assumidos no âmbito do BIZ-E e do BHIP, tanto na Conferência como posteriormente, em particular através da revisão intercalar realizada pelo Comité de Política Ambiental. A avaliação baseou-se em relatórios sobre a aplicação de cada um dos três instrumentos de Batumi e dos MEA em apoio à Agenda 2030, bem como em actividades de apoio aos esforços dos países para tornar a economia mais ecológica, à criação do SENS e ao abrigo do terceiro ciclo do EPR24. A avaliação demonstrou a harmonização e a melhoria dos fluxos de dados relevantes e a qualidade de indicadores ambientais selecionados, bem como a utilização de fluxos de dados para diferentes fins. Além disso, a avaliação destacou os progressos realizados na implementação de compromissos voluntários pelos Estados-Membros e organizações que participam no BIZ-E e no BHIP. Foi notado que, desde 2017, os Objectivos de Desenvolvimento Sustentável e as metas foram incluídos no EPR. O Comité notou com satisfação o lançamento de actividades para ajudar os países em análise a implementar as recomendações dos seus EPR. O Comité notou que os países ainda precisavam de assistência para implementar plenamente o quadro e os princípios do SEIS até 2021 e para gerar e divulgar regularmente fluxos de dados relevantes relacionados com os indicadores ambientais da ECE. O Comité reconheceu igualmente a necessidade de atribuir recursos suficientes para ajudar os governos, através dos AMA, a alcançar os Objectivos de Desenvolvimento Sustentável.

O Processo Europeu de Ambiente e Saúde, lançado em Frankfurt, Alemanha, na sequência de uma segunda conferência em Helsínquia, Finlândia, publicou uma análise exaustiva da saúde ambiental na Europa, "Caring for Europe's Tomorrow: Public Health and the Environment in the WHO European Region", e a terceira conferência, realizada em Londres, adoptou o Protocolo sobre Água e Saúde da Convenção da CEE sobre a Proteção e Utilização dos Cursos de Água Transfronteiriços e dos Lagos Internacionais. A quinta conferência, realizada em Parma, Itália, estabeleceu objectivos claros para reduzir os efeitos adversos dos riscos ambientais na saúde pública na próxima década. Na sexta conferência, realizada em Ostrava, na República Checa, os Estados-Membros comprometeram-se a desenvolver programas de ação nacionais que devem ter em conta a necessidade de acelerar os progressos em matéria de saúde e ambiente e, em particular, os objectivos e metas de saúde relacionados com o ambiente da Agenda 2030. Outros processos e instrumentos regionais importantes incluem o Comité Diretor da CEE sobre Educação para o Desenvolvimento Sustentável, o Programa Pan-Europeu sobre Transportes, Ambiente e Saúde (PEP) e o programa de Análise do Desempenho Ambiental (EPR) da CEE. O PEP é um quadro pan-europeu tripartido que reúne em pé de igualdade os sectores dos transportes, da saúde e do ambiente. É implementado conjuntamente pela ECE e pelo Gabinete Regional da OMS para a Europa. A Quinta Reunião de Alto Nível do HSESAP, onde foi adoptada a Declaração de Viena sobre "Melhor desenvolvimento através de uma transição para uma mobilidade e transportes novos, limpos, seguros, respeitadores da saúde e inclusivos". Um marco importante e uma componente essencial da Declaração de Viena foi o primeiro Plano Integrado Pan-Europeu para o Ciclismo. Em conjunto, através do trabalho do HSSPSAP, os Estados-Membros estão a fazer avançar a Agenda 2030 em várias frentes e numa série de objectivos e metas, nomeadamente nos domínios da saúde, da eficiência energética, da proteção do clima e do ambiente, da qualidade de vida urbana e da igualdade e equidade. Os quadros sub-regionais, entre os quadros abaixo do nível regional, as políticas da União Europeia, incluindo o processo de adesão, são um dos mais poderosos factores de mudança fundamental. Os acordos ambientais sub-regionais também desempenham um papel importante devido às suas disposições vinculativas; estes incluem a Convenção Alpina, a Convenção-Quadro sobre a Proteção e o Desenvolvimento Sustentável dos Cárpatos, a Convenção-Quadro sobre a Proteção do Ambiente para o Desenvolvimento Sustentável na Ásia Central e uma série de acordos marítimos regionais, como a Convenção para a Proteção do Meio Marinho e da Região Costeira do Mar Mediterrâneo (Convenção de Barcelona). A nível da União Europeia, o Pacto Ecológico Europeu promove uma abordagem holística e define um roteiro para alcançar a neutralidade climática até 2050, sendo a sustentabilidade a nova norma para todas as políticas. O programa, embora reconheça a integridade ambiental e a ligação ao ambiente imediato, inclui a estratégia de biodiversidade para 2030, o plano de ação para a poluição zero, a estratégia da exploração agrícola até à mesa, a estratégia de mobilidade sustentável e inteligente e a transição para uma economia circular como orientações ambiciosas dentro e fora da União Europeia. Outras abordagens incluem o relatório "Transição no sector do turismo "26 , elaborado com representantes da indústria e da sociedade civil. A nova Estratégia de Biodiversidade da União Europeia para 2030, que prevê um plano de ação para a conservação da natureza e a inversão da degradação dos ecossistemas, desempenha um papel importante na medição da saúde dos ecossistemas e na travagem da perda de biodiversidade em todos os ecossistemas, incluindo os ecossistemas marinhos. Será implementada em paralelo com o processo global no âmbito da Convenção sobre a Diversidade Biológica para desenvolver um quadro pós-2020 para a ação global em matéria de biodiversidade. A região pan-europeia sofreu desenvolvimentos socioeconómicos e políticos dramáticos que exacerbaram as pressões sobre o ambiente natural e conduziram a alterações ambientais, tendo em conta quatro grupos de forças motrizes:

- Urbanização e crescimento demográfico nas zonas costeiras
- Uma sociedade mais próspera com uma maior utilização dos recursos - mudanças na produção e utilização de energia
- uma sociedade cada vez mais móvel (o turismo também é considerado em pormenor neste contexto).

1. Urbanização e crescimento da população costeira A população da região tem crescido lentamente, aumentando cerca de 6,5 % (em comparação com cerca de 38 % a nível mundial) de 784,8 milhões em 2000 para 829,9 milhões em 2015, e prevê-se que cresça apenas 2,7 % por ano em 2015, antes de começar a diminuir após 2040. A urbanização está a aumentar na região, prevendo-se que 50-80% da população viva em zonas urbanas até 2050. Atualmente, a elevada concentração de actividades antropogénicas nas cidades é responsável por 70% das emissões globais de gases com efeito de estufa e pelo aumento da poluição do ar, da água e do solo, bem como pelos problemas causados pelo ruído e pelo congestionamento do tráfego. Além disso, os efeitos da urbanização rápida e não planeada podem influenciar a probabilidade de conflitos sobre recursos limitados. Esta situação tem alimentado o desenvolvimento de infra-estruturas sustentáveis e de abordagens inovadoras ao ordenamento do território, à mobilidade e ao consumo de energia (por exemplo, cidades inteligentes, redes inteligentes). O conceito de infraestrutura sustentável está a ser ativamente promovido na política climática para aumentar a resistência a fenómenos meteorológicos extremos.

A Nova Agenda Urbana promove o conceito de uma cidade inteligente que aproveita o poder da digitalização, das energias e tecnologias limpas e das tecnologias de transporte inovadoras, permitindo assim que os residentes façam escolhas mais respeitadoras do ambiente.

A população que vive num raio de 10 quilómetros da costa nos países costeiros da região pan-europeia cresceu 10% entre 2000 e 2015 - mais rapidamente do que a população em geral - de 133,6 milhões para 147,7 milhões. Prevê-se que, em 2050, 71% da população mundial viva em zonas costeiras. As zonas costeiras com elevadas densidades populacionais caracterizam-se por uma maior densidade urbana devido a uma maior pressão sobre as infra-estruturas, o que resulta num aumento das pressões ambientais, como a descarga de águas residuais, o transbordo de esgotos e a produção de resíduos. A urbanização das zonas costeiras conduz à expansão urbana, à degradação das paisagens, das linhas costeiras e dos habitats, e ao aumento da pressão sobre os ecossistemas costeiros. O impacto destas pressões é ainda agravado pelo desenvolvimento do turismo, frequentemente concentrado nas zonas costeiras e durante os meses de verão, como no caso da região mediterrânica. Os países costeiros estão a enfrentar desafios crescentes para alcançar o desenvolvimento sustentável e a conservação das zonas costeiras e marinhas, especialmente em relação às alterações climáticas. Várias regiões e cidades da região pan-europeia estão a registar um rápido crescimento demográfico e não têm atualmente capacidade para fazer face às pressões crescentes destes factores.

2. Uma sociedade mais próspera e com utilização intensiva de recursos Como refere o relatório Global Material Resources Outlook to 2060 da Organização para a Cooperação e Desenvolvimento Económico (OCDE), uma população em crescimento e com rendimentos mais elevados conduzirá a um aumento significativo da procura mundial de bens e serviços nas próximas décadas, e os desenvolvimentos tecnológicos ajudarão a dissociar o crescimento da produção e dos factores de produção, sendo provável que as maiores oportunidades se situem em países com economias menos desenvolvidas. No entanto, o declínio da intensidade dos recursos pode ser mais lento do que o crescimento do PIB, alimentando um aumento correspondente do consumo de recursos. As projecções da OCDE para o período 2011-2060 mostram que a utilização de recursos materiais e o PIB crescem por um fator de 1,5 e 2,5 na Eurásia e de 1,8 e 2,5 na Europa, respetivamente, enquanto a intensidade dos materiais deverá diminuir de 0,9 t/dólar para 0,5 t/dólar. A intensidade material deverá diminuir de 0,9 toneladas/US$ para 0,5 toneladas/US$. Prevê-se que a intensidade material diminua de 0,9 toneladas/US$ na Eurásia e de 0,4 toneladas/US$ para 0,3 toneladas/US$ na Europa. Prevê-se que a intensidade material diminua de 0,4 toneladas/US$ para 0,3 toneladas/US$. US$ 0,4 toneladas/US$ para 0,3 toneladas/US$ na Europa. As entradas de recursos, ou seja, a quantidade de materiais extraídos do ambiente e utilizados para satisfazer as necessidades finais de uma economia, e o consumo interno de materiais (DMC), ou seja, a quantidade de materiais produzidos ou transformados num país, mostram que, embora os países com maior população utilizem mais recursos, numa base per capita, os países ricos destacam-se como os maiores consumidores em termos relativos Pegada ecológica, um indicador que compara a procura de recursos naturais com a biomassa disponível

Na região pan-europeia, a pegada ecológica nacional excede largamente a biocapacidade global (cerca de 1,7 toneladas por pessoa) em todos os países. A prosperidade na região levou a um enorme desenvolvimento de infra-estruturas, à continuação da extração de recursos naturais, à expansão e intensificação da agricultura (incluindo em países fora da região, mas que são fornecedores da região pan-europeia), o que aumenta a pressão sobre a terra. Além disso, cerca de 40-60.000 produtos químicos industriais são comercializados a nível mundial e prevê-se que o comércio aumente significativamente no futuro. Os produtos químicos são utilizados, por exemplo, na agricultura, nos cuidados de saúde e na produção de bens como a eletrónica, os têxteis, o mobiliário e os brinquedos, e uma grande parte deles é perigosa; por exemplo, na União Europeia, 62% dessas substâncias foram classificadas como perigosas para a saúde humana e 35% como perigosas para o ambiente. A produção de grandes quantidades de resíduos está também associada à utilização ineficiente de recursos nas práticas de consumo e produção insustentáveis do ponto de vista ambiental da sociedade moderna. Para além dos problemas causados pelos resíduos perigosos, outros fluxos de resíduos resultam no desperdício de materiais e energia e agravam as pressões sobre o ambiente, por exemplo, através da entrada de microplásticos na cadeia alimentar, com efeitos prejudiciais para a biodiversidade e a saúde humana. A habitação unifamiliar é um indicador de uma sociedade mais próspera, o que implica um aumento do consumo de materiais e de energia per capita. O aumento global da riqueza pessoal é também um fator importante para o desenvolvimento do turismo costeiro, incluindo a construção de estâncias e hotéis de luxo, outras instalações e infra-estruturas.

3. Mudanças na produção e utilização de energia

Apesar de um aumento de 25 por cento na produção industrial entre 2000 e 2010 e de um aumento de 20 por cento entre 2010 e 2023, o total das fontes de energia manteve-se praticamente inalterado. Este facto indica um aumento da eficiência energética. Paralelamente, a composição das fontes de energia está a mudar, mas os combustíveis fósseis, como o carvão, o petróleo e o gás natural, apenas diminuíram de 84% em 1990 para 74% da produção líquida de energia, enquanto a parte da energia hidroelétrica, eólica e solar, dos biocombustíveis e dos resíduos aumentou de 5% para 14%. Os números mostram uma diminuição de 44% para o carvão e de 9% para o petróleo bruto, mas um aumento de 21% para o gás e um aumento de 2,4% no consumo total de combustíveis fósseis. Além disso, a utilização relativa da energia nuclear aumentou 5%, a da energia hidroelétrica 17%, a da energia eólica e solar 11 vezes e a dos biocombustíveis e resíduos duas vezes. Fontes de energia, líquidas de importações e exportações, região pan-europeia, 1990-2023 (em % por fonte (eixo da esquerda) e totais em petajoules (eixo da direita))

A alteração dos padrões de consumo de energia está também a conduzir a uma estabilização das emissões de CO2 na região, embora com uma distribuição geográfica significativa.

No entanto, ainda não estão previstas as reduções das emissões de gases com efeito de estufa necessárias para manter o aumento da temperatura global abaixo dos 2 °C, e muito menos dos 1,5 °C.

São esperadas novas tendências no consumo de eletricidade. A União Europeia pretende ter pelo menos três milhões de estações de carregamento para veículos eléctricos até 2030, ou seja, três vezes mais do que atualmente. No entanto, esta tendência irá exercer uma maior pressão sobre os recursos, como o lítio para as baterias. Está a surgir uma nova indústria de células de combustível de hidrogénio.

4. Uma sociedade cada vez mais móvel

O transporte de passageiros e de mercadorias é um dos impactos ambientais mais significativos, com impactos que vão desde as emissões de gases com efeito de estufa ao consumo de materiais e à poluição dos oceanos e da atmosfera. As infra-estruturas, incluindo as infra-estruturas de transportes, estão a crescer de forma constante. Por exemplo, a extensão das auto-estradas continua a aumentar, embora a um ritmo mais lento do que no passado, enquanto o transporte rodoviário continua a crescer, tendo aumentado em alguns países. Os transportes públicos terrestres estão a crescer e o transporte ferroviário de passageiros está a aumentar. No entanto, é provável que esta tendência - juntamente com outras - tenha sido invertida pelos efeitos da pandemia de COVID-19.

O transporte marítimo continua a ser o principal canal de comunicação com o mercado mundial, com os navios a transportarem cerca de 90% de todas as mercadorias a nível mundial. A enorme escala global do sector dos transportes marítimos, com destaque para a região pan-europeia e para os portos mais importantes e movimentados e as rotas marítimas mais utilizadas. O transporte de petróleo e de produtos químicos é predominante no Mar do Norte, no sul do Mar Cáspio e no transporte terrestre no Mar de Azov. O Mar Mediterrâneo é também o lar de importantes rotas de transporte de petróleo, com carregamentos de petróleo através de dois dos seis principais pontos de transbordo de petróleo do mundo, o Canal do Suez/SUMED Pipeline e o Estreito da Turquia, que, em conjunto, representaram 13,24% do transporte marítimo mundial de petróleo. Com o aumento do volume de contentores e das dimensões dos navios, há uma necessidade crescente de melhorar as infra-estruturas portuárias e de passar para águas profundas (a região do Mediterrâneo representou cerca de 27% do turismo internacional global), bem como de outros destinos turísticos costeiros da moda. A contribuição do turismo para as alterações climáticas está estimada em 8 %43 , sendo o transporte responsável pela maioria (75 %) das emissões do turismo. A extensão do percurso e a escolha do modo de transporte são factores-chave na determinação das emissões do transporte turístico. Os aumentos significativos da velocidade dos transportes, combinados com transportes mais baratos devido ao desenvolvimento dos transportes aéreos, têm sido os principais factores que impulsionam o consumo excessivo de transportes em passageiros-quilómetros. A aviação tornou-se um dos principais motores das emissões totais do sector do turismo. Dinâmica das chegadas de turistas nacionais e internacionais por todos os tipos de alojamento. Entre 2005 e 2023, o número de chegadas de turistas tem vindo a crescer de forma constante, exceto em 2009, devido à crise económica de 2008. A percentagem de chegadas de turistas nacionais tem excedido consistentemente os 60%, mas está a diminuir gradualmente. A dinâmica da participação dos cidadãos da União Europeia no turismo regista uma lenta tendência decrescente. Por outras palavras, o crescimento do consumo turístico na União Europeia é explicado por um número ligeiramente decrescente de pessoas. Tanto os benefícios como os impactos do turismo estão a distribuir-se de forma menos uniforme entre a população.

Atualmente, o impacto ambiental do turismo não é medido de forma sistemática. Esta incapacidade de medir os efeitos dos impactos afecta todos os indicadores

relevantes para a economia circular. O sistema turístico inclui os elementos de alojamento, actividades, transporte no destino e transporte entre os mercados emissores de turismo e os destinos. Para muitos indicadores da economia circular, como a reciclagem de resíduos e a purificação da água, o turismo não se desviará demasiado dos indicadores nacionais, simplesmente porque um país com uma economia 100% circular tornar-se-á também um destino para o turismo totalmente circular. No entanto, o papel do turismo é importante enquanto o país ainda não tiver atingido o nível de uma economia 100% circular. Além disso, quanto maiores forem as necessidades de recursos (energia, água, utilização dos solos, alimentos), mais difícil será alcançar a circularidade total.
A nível global, os autores de vários estudos mostram a quota-parte dos impactos e tendências do turismo. Por exemplo, um artigo mostra as tendências projectadas para a utilização de energia, a utilização de água, a superfície terrestre, os alimentos e as emissões de CO2 entre 1900 e 2050. O artigo afirma que o sistema global de turismo exigiu: "cerca de 16 700 NJ de energia, 138 KM3 DE água doce, 62 000 km2 de terra e 39,4 Mt de alimentos, o que também resultou na emissão de 1,12 Gt de CO2". Apesar dos esforços para introduzir formas de turismo mais sustentáveis, as análises mostram que o consumo total de recursos no sector do turismo poderá aumentar 92% (água) e 189% (uso do solo) entre 2010 e 2050. Consequentemente, é necessária uma quantidade de recursos em rápido crescimento para sustentar o sistema global de turismo, ao mesmo tempo que o sistema se está a tornar cada vez mais vulnerável a perturbações nos fluxos de recursos". Os números acima referidos referem-se ao sistema global de turismo doméstico e internacional, mas é provável que o turismo na região pan-europeia represente uma parte proporcional à parte do número de viagens efectuadas na região pan-europeia no número global de viagens.
A situação é diferente no que respeita às alterações climáticas. O impacto climático do turismo deve-se principalmente (75-80%) ao transporte do domicílio para o destino, sendo o transporte aéreo responsável pela maior parte, embora apenas cerca de 20-25% de todas as viagens sejam efectuadas por via aérea. Uma lacuna importante na medição do turismo é a medição das distâncias percorridas pelos turistas em cada modo de transporte. As estatísticas dos transportes aéreos são mais pormenorizadas, mas apenas em termos de número de passageiros e não de passageiros-quilómetros. O número de passageiros transportados por ano na União Europeia aumentou entre 2009 e 2023 em 52-56%, mas em 2020 cai novamente para 40% do valor de 2009 e 28% do nível de 2019 devido à pandemia. Se adoptarmos a definição de turista da Organização Mundial do Turismo das Nações Unidas (OMT) (Recomendações Internacionais para as Estatísticas do Turismo), tendo assim em conta as férias, as visitas a familiares e amigos e as viagens de negócios que envolvam pelo menos uma noite de estadia, a maior parte (mais de 90%) das viagens aéreas está relacionada com o turismo. No caso dos outros modos de transporte, o turismo representa cerca de 10%. Uma vez que as estatísticas dos

transportes utilizam definições bastante diferentes do objetivo das viagens, é muito difícil identificar dados que utilizem a definição de turismo da OMT. Os principais factores de desenvolvimento do sistema turístico são o nível do PIB per capita e o custo e a velocidade dos transportes. O número médio de viagens per capita num país, região ou cidade apresenta, surpreendentemente, uma relação linear com o PIB per capita, mas com um limite de cerca de cinco viagens por ano per capita, o número total de viagens varia proporcionalmente à população e ao PIB per capita diferencial. No entanto, a escolha do destino, bem como dos modos de transporte e das distâncias percorridas, depende não só do valor do PIB per capita, mas também do custo da deslocação e dos tempos de viagem utilizando os sistemas de transporte disponíveis. Estes processos de seleção são muito complexos, uma vez que as pessoas não só consideram a velocidade e o custo do modo de transporte escolhido, mas também a sua perceção do custo e da velocidade de outros modos de transporte. Além disso, a escolha do destino e, em especial, a distância que um viajante está disposto a percorrer, depende muito da velocidade e do custo do sistema de transporte oferecido. Por conseguinte, os principais factores que determinam a forma do turismo e o seu impacto no grau de cicloturismo são os parâmetros de velocidade e custo de todo o complexo de infra-estruturas (infra-estruturas, software, marketing, etc.) de transporte rodoviário, rodoviário, ferroviário, por ferry e aéreo, bem como os elementos da sua interligação e interdependência.

O leque de factores da legislação ambiental é vasto e, por vezes, de natureza bastante complexa. No caso das infra-estruturas, os principais factores são a utilização de recursos e de energia e as emissões de óxidos de azoto (NOx) e de matérias dispersas (PM).

A política climática pode também influenciar fortemente o custo e mesmo a velocidade dos sistemas de transporte. Tanto o transporte marítimo como o transporte aéreo estão entre os sectores em que as reduções de emissões são difíceis de alcançar, ou seja, existem poucas opções de atenuação nestes sectores e nenhuma é aplicada em grande escala. No caso do turismo, é possível obter emissões nulas nos edifícios, nos transportes terrestres e nos ferries de curta distância. No sector ferroviário, em particular, há vários sistemas nacionais que já são quase inteiramente alimentados por energias renováveis. No entanto, o impacto ambiental dos diferentes modos de transporte depende de uma série de factores, incluindo o número de passageiros por modo, a eletrificação dos caminhos-de-ferro e a produção de energia. Os veículos eléctricos têm potencial para se tornarem veículos com emissões zero, uma vez que só a produção de eletricidade permite atingir este objetivo. Um obstáculo potencial a uma disseminação significativa dos veículos eléctricos continua a ser os recursos das baterias, dado que, apesar das tentativas crescentes de reciclagem, a questão da capacidade total das baterias necessária complica seriamente o desafio da utilização dos recursos em circuito fechado, o que não é um problema para o caminho de ferro. Em geral, deve ser dada a máxima prioridade às deslocações menos frequentes e com distâncias mais curtas, combinadas com esforços para levar mais viajantes a utilizarem opções mais ecológicas. Na União Europeia e, em parte, fora dela, já existem instrumentos que permitem comparar o consumo de energia e as emissões de CO2 e de gases de escape dos aviões, automóveis e comboios no sector do transporte de passageiros, para que os consumidores possam escolher conscientemente opções de viagem respeitadoras do ambiente.

Na aviação, o processo de descarbonização ainda está a dar os primeiros passos. Com exceção da adição de menos de 0,5% de (bio)combustíveis alternativos, a melhoria da eficiência das aeronaves só é conseguida através de métodos convencionais. O desenvolvimento de combustíveis avançados à base de resíduos e de electrocombustíveis sintéticos está atualmente a ser intensificado em vários países. Os electrocombustíveis prometem potencialmente a possibilidade de atingir emissões zero quando se voa apenas com estes combustíveis. No entanto, os custos da energia renovável para a produção destes combustíveis são muito elevados. Os processos existentes funcionam com uma eficiência de cerca de 20 por cento, o que significa que, sem uma melhoria deste valor, o consumo de energia do turismo aéreo aumentará cinco vezes. Mas, mesmo com as melhorias de eficiência em grande escala de até 60% previstas pelos peritos54 , um sistema de aviação alimentado a eletricidade poderia consumir cerca de 20% de toda a energia renovável prevista para 2050. Obviamente, uma quota de 20-25% de consumo de energias renováveis só no sector do turismo não pode ser aceitável para a sociedade. Esta limitação é significativa

um obstáculo ao crescimento da aviação e um argumento adicional a favor de uma mudança máxima a favor de viagens menos frequentes em distâncias mais curtas e da utilização de modos de transporte mais respeitadores do ambiente. Isto irá alterar a estrutura geográfica do turismo, favorecendo mais viagens domésticas, viagens de menor distância e uma menor percentagem de viagens de longa distância, bem como um maior funcionamento em circuito fechado da indústria, assegurando simultaneamente que o turismo continue a ser um sector económico importante em muitos países.

Estado ambiental, tendências e respostas políticas utilizando o conjunto de indicadores ambientais da ECE, indicadores dos Objectivos de Desenvolvimento Sustentável e outros quadros de indicadores, conforme adequado.

Estes indicadores são selecionados com base nos seguintes critérios:

- relevância política;
- validade da metodologia, de preferência com base em fontes nacionais;

disponibilidade de dados;

- cobertura dos factores de carga, estado e exposição.

Considerar oito temas ambientais:

- ar atmosférico e a camada de ozono;
- alterações climáticas e emissões de gases com efeito de estufa;

- água doce;
- águas costeiras, ecossistemas marinhos e mares;
- biodiversidade e ecossistemas;
- terra e solo;
- produtos químicos e resíduos;
- Financiamento e despesas públicas para a proteção do ambiente. A. O ar atmosférico e a camada de ozono

Os efeitos para a saúde da exposição prolongada a partículas finas de diâmetro inferior a 2,5 µm (PM2,5) em 41 países europeus entre 2009 e 2023 foram reduzidos em 13% e os óxidos de azoto (NOx) em 54%.

No entanto, o número de mortes prematuras devido à exposição ao ozono troposférico aumentou cerca de 24% durante este período, possivelmente devido a temperaturas médias mais elevadas. O Protocolo de Montreal sobre as substâncias que empobrecem a camada de ozono teve um impacto positivo na saúde humana e no ambiente. A eliminação progressiva dos hidroclorofluorocarbonetos, presentes como refrigerantes em frigoríficos e sistemas de ar condicionado, ainda está pendente, especialmente em países com economias em transição.

Ao longo da última década, as tecnologias de medição das emissões e de monitorização da poluição atmosférica foram melhoradas através da introdução de equipamentos mais recentes, de sensores portáteis avançados e de estratégias de ligação em rede para aumentar a eficiência e reduzir os custos de funcionamento das estações de monitorização terrestres, e os progressos continuam. No projeto pan-europeu

A região ainda tem lacunas na monitorização, especialmente na medição e análise de partículas finas de PM. Os países da região estão a expandir o quadro político para o controlo da poluição atmosférica. A avaliação e a verificação da conformidade da atual legislação da União Europeia em matéria de qualidade do ar em 2023, por exemplo, resultaram em propostas para reforçar as disposições relativas à monitorização da qualidade do ar, à modelização e aos planos de melhoria para obter um ar mais limpo. Em resultado da verificação de conformidade, as normas de qualidade do ar da União Europeia serão revistas para se alinharem mais estreitamente com as orientações da OMS em matéria de qualidade do ar, que foram atualizadas em 2023.

A Federação Russa está a implementar o Projeto Ar Limpo, que prevê reduções significativas das emissões de poluentes em 12 grandes centros industriais até 2030, bem como a modernização radical do sistema estatal de monitorização da poluição atmosférica nessas cidades. A cooperação deve ser intensificada para que os países da região não pertencentes à União Europeia possam beneficiar da experiência do Plano de Ação Poluição Zero da União Europeia. As concentrações de poluentes atmosféricos e os índices de poluição atmosférica estão disponíveis em tempo real e são publicados em mapas por vários fornecedores, tal como o Serviço Europeu de Monitorização Atmosférica Copernicus (http://atmosphere.copernicus.eu) fornece dados contínuos de satélite e informações sobre a composição da atmosfera. O serviço monitoriza a poluição atmosférica, a energia solar, os gases com efeito de estufa e as alterações climáticas à escala mundial. Os governos devem desenvolver medidas técnicas e organizacionais adicionais para cumprir a meta 3.9 dos Objectivos de Desenvolvimento Sustentável, especialmente no que respeita às partículas finas e ao ozono troposférico. A recolha e análise de dados desagregados por idade e sexo é um passo fundamental para apoiar o desenvolvimento de políticas. As principais medidas são a melhoria e a aplicação das melhores técnicas disponíveis para evitar as emissões de matérias dispersas, óxidos de azoto e hidrocarbonetos provenientes da indústria, a redução das emissões provenientes do tráfego rodoviário (através da aplicação de medidas relativas às normas de emissão Euro-6 e Euro-7) e, por exemplo, a aplicação de normas mais rigorosas aos aparelhos de aquecimento doméstico.

Os governos devem facilitar a reconstituição adequada do Fundo Multilateral para a Aplicação do Protocolo de Montreal e instar os doadores a fazê-lo, a fim de acelerar a eliminação progressiva dos hidroclorofluorocarbonetos em todo o mundo. Os governos devem promover a utilização de métodos normalizados adequados para a monitorização das emissões de poluentes atmosféricos e a disponibilização pública de dados de monitorização na região pan-europeia, bem como reforçar a cooperação e o investimento nacional para colmatar as lacunas

As emissões de substâncias como o dióxido de enxofre (SO2), o monóxido de carbono (CO) e o chumbo (Pb), que constituíam um problema importante na segunda metade do século XX, diminuíram a nível mundial. No entanto, as emissões de outras substâncias, como as partículas, os NOx e o amoníaco (NH3), aumentaram em muitas regiões. Nos últimos 40-50 anos, foram desenvolvidas medidas políticas para reduzir a poluição atmosférica a nível nacional e, através de uma cooperação internacional bem sucedida, por exemplo, através de acordos ambientais multilaterais, várias organizações comprometeram-se com a Iniciativa Ar Limpo de Batumi. No que respeita à região pan-europeia, a Convenção sobre a Poluição Atmosférica Transfronteiriça a Longa Distância (Convenção do Ar), à qual foram assinados vários protocolos, deu início a acções de base científica para resolver os problemas de poluição atmosférica a longo prazo. O Protocolo relativo à redução da acidificação, da eutrofização e do ozono troposférico, tal como alterado, é o principal instrumento para o estabelecimento de limites nacionais de emissão de SO2, NOx, NH3, compostos orgânicos voláteis (COV) e PM2,5 a atingir até 2020 e posteriormente. Uma vez que o carbono negro (fuligem, um poluente climático de vida curta) é uma fração das PM, são também previstos co-benefícios climáticos. Outros protocolos importantes da Convenção sobre o Ar são o Protocolo sobre Metais Pesados e o Protocolo sobre Poluentes Orgânicos Persistentes. Com base nos dados de emissões do Registo Europeu das Emissões e Transferências de Poluentes (E-PTR), a AEA estimou que as emissões de poluentes atmosféricos e de GEE custaram à sociedade cerca de 277-433 mil milhões de euros (2-3% do PIB da UE) em 2022. Das 11 655 instalações que apresentam dados ao E-PRTR, apenas 211 grandes instalações industriais são responsáveis por 50% do custo total dos danos. A qualidade do ar na região pan-europeia continua a ser moderada e insalubre para as populações sensíveis em muitas zonas, especialmente nas zonas urbanas e industriais, apesar de algumas reduções notáveis das concentrações no ar ambiente, e a poluição atmosférica continua a ser considerada como o risco ambiental mais grave para a saúde humana, tal como descrito nos documentos de referência sobre as melhores técnicas disponíveis da União Europeia e seus equivalentes na Federação da Rússia. Atualmente, as partículas, o dióxido de azoto (NO2) e o ozono troposférico (O3) são as substâncias que mais gravemente afectam a saúde humana, mesmo que as concentrações não excedam os valores-limite atualmente estabelecidos.

3. Situação, principais tendências e desenvolvimentos recentes

Nas últimas décadas, a poluição atmosférica na Europa diminuiu, de um modo geral, na União Europeia e na Europa Ocidental e aumentou na Ásia Central e na Europa Oriental, principalmente em resultado do crescimento económico. Os esforços conjuntos das autoridades nacionais e regionais ainda não conduziram aos resultados desejados, uma vez que algumas normas de qualidade do ar ainda são ultrapassadas, especialmente na União Europeia e na Europa Ocidental.

zonas urbanas. Os efeitos a longo prazo na saúde humana das PM2,5 em 41 países europeus foram reduzidos em 13% e a mortalidade prematura foi reduzida para 417 mil casos (4,8 milhões de anos de vida perdidos). Quanto ao NOx, durante o mesmo período, o seu impacto na saúde humana foi reduzido em 54% e a mortalidade prematura foi reduzida para 55 000 casos (624 000 anos de vida perdidos). No entanto, o número de mortes prematuras devido à exposição ao ozono troposférico aumentou cerca de 24% durante este período, para 20 600 (247 000 anos de vida perdidos), possivelmente devido a um aumento das temperaturas médias. Na Federação Russa, o número de cidades com níveis elevados e muito elevados de poluição atmosférica diminuiu em 70% (com base nos índices de poluição atmosférica). O Governo da Federação Russa deu instruções às autoridades de grandes cidades como Moscovo e São Petersburgo para desenvolverem um roteiro para o estabelecimento de limites para os transportes rodoviários altamente poluentes (em conformidade com a norma Euro-3). Outros países da Ásia Central e da Europa Oriental registaram uma evolução semelhante na qualidade dos combustíveis. No Uzbequistão, mais de 50% dos automóveis e camiões particulares utilizam gás natural mais limpo como combustível.

A campanha global Breath is Life, liderada pela OMS, pelo PNUA e pela Coligação para o Clima e o Ar Limpo, foi lançada em 2022, convidando os governos a comprometerem-se a cumprir os objectivos das Diretrizes da OMS para a Qualidade do Ar em 2030. A campanha tem como objetivo reduzir para metade o número de mortes relacionadas com a poluição atmosférica até 2030, ajudando simultaneamente a abrandar as alterações climáticas. Através da Coligação, mais de 70 Estados formaram uma parceria voluntária com organizações intergovernamentais, ONG, cidades e instituições financeiras e empresariais para reduzir as emissões de poluentes climáticos de curta duração (carbono negro, metano, hidrofluorocarbonetos e ozono troposférico).

As recomendações da OMS foram revistas em 2023 e propõem agora níveis de qualidade do ar para seis poluentes relativamente aos quais existem os dados mais actualizados sobre os efeitos na saúde. A adoção de medidas em relação a estes poluentes clássicos - partículas (PM), ozono (OZ), dióxido de azoto (NO2), dióxido de enxofre (SO2) e monóxido de carbono (CO) - tem implicações para outros poluentes nocivos. O segundo Fórum Ar Limpo da União Europeia debateu as diferenças existentes entre as orientações da União Europeia em matéria de qualidade do ar e os seus equivalentes mais rigorosos adoptados pela OMS, bem como as formas de resolver essas diferenças.

O quadro político da União Europeia em matéria de poluição atmosférica compreende três elementos principais: normas de qualidade do ar, limiares de emissão nacionais para os principais poluentes e valores-limite de emissão para as principais fontes de poluição. Uma verificação da conformidade da Diretiva Qualidade do Ar Ambiente da União Europeia69 em 2019 mostrou que nem todos os objetivos da diretiva foram cumpridos e que, em alguns casos, existe uma lacuna significativa no cumprimento das normas de qualidade do ar, o que exige melhorias na legislação em vigor. Em casos específicos, podem ser necessários limiares de emissão mais rigorosos na Diretiva Limiares de Emissão Nacionais ou valores-limite de emissão mais rigorosos na Diretiva Emissões Industriais e Fontes Móveis para cumprir o objetivo político de alcançar todas as normas de qualidade do ar da União Europeia como um primeiro passo para alcançar os seus equivalentes da OMS em 2030. Em 2023, a Comissão Europeia adotou um plano de ação para alcançar a poluição zero. Em 2022, a AEA e a Comissão Europeia desenvolveram o Índice Europeu de Qualidade do Ar, que, com base em dados de monitorização de mais de 2000 estações em toda a Europa, fornece informações em linha sobre a qualidade do ar. O mapa interativo mostra a situação local da qualidade do ar ao nível da estação para cinco poluentes principais: PM2,5, PM10, ozono troposférico, NO2 e SO2.

A nível mundial, a Assembleia Geral das Nações Unidas adoptou a resolução A/RES/74/212 sobre o Dia Internacional do Ar Limpo para Céus Azuis. O PNUA, em cooperação com a Coligação Clima e Ar Limpo e a OMS, coordenou actividades para assinalar o Dia Internacional, a fim de sensibilizar o público, demonstrar a ligação com os Objectivos de Desenvolvimento Sustentável e promover e catalisar soluções para proteger o ar ambiente.

Emissões de poluentes atmosféricos no âmbito do Programa Europeu de Vigilância e Avaliação do Transporte a Longa Distância dos Poluentes Atmosféricos (EMEP) 43 das 51 Partes na Convenção do Ar apresentaram os seus inventários de emissões

Ao mesmo tempo que a qualidade dos dados é muito variável, o que funciona como um fator de incerteza, os peritos e os criadores de modelos estão a trabalhar no desafio de estabelecer uma metodologia harmonizada para a contabilização das emissões. No período de 2000-2022, as tendências das emissões dos principais poluentes (SO2, NOx, NH3, compostos orgânicos voláteis não metânicos, PM10, PM2,5, PMcoarse e carbono negro) revelaram um enfraquecimento significativo da relação com o crescimento económico e um declínio em números absolutos na parte ocidental da região. Os países da Ásia Central e da Europa Oriental registaram um aumento das emissões desde 2000, mas, devido à falta de relatórios fiáveis, estes dados sobre as emissões baseiam-se frequentemente em estimativas de peritos extrapoladas a partir das tendências de crescimento do PIB.

A maior diferença entre o crescimento económico e a produção e as emissões de poluentes atmosféricos nas últimas décadas ocorreu nos sectores da energia e da indústria transformadora. As emissões no sector dos transportes rodoviários e não rodoviários também diminuíram significativamente em resultado de normas de emissão rigorosas estabelecidas a nível da União Europeia e, com algum atraso, na região pan-europeia. Os sectores da agricultura e dos resíduos registaram reduções muito menores das emissões. Os sectores residencial, comercial e institucional não reduziram muito as suas emissões, com exceção das emissões de SO2.

A qualidade do ar urbano, as melhorias na monitorização e comunicação da qualidade do ar nos últimos 15-20 anos permitem avaliar e comunicar as tendências da qualidade do ar de uma forma qualitativa e estatisticamente fiável. Para os Estados-Membros da União Europeia, estão disponíveis dados a longo prazo sobre as concentrações de alguns poluentes atmosféricos regulamentados pela Diretiva da União Europeia relativa à qualidade do ar ambiente. Os países da Ásia Central e alguns países da Europa Oriental comunicam a qualidade do ar utilizando uma metodologia diferente, sob a forma de índices de poluição atmosférica, em que são utilizados três indicadores diferentes para avaliar a qualidade do ar. Estes índices caracterizam tanto a poluição atmosférica a curto prazo como os impactos crónicos da poluição atmosférica na saúde e no ambiente. A avaliação da qualidade do ar na Ásia Central e na Europa Oriental também inclui poluentes específicos para os quais são estabelecidas normas de higiene (mais de 700 substâncias, 160 das quais estão sujeitas a regulamentação estatal). A categoria de qualidade do ar estabelecida pelo conjunto de indicadores tem em conta os principais poluentes para cada cidade avaliada em função das normas. As avaliações dos poluentes específicos que mais afectam os níveis de poluição atmosférica nas cidades são publicadas regularmente na Internet.

As concentrações de SO2 revelam a maior redução dos principais poluentes na região pan-europeia nos últimos 20 anos, com as médias da União Europeia a revelarem uma redução de 70% nas estações de monitorização do tráfego rodoviário e uma redução de 85% nas estações de monitorização das zonas urbanas e industriais.

A diminuição das concentrações de SO2 abrandou nos últimos anos. Em termos de concentrações de NOx no ar ambiente na União Europeia, foi observada uma redução média de 25-35% nos últimos 20 anos em todos os tipos de instalações, com as maiores reduções registadas nas instalações em zonas rurais. Prevê-se que a eliminação progressiva dos motores de combustão interna dos automóveis acelere a redução das concentrações de NOx nas estações urbanas e suburbanas nos próximos 10 anos. Nos últimos 20 anos, as tendências médias anuais para o ozono troposférico na Europa não revelaram alterações significativas ou revelaram um aumento de cerca de 20% nas estações de monitorização do tráfego, com 25% desses locais a apresentarem aumentos de 40% ou mais, enquanto os picos elevados de ozono troposférico diminuíram cerca de 10%, exceto nas estações de monitorização do tráfego. Os aumentos das concentrações médias de ozono foram acompanhados por reduções das emissões de NOx e COV. Desde 2000, as concentrações médias anuais de PM10 na Europa diminuíram 40-50 % em todas as estações, com a maior diminuição nas estações de controlo das zonas industriais, enquanto a diminuição das concentrações de PM2,5 foi de cerca de 30 % (em relação a 2008). Observam-se diferenças regionais nos picos sazonais das concentrações de PM em zonas onde a lenha é principalmente utilizada para aquecimento doméstico, por exemplo, no Sudeste da Europa, na Europa Oriental e na Ásia Central.

Consumo de substâncias que empobrecem a camada de ozono (ECE, indicador de resposta) A eliminação progressiva das substâncias que empobrecem a camada de ozono (ODS) continua, embora algumas utilizações essenciais limitadas, como para fins laboratoriais e de combate a incêndios, ainda sejam permitidas em casos especiais. Desde 2012, os valores do consumo de ODS nos 27 Estados-Membros da União Europeia (produção, mais importações, menos exportações e destruição) têm sido negativos, diminuindo de 343 000 toneladas de capacidade de destruição do ozono (ODP) em 1986. Na Ásia Central e na Europa Oriental, o consumo de ODS diminuiu de 243 para 34 toneladas entre 2014 e 2022, e na Federação da Rússia de 684 para 287 toneladas.

Até à data, as emissões de ODS foram reduzidas em 98% em relação aos níveis de 1990. As obrigações das partes no Protocolo de Montreal incluem a eliminação progressiva da produção e do consumo de substâncias regulamentadas dentro de um prazo específico, a comunicação de dados sobre a produção, a utilização, as importações e as exportações ao Secretariado do Ozono e o estabelecimento de um sistema de licenças para as importações e exportações.

São sugeridas três fontes possíveis de estudos de casos. A primeira é o documento Measures to Green the Post-Pandemic recovery, recentemente publicado pela Coligação para o Ambiente e as Alterações Climáticas, que contém estudos de caso interessantes nas categorias "Transportes e mobilidade, medidas climáticas" - medida 10 (Chisinau), "Transportes, qualidade do ar, medidas climáticas" - medida 11 (Milão, Amesterdão, Ucrânia e Bielorrússia) e "Transportes e mobilidade,

qualidade do ar, medidas de biodiversidade" - medida 13 (Barcelona (Espanha)).
A segunda e a terceira fontes são a Estratégia de Qualidade do Ar 2019-2030 da City of London Corporation e um estudo de caso do Sudeste da Europa como parte do relatório do PNUA, que fornece uma atualização da política regional de qualidade do ar para a região pan-europeia.

B. Alterações climáticas e emissões de gases com efeito de estufa 1. Principais conclusões e recomendações

Apesar dos compromissos de redução das emissões de gases com efeito de estufa assumidos por todos os países da região pan-europeia, as emissões líquidas de gases com efeito de estufa na região continuam a aumentar.

Os esforços e os resultados estão distribuídos de forma desigual na região. As reduções que foram amplamente alcançadas na Europa Ocidental são três vezes inferiores ao crescimento das emissões no resto da região. Os compromissos nacionais assumidos no âmbito do Acordo de Paris foram reafirmados por 35 países da região que fixaram objectivos mais ambiciosos. No entanto, alguns países ainda não dispõem de compromissos quantificáveis firmes ou de mecanismos para acompanhar os progressos no sentido do seu cumprimento, o que resulta em lacunas de dados significativas.

Embora a descarbonização esteja a tornar-se um novo paradigma para a Europa, o fosso entre as palavras e as acções está a aprofundar-se. Entre 2013 e 2023, 29 países da região pan-europeia aumentaram a sua utilização de energias renováveis, mas a região continua fortemente dependente dos combustíveis fósseis, que representam cerca de 78% do consumo final total de energia. O aumento da quota de energias renováveis no cabaz energético tem sido mais lento do que o crescimento do consumo final total de energia na região. A percentagem estimada da população abrangida por estratégias locais de redução do risco de catástrofes (RRC) na região pan-europeia é de cerca de 65%. Apenas 15 países da região comunicaram que todos os seus governos locais estão a aplicar estratégias de RRC ao abrigo da meta 13.1 dos Objectivos de Desenvolvimento Sustentável, enquanto 23 países, que no seu conjunto representam um quarto da população da região, não comunicam dados sobre este indicador, devem reforçar os seus compromissos em matéria de contributos determinados a nível nacional ao abrigo do Acordo de Paris, comprometer-se com objectivos de redução das emissões absolutas a nível da economia e comunicar regularmente os progressos realizados no sentido de alcançar reduções absolutas das emissões.

Os governos devem permitir a mobilização sustentável de fundos a médio e longo prazo para a ação climática, tanto reforçando a utilização dos fundos e mecanismos regionais e mundiais existentes como criando instrumentos financeiros nacionais, devem acelerar a descarbonização reorientando os incentivos ao investimento nas energias renováveis, devem aumentar a sensibilização para os riscos potenciais, incluindo os riscos naturais e, em particular, os riscos relacionados com o clima.

Como parte da ação climática global, todos os países da região pan-europeia se comprometeram a reduzir as emissões de gases com efeito de estufa para evitar que as temperaturas globais aumentem mais de 1,5 °C, tal como estabelecido no Acordo de Paris. De acordo com os dados de 2018 da Agência Internacional da Energia (AIE), apesar da tendência decrescente das taxas de crescimento, o consumo mundial de energia poderá aumentar 30% entre 2017 e 2040. Prevê-se que a energia continue a ser uma das principais fontes de emissões antropogénicas de GEE. A União Europeia definiu a sua estratégia de descarbonização com o objetivo a longo prazo de reduzir, até 2050, as emissões de gases com efeito de estufa em 80-95 % relativamente aos níveis de 1990. Neste contexto, vários Estados-Membros da União Europeia já declararam a sua intenção de eliminar completamente a utilização de hulha e lenhite entre 2025 e 2035. Este objetivo pode revelar-se demasiado ambicioso e difícil para os países que dependem fortemente do carvão. Os países da região encontram-se em situações muito diferentes em termos de reservas de combustíveis fósseis e potencial de energias renováveis, capacidade técnica, padrões de consumo de energia, infra-estruturas e mercados de trabalho e de capitais. O processo de descarbonização está a dar um impulso ao desenvolvimento de novas tecnologias hipocarbónicas e não carbónicas, mas tal não invalida a necessidade de combater a pobreza energética e de assegurar uma transição justa. Para fazer face aos impactos das alterações climáticas, especialmente nas comunidades mais vulneráveis, são necessários programas de adaptação urgentes que sejam sistémicos, multidimensionais e transformadores. As estratégias locais de adaptação estão a ser cada vez mais desenvolvidas em toda a Europa. Mais de 1 900 autoridades locais dos países membros da AEA e dos países cooperantes assumiram compromissos de adaptação no âmbito do Pacto Global de Autarcas para o Clima e a Energia, sendo o próximo desafio a aplicação destas estratégias.

3. Situação, principais tendências e desenvolvimentos recentes

As emissões de GEE na região pan-europeia aumentaram 1% entre 2014 e 2018, enquanto a pegada de carbono média por pessoa aumentou 0,2%. O relatório de progresso da ação climática da União Europeia "Um salto para a neutralidade climática na Europa" afirma que, em 2023, as emissões de GEE foram reduzidas em 24 % em relação aos níveis de 1990 e que a União Europeia continua no bom caminho para cumprir o seu objetivo de redução de 20 % das emissões de GEE. De acordo com a última edição da AIE80, a pandemia de COVID-19 levou a uma redução global de 6% em 2020 das emissões globais de GEE relacionadas com a energia, com a redução máxima registada em abril desse ano. No entanto, as emissões globais foram 2%, ou 60 milhões de toneladas, superiores às registadas no mesmo mês do ano anterior. A nível mundial, o financiamento da luta contra as alterações climáticas aumentou significativamente, mas o investimento em combustíveis fósseis continua a ser mais elevado. Desde 2010, a quota das energias renováveis modernas81 no consumo final de energia a nível mundial tem-se mantido em cerca de 10%. Tendo em conta a utilização tradicional de bioenergia, a

quota de todas as fontes de energia renováveis no consumo final total de energia será de 18%.
O relatório da AIE Net Zero by : a Roadmap for the Global Energy Sector83 apresenta mais de 400 medidas que incluem, a partir de hoje, a ausência de investimento em novos projectos de combustíveis fósseis e de decisões finais de investimento em novas centrais eléctricas a carvão sem captura e armazenamento de carbono. Esta via prevê que, até 2030, o aumento anual da produção de energia solar fotovoltaica atinja 630 GW e a produção de energia eólica atinja 390 GW. Em conjunto, este valor é quatro vezes superior ao nível recorde alcançado em 2020. O roteiro estabelece igualmente o objetivo de pôr termo às vendas de novos veículos de passageiros com motores de combustão interna até 2035 e de o sector da eletricidade mundial atingir emissões nulas até 2040. O roteiro define um grande esforço para melhorar a eficiência energética a nível mundial, o que resultará num aumento médio anual de 4% dos níveis de eficiência energética a nível mundial até 2030, cerca de três vezes superior à média registada nas últimas duas décadas.
Embora a União Europeia tenha estabelecido um novo objetivo de aumentar a quota das energias renováveis no consumo final de energia para, pelo menos, 32% até 2030, os membros da Comunidade da Energia não pertencentes à União Europeia não conseguiram chegar a acordo sobre novos objectivos de descarbonização, energias renováveis e eficiência energética para o período até 2030.
A quota de energias renováveis no sector dos transportes na União Europeia atingiu 10,2% em 202084 , ou seja, foi atingida a meta de 10% de energias renováveis nos transportes até 2020. O desenvolvimento tecnológico está a permitir a transição de veículos movidos a combustíveis fósseis para veículos respeitadores do ambiente. Os veículos eléctricos, combinados com a produção de energia renovável, oferecem grandes perspectivas de descarbonização de uma grande parte do transporte rodoviário. No entanto, os veículos eléctricos representam apenas 0,2% da frota total de veículos da União Europeia e, se a sua quota de mercado continuar a crescer ao ritmo atual, serão necessários cerca de 60 anos para substituir metade da atual frota de veículos de passageiros85. A nível mundial, a quota de energias renováveis no sector dos transportes em 2017 foi de 3,3%, sendo a maior parte constituída por biocombustíveis líquidos, principalmente etanol e biodiesel produzidos a partir de culturas.
A região pan-europeia atrai turistas de todo o mundo e o turismo deixa uma pegada de carbono significativa. Embora a aplicação dos princípios da economia circular ao sector do turismo num país ou numa estância turística individual possa reduzir um pouco esta pegada, a maior parte dela é gerada pelo transporte dos próprios turistas. Entre 2014 e 2023, as emissões de gases com efeito de estufa na União Europeia diminuíram cerca de 12 Mt de equivalente CO2, principalmente na Alemanha, mas as emissões aumentaram em 12 outros Estados-Membros da União Europeia. Os países de elevado rendimento fora da União Europeia também

registaram reduções de emissões, sendo o Reino Unido responsável por 95% das reduções. Na Europa Oriental, a Federação Russa foi responsável pela maior parte do aumento das emissões de gases com efeito de estufa, tendo a Ucrânia reduzido as emissões em mais de 30 milhões de toneladas de equivalente CO2. Na Europa do Sudeste e na Ásia Central, a Turquia e o Cazaquistão são os principais contribuintes para o aumento das emissões de GEE, respetivamente, embora não existam dados disponíveis para alguns países. Quota de energias renováveis no consumo total de energia (indicador do Objetivo de Desenvolvimento Sustentável 7.2.1) A quota de energias renováveis no consumo final total de energia é a percentagem do consumo final de energia derivada de recursos renováveis. Embora o consumo de energia proveniente de fontes renováveis na região pan-europeia tenha aumentado para 1,3 petajoule entre 2014 e 2023, a sua quota permaneceu inalterada devido a um aumento paralelo do consumo de energia proveniente de fontes não renováveis.

A quota das fontes de energia renováveis (FER) no consumo total de energia varia entre 4% na Europa Oriental e na Ásia Central e 18% na União Europeia e na Europa Ocidental. A média para toda a região pan-europeia é de 13%. Apenas a Europa Ocidental registou uma tendência constante de aumento durante o período de cinco anos 2014-2023. Para manter o aumento da temperatura global dentro de 1,5 °C, o aumento anual da quota de energias renováveis na energia primária a nível mundial tem de aumentar de 0,25 % para 2 %86.Proporção de governos locais que adoptaram e implementaram estratégias locais de redução do risco de catástrofes, em conformidade com as estratégias nacionais de redução do risco de catástrofes (indicador do Objetivo de Desenvolvimento Sustentável 13.1.3) O Quadro de Sendai visa aumentar a proporção de governos locais que adoptam e implementam estratégias locais de RRC. De acordo com os dados relativos ao indicador 13.1.3 do Objetivo de Desenvolvimento Sustentável para o período 2015-2023, 31 países da região pan-europeia declararam ter essas estratégias em vigor, abrangendo 41 850 comunidades locais (ver Quadro 27). Mais de 600 grandes cidades na região pan-europeia (de um total de 4.360 cidades em todo o mundo) estão a participar na iniciativa "Tornar as cidades resilientes" coordenada pelo Gabinete das Nações Unidas para a Redução do Risco de Catástrofes. Além disso, 9 919 comunidades locais de 33 países da região pan-europeia estão a participar na iniciativa "Pacto Global de Autarcas para o Clima e a Energia". Em 2022, cerca de 41% da população da UE vive em municípios que assinaram o Pacto Global de Autarcas para o Clima e a Energia.

Tendo em conta as grandes populações de países com estratégias locais de RRC, estima-se que 65% da população da região pan-europeia esteja abrangida por essas estratégias. Mais de 80% estão cobertos na Europa Oriental e do Sudeste, bem como na Europa Ocidental (85%), enquanto na Ásia Central a cobertura é inferior a 26%.

Estocolmo, a capital da Suécia, planeia eliminar progressivamente os combustíveis fósseis até 2040. Como explicado na estratégia da cidade, "Estocolmo tem como objetivo eliminar completamente os combustíveis fósseis até 2040, o mais tardar, eliminando a sua utilização dentro dos limites geográficos da cidade. Ao mesmo tempo, a cidade reconhece que não será fácil eliminar gradualmente a utilização de combustíveis fósseis na aviação e na navegação internacional e que alguns plásticos derivados de minerais fósseis continuarão a ser queimados em centrais de aquecimento em 2040. No entanto, a neutralidade climática ou as emissões líquidas nulas podem ser alcançadas compensando estes efeitos residuais, por exemplo, através do investimento em sumidouros de carbono. A neutralidade climática permite a utilização de combustíveis fósseis, desde que as emissões de CO2 sejam compensadas por medidas que sequestrem carbono ou dióxido de carbono de alguma forma."

De acordo com o plano, até 2040, o sistema de abastecimento de energia e calor da cidade passará completamente do gás natural para o biogás. A empresa de aquecimento urbano decidiu eliminar progressivamente os combustíveis fósseis até 2030. Para aumentar a quota de energias renováveis no sector dos transportes dos actuais 16% para 100% até 2040, a cidade planeia duplicar a capacidade do sistema de transportes públicos e modernizar as infra-estruturas para peões e ciclistas.

O Pacto Global de Autarcas é uma iniciativa lançada pela Comissão Europeia em 2008 para reunir as autoridades locais que se comprometeram voluntariamente com os objectivos climáticos e energéticos da União Europeia. Com cerca de 2.000 cidades já participantes na iniciativa, a Comissão Europeia lançou a iniciativa Pacto Global de Autarcas para o Leste. Atualmente, o Pacto Global de Autarcas para o Clima e a Energia representa o maior movimento de autoridades locais dispostas a ir além dos seus próprios objectivos nacionais em matéria de clima e energia. A iniciativa conta com 9.919 membros de 33 países da região pan-europeia. Durante a Cimeira do Clima de Paris, a Comissão Europeia anunciou a expansão geográfica do Pacto de Autarcas para o Clima e a Energia, abrindo novos escritórios regionais na África Subsariana, nas Américas e no Japão, Índia, China e Sudeste Asiático.

C. Água doce

O acesso a água doce limpa é essencial para uma vida digna e para o desenvolvimento económico. A água é fundamental para a vida, a conservação e a biodiversidade. Além disso, na próxima década e nos anos seguintes, haverá cada vez mais interconexões e tensões crescentes entre a água e outros sectores da economia. Na região pan-europeia, os recursos hídricos estão distribuídos de forma desigual no espaço e no tempo. As alterações climáticas colocam desafios adicionais em termos de padrões de precipitação e temperatura; todos os cenários futuros de alterações climáticas indicam que os extremos hidrológicos serão mais longos, mais frequentes e mais intensos. As alterações climáticas afectam a saúde humana através de muitos fenómenos relacionados com a água: inundações, vagas de calor, secas, doenças transmitidas pela água e alterações da biodiversidade nas zonas húmidas e nos ecossistemas aquáticos. Os impactos destes fenómenos são diferenciados por género, com uma maior vulnerabilidade dos pobres, das mulheres e das crianças.

As pressões antropogénicas reforçam a distribuição assimétrica dos recursos hídricos, degradando a qualidade da água doce e a biodiversidade aquática. Além disso, apesar dos esforços crescentes para limitar as emissões na fonte, a poluição difusa e as descargas de águas residuais urbanas e industriais continuam a ser significativas em muitos locais. Existe também uma preocupação crescente com os poluentes orgânicos persistentes devido aos seus efeitos adversos significativos na saúde pública.

As bacias hidrográficas, os lagos e os aquíferos estão, por conseguinte, expostos a numerosos factores de tensão que põem em perigo o seu estado físico, químico e ecológico e os serviços que prestam. No entanto, os avanços da ciência estão a permitir desenvolver novas soluções e a facilitar o aparecimento de novos processos e tecnologias para combater estes impactos negativos.

O financiamento de projectos hídricos no âmbito da agenda internacional para o clima é limitado; o desenvolvimento de projectos financiáveis é um desafio. Na última década, a qualidade e a eficácia dos modelos de financiamento foram significativamente reduzidas devido a deficiências técnicas e de governação e a crises a nível local e regional. Os desafios crescentes em matéria de gestão da água indicam que as práticas de gestão fragmentadas não são susceptíveis de produzir o efeito desejado a longo prazo. A participação dos intervenientes públicos e privados está a tornar-se um fator crítico para a aplicação de políticas da água bem sucedidas. Tendo isto em conta, um dos principais elementos da boa governação é a informação. A sua granularidade é essencial para melhorar o conhecimento e ligar os níveis micro e macro para facilitar a tomada de decisões informadas. A gestão transfronteiriça de rios, lagos e aquíferos partilhados continua a ser um desafio. O problema é exacerbado quando os países a montante efectuam captações e/ou retenções de água significativas e os países a jusante não dispõem de fontes alternativas de abastecimento de água. Apesar de alguns exemplos positivos, os processos de cooperação e participação na proteção e afetação dos recursos hídricos, bem como outros mecanismos práticos na região pan-europeia, não estão a ser realizados na medida do possível.

Recomendações, a gestão integrada da água deve ser procurada, envolvendo um equilíbrio entre as necessidades humanas de água e a disponibilidade de água para a natureza. A fim de maximizar o impacto na sociedade, incluindo os impactos diferenciados por género e idade, as políticas da água devem ser mais inter e transdisciplinares. Por conseguinte, a interligação entre a água, os alimentos, a energia e os ecossistemas exige uma abordagem política proactiva para a execução de projectos a curto prazo no contexto de uma visão a longo prazo para a região pan-europeia.

Embora já se tenham registado progressos em vários países para reduzir o consumo de água (potável), estes não são suficientes. Quando os recursos de água doce e os ecossistemas aquáticos estão ameaçados, devem ser aplicadas as melhores tecnologias disponíveis para melhorar a situação. Para além das medidas de conservação da água e das abordagens tradicionais de atenuação da poluição, estão a entrar no mercado da água medidas de proteção dos recursos e de utilização mais eficiente da água, que devem ser postas em prática. Por exemplo, na produção de culturas de regadio, a digitalização e as técnicas agrícolas de "precisão" podem ser aplicadas para reduzir a utilização da água e as perdas de produtos agroquímicos. As soluções baseadas na natureza (NBS) podem ser utilizadas na criação de bacias de retenção de água ou na recuperação de zonas ribeirinhas. Foram desenvolvidos novos métodos de avaliação do regime de caudais ambientais.

É necessário trabalhar para validar as possibilidades conceptuais das fontes de abastecimento de água não convencionais. Estes são apenas alguns exemplos de soluções de elevado grau de preparação que podem ser aplicadas na região pan-europeia. A sustentabilidade económica da gestão da água deve ser prosseguida e, neste contexto, são ainda necessários mecanismos de financiamento inovadores. Podem ser utilizados vários instrumentos de financiamento para desenvolver infra-estruturas naturais e artificiais (por exemplo, tarifas equitativas para a água, pagamentos ambientais, mecanismos para o desenvolvimento de infra-estruturas naturais e artificiais).

recuperação de custos e incentivos), mas um quadro jurídico claro é absolutamente necessário para o sucesso. O êxito das actividades tecnológicas e de financiamento exige uma boa governação. Mais frequentemente do que seria de esperar, a implementação efectiva exige participação social e sensibilidade cultural. Além disso, a gestão da água é mais eficaz a nível da bacia hidrográfica. Esta abordagem integrada é ainda mais importante para os rios, lagos e aquíferos transfronteiriços, onde podem ocorrer inundações e secas. A gestão conjunta deve ser orientada para a proteção do ambiente e a partilha de benefícios no âmbito de uma cooperação transfronteiriça eficaz e sustentável nas bacias transfronteiriças, tal como previsto na Convenção

Convenção da CEE sobre a Proteção e Utilização dos Cursos de Água Transfronteiriços e dos Lagos Internacionais (Convenção da Água). O conhecimento desempenha um papel crucial na tomada de decisões e no desenvolvimento da política da água. Por conseguinte, são necessários investimentos na recolha de dados e no tratamento da informação (por exemplo, contas da água, avaliação dos ecossistemas e indicadores). A melhoria contínua das tecnologias de monitorização e comunicação é uma prioridade máxima na perspetiva de um sistema pan-europeu de informação sobre a água. De um ponto de vista antropocêntrico, a utilização sustentável dos recursos de água doce é um desafio permanente. A água potável, a agricultura, a produção industrial, a produção de energia, os transportes e o lazer são apenas algumas das actividades humanas que têm impacto nos recursos hídricos. Existem relações sistémicas e complexas não lineares entre os principais factores, as pressões que actuam nos ecossistemas de água doce, os impactos correspondentes no estado e na qualidade dos recursos hídricos e a ligação aos objectivos políticos. Por conseguinte, as estratégias para a água visam passar do nível setorial para uma abordagem mais integrada da utilização dos recursos. Atualmente, o conceito de gestão dos recursos hídricos implica a integração das políticas alimentar, energética e ambiental, reconhecendo simultaneamente o papel central de ligação da água. Este paradigma exige uma melhor governação da água e conhecimentos científicos para o desenvolvimento e a aplicação de políticas da água eficazes e eficientes, que ocupam um lugar importante a todos os níveis do governo, da sociedade civil, das empresas e de um vasto leque de partes interessadas, a fim de promover os direitos humanos, a igualdade entre homens e mulheres e a redução da pobreza.

A legislação é a base dos sistemas de gestão da água. A política pública promove a utilização sustentável dos recursos de água doce através de medidas de comando e controlo e de medidas para reduzir a poluição na fonte. A União Europeia dispõe de um quadro jurídico abrangente para a proteção dos recursos de água doce, que vai desde a definição de objectivos obrigatórios para o tratamento de águas residuais urbanas até à conservação dos recursos de água doce e à proteção dos ecossistemas aquáticos. A legislação da União Europeia em matéria de gestão da água tem um impacto significativo nos países da região pan-europeia.

Ao mesmo tempo, a poluição por nutrientes, orgânica persistente e tóxica de fontes difusas e pontuais, bem como as pressões hidrológicas e morfológicas, continuam a ocorrer na região pan-europeia, o que dificulta a realização dos objectivos da política da água. O estado ecológico dos rios a um nível mais elevado é determinado por mais do que um fator de impacto; por conseguinte, a proteção da água e os processos de atribuição de água são mais eficazes à escala da bacia hidrográfica. Deve ser dada atenção aos novos poluentes; as novas preocupações em matéria de saúde exigem limites rigorosos e um maior controlo das águas superficiais e subterrâneas para preservar a qualidade da água potável na região pan-europeia.

Para além das pressões existentes na gestão da água doce, as alterações climáticas estão a emergir como um motor essencial da gestão da água. Além disso, embora não sejam diretamente mencionados no Acordo de Paris, os recursos hídricos são fundamentais para a maioria das medidas de adaptação identificadas nos contributos determinados a nível nacional e estão estreitamente ligados a outros domínios prioritários. Os cenários climáticos indicam um aumento da intensidade máxima da precipitação na região pan-europeia, especialmente nas latitudes médias e elevadas, onde os níveis médios de precipitação também aumentarão. A precipitação intensa provoca inundações e os solos impermeáveis (compactação do solo) sem infra-estruturas verdes favorecem as inundações repentinas. Simultaneamente, a escassez de água agravar-se-á a baixas latitudes e a latitudes médias no interior do continente, em especial na zona mediterrânica.

Tal como recentemente salientado, o financiamento é um aspeto fundamental para apoiar a aplicação de políticas e programas, e "embora a água seja um elemento central e um pré-requisito para a adaptação, apenas 5% de todo o financiamento climático e pouco mais de um quinto de todo o financiamento climático dos países desenvolvidos para os países em desenvolvimento lhe são afectados". A situação parece ser a mesma em toda a região pan-europeia, ou ainda pior em países não pertencentes à União Europeia. A questão é que os gestores da água sempre tiveram dificuldades tradicionais em lidar com a recuperação dos custos. Na prática, surgem problemas graves. Na agricultura com utilização intensiva de água, por exemplo, continua a ser necessário identificar medidas adequadas de recuperação de custos e isenções que sejam aceitáveis para a sociedade. Esta não é uma razão para deixar de analisar criticamente a aplicação de incentivos económicos para uma gestão inclusiva e responsável da água. A Diretiva-Quadro da Água da União Europeia (artigo 9.º) tem sido um ponto de partida para reforçar as considerações económicas e os princípios de recuperação de custos no sector da água. No entanto, não é claro em que medida a recuperação de custos contribui exatamente para uma utilização sustentável e equitativa da água.

Neste contexto, convém notar que, embora os recursos hídricos sejam sempre uma questão nacional, a sua gestão é muito mais difícil se os rios, lagos ou aquíferos forem partilhados com outros países. No que diz respeito às águas transfronteiriças, as avaliações diferem frequentemente de Estado para Estado por razões óbvias, mas, em última análise, essas águas são um recurso partilhado. Na região pan-europeia, 52 países partilham rios, lagos e aquíferos transfronteiriços, pelo que a Convenção da Água foi desenvolvida para proporcionar um enquadramento à região, embora os países possam celebrar acordos bilaterais ou multilaterais. A cooperação internacional é essencial em alturas de cheias e secas, quando os países a jusante estão em maior risco e dependem das decisões tomadas nos países a montante. Em geral, os mecanismos de atribuição de água em massas de água transfronteiriças são considerados principalmente numa perspetiva de oferta. No entanto, elementos de análise da procura ou da partilha de benefícios podem complementar as soluções orientadas para a oferta e ajudar a garantir uma gestão integrada dos recursos hídricos.

O desenvolvimento e a implementação de infra-estruturas sustentáveis e de soluções baseadas na natureza (RBF) na conservação da água doce podem trazer múltiplos benefícios para a sociedade, a economia, o ambiente e o bem-estar humano. As FER multifuncionais podem satisfazer as necessidades da sociedade e conservar a biodiversidade, optimizando simultaneamente a utilização dos recursos e limitando as soluções de compromisso. Deve ser assegurado que os princípios da economia cíclica da água sejam considerados prioritários na indústria do turismo e do lazer. O desenvolvimento do turismo que tem em conta a otimização dos recursos hídricos e a recuperação de produtos valiosos tem o potencial de apoiar todos os Objectivos de Desenvolvimento Sustentável. Como observou um investigador, "as ligações e sinergias entre os métodos da economia circular e as metas dos Objectivos de Desenvolvimento Sustentável são mais fortes no caso do Objetivo de Desenvolvimento Sustentável 6 (água potável e saneamento) e do Objetivo 15 (preservação dos ecossistemas terrestres)", que são avaliados a seguir. É importante assegurar que os parâmetros dos serviços de água são definidos em termos de necessidades sectoriais, nomeadamente em termos de alimentação, energia, ecossistemas ou dinâmicas humanas (por exemplo, turismo). As técnicas económicas de ciclo fechado para a reciclagem e reutilização das águas residuais, bem como para a gestão das lamas, são absolutamente necessárias para alcançar o Objetivo de Desenvolvimento Sustentável 6 (água potável e saneamento). A fim de utilizar plenamente as melhores práticas da economia circular, as infra-estruturas terão de ser melhoradas e optimizadas e terão de ser desenvolvidas soluções inovadoras em matéria de infra-estruturas. Um exemplo são as casas de banho equipadas com um dispositivo de recolha de urina para recuperação de fósforo em sistemas descentralizados.

3. Situação, principais tendências e desenvolvimentos recentes Os recursos renováveis de água doce na região pan-europeia estão distribuídos de forma assimétrica. O indicador da captação de água doce como percentagem dos recursos renováveis de água doce caracteriza-se por uma grande variabilidade entre países. Além disso, as alterações climáticas afectarão a maioria dos países onde o abastecimento de água já constitui um problema. Por conseguinte, com exceção da península escandinava e de algumas pequenas zonas da Europa Central, prevê-se que, em cenários pessimistas, os caudais dos rios diminuam em toda a Europa, mas de forma mais grave nos países do Sul. Além disso, o calor anormal aumenta a intensidade e o número de incêndios florestais, que, por sua vez, têm um impacto negativo na recarga dos aquíferos e na qualidade das águas de superfície. Recentemente, mais países do que nunca foram afectados por grandes incêndios florestais, incluindo nos países setentrionais da região pan-europeia (por exemplo, na Federação Russa, os piores incêndios florestais na Sibéria foram registados em 2021; a Suécia registou a pior época de incêndios da sua história em 2018).

Os recursos de água doce e a biodiversidade dos ecossistemas continuam a ser muito importantes em diferentes sub-regiões da região pan-europeia. Mesmo no caso de um indicador secundário como a "proporção de massas de água com boa qualidade da água", em 76 % dos países da região pan-europeia, mais de 60 % das massas de água em 2020 eram caracterizadas por uma "boa qualidade da água". Este indicador não sofreu alterações desde 2017, o que sugere a necessidade de intensificar os esforços para melhorar a qualidade da água. Ao mesmo tempo, se aplicarmos um indicador mais rigoroso para avaliar a qualidade da água, por exemplo, os indicadores utilizados na União Europeia, em 2015, apenas 40% das massas de água de superfície satisfaziam o "bom estado ecológico" e 38% o "bom estado químico". Na União Europeia, o "bom estado químico" das águas subterrâneas apresenta um panorama semelhante.

De facto, o objetivo político original da União Europeia de alcançar um "bom estado ecológico" para todas as massas de água não foi cumprido, tendo o prazo sido adiado para um máximo de 2027.

Apesar destas ameaças, as áreas de biodiversidade aquática estão distribuídas de forma desigual pelas sub-regiões da Europa e os impactos hidromorfológicos associados às instalações de gestão da água existentes ou planeadas continuam a criar pressões ambientais. Além disso, os fenómenos meteorológicos extremos, em particular as inundações, podem provocar acidentes provocados pelo homem e uma grave poluição da água. A indústria mineira é um exemplo de como os fenómenos meteorológicos extremos podem conduzir a acidentes provocados pelo homem em vários países da região pan-europeia (por exemplo, Cazaquistão, Roménia e Tajiquistão). Os acidentes têm potenciais impactos transfronteiriços, mas os impactos transnacionais são frequentemente ignorados nos planos de gestão das bacias hidrográficas, apesar de a Convenção da CEE sobre os Efeitos Transfronteiriços de Acidentes Industriais e a Convenção da Água exigirem planos de emergência e medidas para minimizar o risco de poluição acidental em bacias transfronteiriças. O acesso a um abastecimento seguro de água potável na região pan-europeia é, em média, superior a 70%, sem alterações significativas nos últimos anos. Os níveis mais elevados registam-se nas sub-regiões da União Europeia e da Europa Ocidental (98% e 99%, respetivamente). Na sub-região da Ásia Central, a média é inferior mas ainda elevada (70%).

Este facto pode explicar por que razão o acesso a sistemas de abastecimento de água potável que cumprem os requisitos de segurança aumentou 10% a nível mundial entre 2000 e 2015, mas não mais de 4% na região pan-europeia durante o mesmo período. Além disso, a monitorização da presença de novos contaminantes, como certos medicamentos para animais e humanos, retardadores de chama bromados, microplásticos e revestimentos biocidas antivegetativos, tem de ser reforçada na região pan-europeia. No entanto, dados mais pormenorizados indicam assimetrias adicionais a nível nacional. Os países da região pan-europeia apresentam diferenças significativas em termos de serviços de saneamento e de sistemas de recolha e tratamento de águas residuais. Com efeito, prevê-se que, em média, 38% da população, ou seja, 344 milhões de pessoas, na região pan-europeia não tenha acesso a saneamento seguro, variando a situação entre as sub-regiões. Embora a União Europeia e a Europa Ocidental apresentem taxas mais elevadas (mais de 90%), a situação é muito pior na Europa Oriental e no Sudeste da Europa. Além disso, o envelhecimento das infra-estruturas de esgotos implica custos adicionais consideráveis. A União Europeia calcula que o investimento anual necessário para reabilitar e construir novas estações de tratamento de esgotos e de águas residuais é de cerca de 25 mil milhões de euros. Os dados resumidos relativos à Europa Oriental e à Ásia Central indicam necessidades ainda mais elevadas. Por último, as fontes de água não convencionais deveriam ser mais amplamente utilizadas; a reciclagem de esgotos ou de águas residuais domésticas parece ser uma estratégia comum apenas para poupar água. De facto, na União

Europeia, a taxa de reciclagem de águas residuais tratadas foi inferior a 3 %. Podem ser consideradas outras fontes não convencionais de água em zonas áridas (por exemplo, águas residuais domésticas, recolha de águas pluviais e atmosféricas, dessalinização de águas de baixa salinidade), mas as medidas de eficiência hídrica devem ser consideradas em primeiro lugar. As novas acções no domínio da relação água-energia-alimentos estão repletas de riscos. O sector da produção alimentar desempenha um papel crítico do ponto de vista social e merece uma atenção especial. A luta contra a poluição difusa na agricultura tem sido lenta; mais de 18% da área de águas subterrâneas ainda apresenta concentrações excessivas de nitratos. A ligação entre os fluxos ambientais e as práticas agrícolas de regadio é um exemplo de como podem ser difíceis as soluções de compromisso não excessivas. A retirada excessiva de água subterrânea enfraquece a capacidade do aquífero para mitigar os efeitos das secas inter-anuais ou frequentes. Por conseguinte, a melhor estratégia consiste em utilizar tecnologias inteligentes e sistemas de gestão da água mais eficientes. Deve ser incentivada a introdução de culturas eficientes do ponto de vista hídrico, técnicas de redução da transpiração, agricultura de precisão e digitalização, a utilização de reservatórios para fins agrícolas e a recolha de águas pluviais para irrigação. No entanto, as técnicas de adaptação devem ser incentivadas na mesma medida que as técnicas de redução das emissões, e os agricultores estão ansiosos por adotar estas técnicas.

Outras soluções para além da agricultura estão também a tornar-se rentáveis, entre as quais as soluções baseadas na natureza para a proteção da água doce e a conservação da biodiversidade, que estão a ganhar popularidade. Os ROPF podem desempenhar um papel importante na proteção das bacias hidrográficas naturais contra a poluição difusa, catalisando benefícios sociais e integrando paisagens, incluindo em zonas urbanas A crise climática pode ser descrita, em grande medida, como uma crise da água, pelo que uma boa gestão da água é cada vez mais urgente. Uma boa governação da água implica uma abordagem participativa e transparente, especialmente quando se trata de encontrar soluções mutuamente aceitáveis entre diferentes sectores ou - o que é ainda mais relevante - entre países. No caso das águas transfronteiriças na região pan-europeia, todas as massas de água partilhadas são reguladas por disposições existentes em apenas 20 países, dos quais apenas 19 são Estados Partes na Convenção da Água. É de salientar que a maioria dos países afirma que esses acordos incluem as águas subterrâneas, mas não é evidente até que ponto a gestão conjunta dos aquíferos transfronteiriços é eficaz.

A informação espacial, setorial e temporal é crucial para gerar conhecimentos, desenvolver estratégias e monitorizar as acções no domínio da água. Por conseguinte, a gestão dos recursos hídricos implica dados e informações actualizadas, transparência e diálogo entre o governo e as partes interessadas. Verifica-se uma tendência positiva na região pan-europeia para as tecnologias da informação e da comunicação ligarem a ciência à política. Muitos sistemas de informação geográfica estão bem implantados a nível das bacias hidrográficas individuais, embora haja ainda muito a fazer, em especial a nível transfronteiriço. A nível nacional, existe informação pormenorizada a diferentes níveis na região pan-europeia; realidades territoriais heterogéneas em vários países podem esconder deficiências na gestão da água a nível local e regional, o que exige estatísticas sobre a água. Outras dificuldades decorrem de razões conceptuais: a avaliação ecológica da qualidade da água e a determinação das cargas hidromorfológicas exigem conhecimentos que ainda não estão disponíveis em algumas regiões.

Serviços relacionados com a água, incluindo a água e o saneamento (indicadores selecionados dos Objectivos de Desenvolvimento Sustentável) Os indicadores 6.1.1 (proporção da população que utiliza serviços de água potável) e 6.2.1 (proporção da população que utiliza saneamento seguro...) dos Objectivos de Desenvolvimento Sustentável pertencem a um grupo de indicadores que foram identificados para garantir a disponibilidade e a utilização sustentável da água e do saneamento para todos (Objetivo 6). Em particular, o indicador 6.1.1 visa contribuir para alcançar o acesso universal e equitativo a água potável segura e a preços acessíveis para todos até 2030 (meta 6.1), enquanto o indicador 6.2.1 é utilizado para contribuir para o acesso universal e equitativo a saneamento adequado para todos até 2030 e para acabar com a defecação ao ar livre, com especial atenção às necessidades das mulheres e raparigas e das pessoas em situações vulneráveis (meta 6.2). Com base na informação disponível na Global SDG Indicators Database128 , que contém dados globais, regionais e nacionais e metadados sobre indicadores oficiais, foram calculados valores médios para estes indicadores para cada uma das sub-regiões do espaço pan-europeu. Note-se que, para garantir a coerência temporal com os restantes indicadores analisados nesta avaliação, optou-se por selecionar 2017 para a análise, uma vez que existe informação disponível para todos os indicadores, com exceção do indicador 15.3.1 do Objetivo de Desenvolvimento Sustentável (rácio entre a área de terra degradada e a área total de terra), para esse ano, pelo que a avaliação dos indicadores tem períodos de tempo idênticos ou semelhantes, garantindo assim a coerência temporal da análise. Ao mesmo tempo, para alguns indicadores, quando disponíveis, como no caso dos indicadores 6.1.1 e 6.2.1, foram calculados os últimos valores disponíveis na base de dados de indicadores dos ODS (ou seja, para 2020) para identificar qualquer tendência nos valores durante este período, com uma tendência de melhoria apenas para o indicador 6.2.1 em todas as sub-regiões, exceto na Ásia Central, onde faltam dados.

Os países com a maior proporção de população ligada a estações de tratamento de águas residuais (mais de 90%), a maioria dos países para os quais existe informação disponível, situam-se acima dos 70%. Os valores mais baixos registam-se no Azerbaijão e em

Albânia (20% e 17%, respetivamente, em 2017). No entanto, alguns países não forneceram informações e mesmo o termo "tratamento de água" é entendido de forma ambígua devido a diferenças no grau de tratamento ou à falta de certezas claras sobre a presença de sistemas descentralizados no terreno. No entanto, é possível identificar uma tendência global de melhoria em comparação com a situação de há dez anos, com uma tendência de estabilização nos últimos anos. Qualidade e quantidade da água doce (indicadores selecionados dos Objectivos de Desenvolvimento Sustentável) O indicador 6.3.2 (percentagem de massas de água com boa qualidade da água) também pertence ao grupo de indicadores que foram identificados para o Objetivo de Desenvolvimento Sustentável 6. Especificamente, este indicador visa contribuir para a melhoria da qualidade da água até 2030, reduzindo a poluição, eliminando a descarga de resíduos e minimizando a libertação de produtos químicos e materiais perigosos, reduzindo para metade a proporção de águas residuais não tratadas e aumentando significativamente a reciclagem e a reutilização segura das águas residuais em todo o mundo (objetivo 6.3). Este indicador regista a percentagem de massas de água (rios, lagos e águas subterrâneas) num país com uma boa qualidade ambiental da água. Para efeitos de relatório global, a qualidade global da água é avaliada com base num índice que inclui dados sobre cinco grandes grupos de parâmetros (oxigénio, salinidade, azoto, fósforo e acidificação), a partir dos quais é possível avaliar se há indícios de uma deterioração grave da qualidade da água, incluindo na região pan-europeia; a metodologia inclui medições in situ destes parâmetros de qualidade das águas superficiais e subterrâneas. Com base nas informações disponíveis, verificou-se que não existiam dados disponíveis para vários países da região pan-europeia. Por conseguinte, decidiu-se apresentar apenas os valores disponíveis. Verifica-se uma tendência global para a estabilização da proporção de massas de água com boa qualidade no ambiente. A meta 6.5 dos Objectivos de Desenvolvimento Sustentável visa alcançar uma gestão integrada dos recursos hídricos a todos os níveis até 2030, incluindo através da cooperação transfronteiriça, quando apropriado. O indicador 6.5.2 mede a segunda parte do objetivo 6.5, caracterizando a proporção da área da bacia hidrográfica transfronteiriça abrangida por acordos de cooperação transfronteiriça no domínio da água em vigor. Os acordos são considerados "operacionais" se existir um organismo conjunto, reuniões entre países e intercâmbio de informações pelo menos uma vez por ano, e planos ou objectivos de gestão conjuntos e coordenados para a(s) bacia(s).

Soluções baseadas na natureza - da proteção das bacias hidrográficas à gestão das inundações: dois exemplos diametralmente opostos Um tipo de investimento que não tem recebido atenção suficiente centra-se na proteção das bacias hidrográficas, na gestão sustentável e na recuperação das bacias hidrográficas. Trata-se de infra-estruturas naturais que podem filtrar e recarregar a água para abastecer as cidades e outros utilizadores, incluindo os agricultores, a indústria e o próprio ambiente. A utilização do solo nas bacias hidrográficas é um fator importante para determinar se estas são saudáveis e podem prestar estes serviços ambientais. Em média, as bacias hidrográficas na Europa foram afectadas à restauração e conservação

5,5 mil milhões de euros por ano, e estima-se que 99% do financiamento destes investimentos provém de fontes públicas. Alguns prestadores de serviços de água e cidades estão a colaborar com as partes a montante nas bacias hidrográficas das suas fontes de água, procurando ajudar a alterar as práticas agrícolas e florestais ou a criar zonas húmidas artificiais. No entanto, esses investimentos continuam a ser limitados devido a barreiras regulamentares, à perceção do elevado risco dessas actividades ou a uma falta geral de compreensão do que pode ser conseguido com esses investimentos. As soluções baseadas na natureza (NBS) podem ser uma abordagem viável para apoiar os esforços de proteção dos recursos de água potável em muitas cidades. De acordo com uma análise recente, estas soluções têm um vasto potencial, com 63 cidades a demonstrarem um elevado potencial de viabilidade para, pelo menos, um tipo de ROPF e de poluente. As alterações climáticas, a compactação do solo e os riscos de inundação podem ser abordados com ROPFs e o envolvimento dos cidadãos. A bacia do rio Glinsčica, na Eslovénia, situa-se dentro dos limites da cidade de Liubliana. A expansão de Liubliana aumentou a área de superfície impermeável no vale da bacia do rio Glinsčica, o que, combinado com a subida dos níveis das águas subterrâneas e o aumento da precipitação intensa, resultou em inundações periódicas em partes da cidade. Foi iniciado um processo de conceção para desenvolver ROPFs que reduzissem eficazmente o risco de inundação e abordassem outras questões sociais

com os utilizadores para recolher informações sobre a perceção de risco da população e das instituições da zona. Para este efeito, foram realizados workshops para captar as percepções de risco da população. As partes interessadas foram depois envolvidas no desenvolvimento e avaliação conjuntos de um modelo dinâmico para medir a eficácia do ROPF na gestão das inundações num cenário de manutenção do status quo, permitindo que os participantes do workshop considerassem o efeito potencial de medidas específicas em termos de redução do risco de inundação e de co-benefícios.

D. Águas costeiras, ecossistemas marinhos e mares

A poluição marinha de origem terrestre (por exemplo, nutrientes, plásticos, produtos químicos) e marinha (por exemplo, plásticos, petróleo) continua a ser um problema premente na maioria das regiões marinhas. O lixo das praias e o lixo marinho, para o qual o plástico contribui em grande medida, são reconhecidos como uma grave ameaça global para os ecossistemas costeiros e marinhos na maioria das zonas, incluindo zonas remotas e escassamente povoadas como o Mar de Barents. As alterações induzidas pelo clima nos ecossistemas costeiros e marinhos incluem um aumento da temperatura da superfície do mar de cerca de 0,2 °C por década no Atlântico Norte e de 0,5 °C por década no Mar Negro (desde 1981) e uma diminuição observada dos valores do pH das águas superficiais (ou seja, acidificação) de cerca de 0,02 unidades de pH por década nas regiões marinhas em torno da União Europeia (e nos oceanos em geral), com exceção das variações nas zonas costeiras, cuja natureza do impacto está ainda por determinar. No entanto, a cobertura das zonas marinhas protegidas (AMP) em 20 dos 37 países costeiros da região pan-europeia está aquém do objetivo 11 das Metas de Aichi da

Convenção sobre a Diversidade Biológica (pelo menos 10% das zonas costeiras e marinhas cobertas por medidas de conservação), situando-se em 6,7% no conjunto da região pan-europeia. A proporção de unidades populacionais de peixes sustentáveis varia consideravelmente em termos geográficos. As unidades populacionais de peixes no Mediterrâneo e no mar Negro continuam a ser objeto de sobrepesca significativa, ao passo que o Atlântico Nordeste e o mar Báltico mostram sinais de recuperação devido a melhores decisões de gestão. Uma abordagem ecossistémica holística da gestão das águas costeiras e dos ecossistemas marinhos, que tem em conta os efeitos combinados de múltiplas pressões, reúne gradualmente os aspectos sociais, económicos e de governação. Esta abordagem é aplicável tanto à utilização do ROPF na construção de infra-estruturas sustentáveis para reforçar a resiliência costeira e as funções de resiliência climática, como à transição para o turismo azul sustentável como um elemento da recuperação pós-pandemia de COVID.

Os governos a todos os níveis (local, nacional e regional) devem tomar medidas urgentes para reduzir as principais pressões, a fim de travar a degradação das águas costeiras, dos ecossistemas marinhos e dos mares. As alterações climáticas, a perda de biodiversidade e as ameaças de poluição estão indissociavelmente ligadas e constituem uma "tripla crise planetária".

São necessários esforços adicionais para atingir o nível de referência de 10% das zonas costeiras e marinhas na região pan-europeia, em especial na Europa Oriental e do Sudeste. A maioria dos países da União Europeia já atingiu este nível.

As águas costeiras, os ecossistemas marinhos e os mares, os indicadores conexos e os fluxos de dados devem ser incluídos como um tema separado no conjunto de indicadores ambientais da CEE. Deve ser considerada a utilização de novos desenvolvimentos promissores em matéria de dados (por exemplo, observações da Terra, inteligência artificial, monitorização pelos cidadãos, modelos e novas medições in situ) para melhorar a cobertura espacial e temporal, incluindo a necessidade de dados de séries cronológicas longas para compreender os impactos das alterações climáticas. Os decisores políticos devem intensificar os esforços para complementar os inventários de vários componentes do lixo das praias e do lixo marinho com informações sobre a composição e as fontes do lixo, a fim de permitir o desenvolvimento de medidas mais eficazes. Em especial, devem ser envidados esforços conjuntos em áreas onde foi reconhecida a necessidade de ação a nível sub-regional, como o Mar Cáspio, para o qual não existem informações fiáveis sobre a presença ou a quantidade de lixo descarregado no ambiente costeiro ou marinho. Os oceanos desempenham um papel fundamental como reguladores do clima e amortecedores dos efeitos das alterações climáticas, em detrimento da sua produtividade e da saúde dos ecossistemas marinhos. A degradação generalizada das águas costeiras, dos ecossistemas marinhos e dos oceanos é uma manifestação clara da tripla crise planetária e das ameaças estreitamente ligadas às alterações climáticas, à perda de biodiversidade e à poluição. A nível mundial, dois terços dos oceanos são significativamente afectados por actividades antropogénicas que criam múltiplas pressões, que vão desde o aporte excessivo de nutrientes e substâncias perigosas (incluindo plásticos, microplásticos e nanoplásticos), a pesca insustentável (incluindo a pesca ilegal, não declarada e não regulamentada (INN)) e a destruição de habitats através do desenvolvimento costeiro (incluindo o turismo) até à extração de recursos naturais. Outras alterações ambientais prejudiciais resultantes das alterações climáticas incluem o aquecimento dos oceanos, a acidificação e a desoxigenação dos oceanos, que afectam negativamente a diversidade e a abundância das espécies marinhas.

A "economia azul", que está em constante crescimento e coloca desafios à sustentabilidade ambiental, inclui actividades geradoras de rendimento baseadas no oceano, como a pesca de espécies alimentares, a navegação, a extração mineira nos fundos marinhos, a prospeção e exploração de hidrocarbonetos ao largo, o turismo e o lazer. O interesse pela extração mineira nos fundos marinhos está a crescer e é alimentado, em parte, pela procura crescente de minerais e de elementos de terras raras, em especial o cobalto, necessário para as baterias dos veículos eléctricos, que é uma das medidas para atenuar as alterações climáticas. A natureza sistémica destes desafios cria uma necessidade urgente de abordagens de gestão integradas e baseadas nos ecossistemas, apoiadas por avaliações e análises espacialmente orientadas de múltiplos factores e impactos cumulativos.

Apesar das caraterísticas ambientais e socioeconómicas específicas e das estruturas de governação das regiões marinhas pan-europeias, podem ser identificadas algumas semelhanças entre as principais tendências e desafios que enfrentam. A avaliação utiliza uma abordagem combinada, associando os conhecimentos existentes a nível das regiões marinhas aos dados nacionais comunicados no âmbito do Objetivo de Desenvolvimento Sustentável 14 "Conservar e gerir os oceanos, mares e recursos marinhos para o desenvolvimento sustentável".

A área pan-europeia inclui 37 Estados-Membros costeiros da CEE e as seguintes regiões marinhas: Mar Báltico, Mar Negro, Mar Cáspio, Mar Mediterrâneo e Nordeste do Oceano Atlântico. Com exceção do Mar Cáspio, foi acumulado um grande volume de conhecimentos e informações sobre estas regiões marinhas através de publicações e do trabalho de indicadores realizado pela AEA e pelos órgãos diretivos ou executivos das convenções marítimas regionais.

Outras (sub)regiões marinhas incluídas na avaliação, como o mar de Aral, o mar de Barents, o mar da Sibéria Oriental, o mar do Norte e o mar da Noruega, não são objeto de uma análise sistemática. As informações sobre o mar Cáspio constam principalmente do relatório da Convenção de Teerão sobre o estado do ambiente no mar Cáspio. Dos 37 países costeiros da região pan-europeia, 22 são Estados-Membros da União Europeia. O novo relatório ambiental sobre o mar Cáspio é importante enquanto instrumento para medir a saúde dos ecossistemas e travar a perda de biodiversidade em todos os ecossistemas, incluindo os ecossistemas marinhos.

Estratégia da União Europeia para a Biodiversidade 2030. Paralelamente, foi adoptada a Diretiva-Quadro "Estratégia Marinha", uma decisão da Comissão destinada a alcançar ou manter um estado ambiental adequado nos quatro mares regionais da União Europeia através da proteção e recuperação do meio marinho e da eliminação progressiva da poluição. A diretiva relativa ao ordenamento do espaço marinho contribui de forma decisiva para a aplicação da diretiva-quadro "Estratégia Marinha" nos aspectos relacionados com a utilização e a gestão do espaço oceânico. Existe uma ligação direta entre o tema das águas costeiras, dos ecossistemas marinhos e dos mares e os dois temas da Conferência. Por exemplo, a utilização do ROPF na construção de infra-estruturas sustentáveis melhora a resiliência costeira global e a resiliência climática da zona costeira. Ao mesmo tempo, esta abordagem responde a múltiplos desafios, como a subida do nível do mar, a defesa contra as inundações e a erosão costeira que conduzem à perda de terras, bens e meios de subsistência, e harmoniza o desenvolvimento costeiro com a proteção do habitat e do ambiente.

Com mais de metade dos hotéis turísticos da União Europeia localizados em zonas costeiras, o turismo marinho e costeiro é a espinha dorsal da economia azul, em especial na região mediterrânica, que representa cerca de um terço do turismo mundial. A pandemia de COVID-19 teve um impacto grave nas perspectivas do turismo marinho e costeiro, bem como em muitos outros sectores estreitamente relacionados, mas a recuperação da pandemia de COVID-19 irá alimentar as ambições e tendências no sentido de um turismo mais sustentável.

A poluição dos mares de origem terrestre inclui as descargas de resíduos domésticos, principalmente sob a forma de lixo plástico, esgotos e resíduos de actividades industriais. Os avultados investimentos em projectos de grande escala e a construção de estações de tratamento de águas residuais novas ou modernizadas conduziram a uma redução global das descargas de águas residuais não tratadas nos mares, em especial em partes dos mares Negro, Cáspio e Mediterrâneo. Os mares Báltico e Negro, semi-fechados, têm sido historicamente conhecidos pela sua elevada suscetibilidade à eutrofização, o enriquecimento da água com azoto e fósforo biogénicos devido à troca limitada de água com mares externos.

O lixo marinho contaminante inclui o lixo das praias e o lixo flutuante, o lixo do fundo do mar, o lixo no biota e o micro lixo, representado por pedaços de plástico com menos de 5 mm de diâmetro, conhecidos como microplásticos. Os microplásticos estão a tornar-se uma preocupação crescente, uma vez que se acumulam na cadeia alimentar, constituindo assim um risco para a biota marinha e para a saúde humana. A presença de lixo marinho é observada em toda a zona pan-europeia, incluindo a região pouco povoada do Mar de Barents. Com exceção do Atlântico Nordeste, onde o lixo marinho tem igual importância, a maior parte do lixo provém de fontes terrestres. Não existem informações fiáveis sobre a quantidade de lixo descarregado no ambiente costeiro ou marinho do mar Cáspio, apesar da gravidade do problema.

Uma das principais pressões que afectam a sustentabilidade, a saúde, a produtividade e a resiliência dos ecossistemas marinhos é a pesca. A sobre-exploração das unidades populacionais comerciais de peixes e crustáceos continua em todas as regiões marinhas da zona pan-europeia. O estado das pescas no nordeste do Oceano Atlântico e no Mar Báltico melhorou consideravelmente, com sinais claros de recuperação das unidades populacionais comerciais de peixes e moluscos. No Mediterrâneo e no mar Negro, contudo, a situação continua crítica e não mostra sinais de melhoria. Esta situação deve-se ao aumento da pressão da pesca, a lacunas significativas nos conhecimentos sobre o estado das unidades populacionais de peixes e moluscos e a dificuldades, no Mediterrâneo, na aplicação de medidas de gestão das unidades populacionais comuns. No mar Cáspio, as unidades populacionais de peixes também estão a diminuir devido à sobrepesca e à pesca não regulamentada. A pesca IUU é um dos factores que afectam negativamente as economias locais e os meios de subsistência costeiros e ameaçam os ecossistemas marinhos.

A biodiversidade marinha está em declínio acentuado, sendo a taxa de declínio superior à das espécies terrestres. As avaliações da Lista Vermelha para as regiões marinhas da União Europeia mostram que, de 1 196 espécies marinhas, 9% estão ameaçadas de extinção e 3% estão quase ameaçadas. As aves, os mamíferos e as tartarugas estão particularmente ameaçados, com mais de 20% das espécies em risco de extinção. Foram reconhecidas como ameaçadas 18 espécies de esturjão incluídas na lista vermelha em toda a Europa e Ásia. A beluga do Mar Cáspio consta da lista de espécies criticamente ameaçadas, juntamente com todas as outras espécies de peixes do Cáspio com importância comercial, que são grandes produtores de caviar selvagem. A resiliência dos ecossistemas marinhos é ainda mais reduzida devido às alterações de temperatura e à diminuição do teor de oxigénio dos oceanos, bem como à acidificação dos oceanos em resultado das alterações climáticas antropogénicas. Estas alterações das condições ambientais indicam que estão a ocorrer mudanças sistémicas significativas nas regiões marinhas da União Europeia 150. O aumento da temperatura da superfície do mar está a alterar a distribuição, a abundância e a sazonalidade das espécies151 , afectando as cadeias alimentares marinhas. A sensibilização para o papel dos oceanos no cumprimento dos objectivos climáticos está a aumentar a nível político e cada vez mais governos se comprometem com programas oceânicos de maior escala. A Estratégia de Biodiversidade da União Europeia para 2030 sublinha a necessidade de aumentar a cobertura de conservação das zonas marinhas da União Europeia para 30%, criando corredores ecológicos para ajudar a inverter a perda de biodiversidade e contribuir para a atenuação das alterações climáticas e a resiliência. Além disso, o Plano de Recuperação da Natureza da União Europeia inclui uma proposta de tratados de recuperação juridicamente vinculativos. A nível mundial, 51 países, incluindo 17 países membros da CEE, comprometeram-se a proteger pelo menos 30% das áreas marinhas até 2030 através da iniciativa "30%

até 2030" Aliança Mundial para a Proteção dos Oceanos.
Na sequência de um processo participativo (3.º Fórum Internacional sobre a Governação dos Oceanos, abril de 2021), a União Europeia lançou uma revisão da sua Agenda Internacional para a Governação dos Oceanos, que é parte integrante do Pacto Ecológico Europeu e da medida da União Europeia para alcançar o Objetivo de Desenvolvimento Sustentável 14 (sobre os ecossistemas marinhos). Outras iniciativas a nível regional ou mundial têm por objetivo aumentar a sensibilização para a poluição causada pelo lixo marinho, a economia azul sustentável e os esforços ambientais. A compreensão dos problemas marinhos continua a melhorar graças à implantação de sensores inovadores e de plataformas de observação autónomas que reforçam os programas de observação através de uma melhor coordenação e integração.
4. Indicadores O Objetivo de Desenvolvimento 14 apela à criação de um sistema adequado de indicadores para uma avaliação pan-europeia das águas costeiras, dos ecossistemas marinhos e dos mares.
Poluição marinha: densidade do lixo nas praias Este indicador reflecte o número de unidades de lixo por cada 100 metros de praia nas regiões marítimas da União Europeia. Não existem dados disponíveis para o Mar Cáspio. Os dados são obtidos a partir da base de dados Marine Litter Watch da AEA, que funciona segundo os princípios da ciência cidadã. Os valores são coerentes com as densidades de lixo nas praias registadas nas avaliações regionais, em especial no Mar Báltico e no Mar Negro. O plástico é o tipo de lixo mais comum e representa cerca de 70-83 % do lixo marinho e, nalgumas zonas, mais de 90 %. A maioria das avaliações não permite tirar conclusões sobre as tendências ao longo do tempo na dinâmica da poluição do lixo marinho. A maioria das avaliações não permite tirar conclusões sobre as tendências ao longo do tempo da dinâmica da poluição do lixo marinho, o que se deve a limitações dos inquéritos e a problemas metodológicos na interpretação dos dados relativos ao lixo marinho. A abundância de lixo nas praias depende muito das correntes de água, dos ventos dominantes e da exposição da praia.
Indicador 14.4.1 dos Objectivos de Desenvolvimento Sustentável das Nações Unidas (FAO) (proporção de unidades populacionais de peixes dentro de limites biologicamente sustentáveis), que mede a sustentabilidade das pescarias marinhas pela abundância de unidades populacionais de peixes dentro de limites biologicamente sustentáveis, complementado por dados relativos a quatro regiões marinhas da União Europeia sobre a proporção de unidades populacionais avaliadas que cumprem os critérios básicos de bom estado ambiental (BEA) estabelecidos na Diretiva-Quadro Estratégia Marinha . Uma unidade populacional de peixes cuja abundância é igual ou superior ao rendimento máximo sustentável é classificada como biologicamente sustentável. Inversamente, quando a abundância de uma unidade populacional não atinge o nível do rendimento máximo sustentável, a unidade populacional é considerada biologicamente insustentável.

As unidades populacionais de peixes no Mediterrâneo e no Mar Negro continuam a ser objeto de sobrepesca significativa, enquanto o Nordeste do Oceano Atlântico e o Mar Báltico mostram sinais de recuperação devido a melhores decisões de gestão. Impactos das alterações climáticas: acidez média (pH) da água do mar medida num grupo acordado de estações de amostragem representativas Este indicador combina os dados comunicados pelos países costeiros da ECE ao abrigo do indicador 14.3.1 dos Objectivos de Desenvolvimento Sustentável (acidez média (pH) da água do mar medida num grupo acordado de estações de amostragem representativas) e comparados com a média anual global do pH do oceano de superfície. Este indicador é utilizado para monitorizar o sistema de carbono através da medição de quatro parâmetros: pH, carbono total dissolvido, pressão parcial de dióxido de carbono e alcalinidade total. Cabe ao governo de cada país decidir quais os locais de medição a selecionar, desde que as medições sejam feitas regularmente nos mesmos locais para registar as alterações nos valores dos parâmetros. Os valores agregados a nível regional podem ser obtidos quando os valores tiverem sido comunicados por pelo menos metade dos países costeiros.

As observações da acidificação dos oceanos nos últimos 35 anos indicam um aumento da acidez dos oceanos de 0,052 unidades de pH. À escala nacional, a tendência é mais complexa e apresenta grandes variações na zona costeira. São necessárias observações a longo prazo para detetar sinais de acidificação dos oceanos, especialmente nas zonas costeiras. Valores médios anuais globais de pH oceânico à superfície do Serviço de Monitorização Marinha Copernicus, com base num método de reconstrução que utiliza dados in situ e de deteção remota e relações empíricas, Impactos das alterações climáticas: anomalia da temperatura média da superfície do mar, que reflecte a temperatura média anual da superfície do mar (em °C) correlacionada com a temperatura média do oceano global e dos quatro mares europeus. O aquecimento tornou-se percetível, mas ocorreu de forma particularmente rápida desde a era das observações por satélite, que forneceram dados mais completos. A tendência da temperatura da superfície do mar é de cerca de 0,2 °C por década no Atlântico Norte e de 0,5 °C por década no Mar Negro. De acordo com o Painel Intergovernamental sobre as Alterações Climáticas158 , a temperatura média da superfície do mar aumentou 0,6 °C. Dependendo do cenário de emissões, prevê-se que as temperaturas da superfície do mar continuem a aumentar, embora a um ritmo mais lento do que as temperaturas do ar em terra.

"O Mar Negro está a recuperar, mas a poluição por produtos químicos e lixo marinho continua a ser um problema grave", este estudo de caso refere-se ao período até 2030, inclusive. Durante décadas, o Mar Negro foi a região marinha mais poluída da União Europeia. O Mar Negro sofreu uma degradação sem precedentes, com uma carga generalizada de nutrientes que provocou uma extensa zona morta. As principais fontes de nutrientes são as escorrências do sector agrícola (fertilizantes e resíduos animais) e os resíduos domésticos e industriais. Três rios, nomeadamente o Dniester, o Dnieper e o Danúbio, são a principal fonte

de poluição por nutrientes, produtos químicos e lixo no Mar Negro.
O programa de monitorização de contaminantes da série de projectos EMBLAS detectou concentrações extremamente elevadas de produtos químicos nas águas marinhas, biota, peixe e marisco. Foram encontrados vestígios de cafeína, produtos farmacêuticos e drogas ilícitas em amostras de água, sendo os produtos farmacêuticos, especialmente os antibióticos, os que representam a maior ameaça. A taxa de lixo flutuante (90,5 unidades/km2) foi a mais elevada entre os mares da União Europeia e quase o dobro da registada no Mar Mediterrâneo. Foram detectados microplásticos em amostras colhidas nos sedimentos do fundo do mar. Nos últimos 20 anos, o Danúbio foi objeto de um extenso trabalho de despoluição financiado pela União Europeia. A construção de estações de tratamento a jusante impediu a descarga de águas residuais não tratadas no rio e, consequentemente, a qualidade da água melhorou nos últimos 15 anos. Outras melhorias incluem a redução das descargas industriais e agrícolas. O ecossistema da plataforma noroeste do Mar Negro está a recuperar, como o demonstra o regresso da alga vermelha Phyllaphora, outrora abundante. Tudo isto é um excelente exemplo de uma abordagem da gestão costeira e marinha da fonte ao mar. "A recuperação verde e azul do turismo costeiro e marinho no MediterrâneoA bacia do Mediterrâneo acolheu mais de 400 milhões de turistas internacionais, tendo o sector do turismo contribuído com até 15% do PIB regional. Os turistas são atraídos pelas paisagens e pela rica biodiversidade, pelo património cultural e pelos estilos de vida tradicionais, combinados com condições ambientais favoráveis, como o clima ameno, as praias e a água do mar limpa. Sendo uma das regiões quentes 154
164 pontos de biodiversidade, a região está simultaneamente sujeita a níveis críticos de perda de habitat devido à exploração insustentável dos recursos, à poluição, às alterações climáticas e às espécies marinhas invasoras. Os impactos negativos do turismo no ambiente costeiro e marinho resultam principalmente da construção e exploração de infra-estruturas construídas (resorts, empreendimentos residenciais, portos e marinas, instalações, etc.) e de actividades recreativas marinhas ou costeiras (turismo marinho, campos de golfe, desportos náuticos, etc.). As grandes variações espaciais e temporais da atividade turística, que se concentra principalmente ao longo da faixa costeira e atinge o seu pico na época de verão, aumentam drasticamente a quantidade de resíduos potencialmente não geridos, bem como a descarga de águas residuais urbanas subtratadas. Mais de 75 por cento do volume anual de resíduos é gerado durante o período de verão.
Um desafio fundamental é promover práticas de turismo azul sustentável nas zonas costeiras e marinhas que promovam externalidades positivas para o ambiente, os trabalhadores do sector e as comunidades locais. O sector do turismo mediterrânico foi duramente atingido pelas restrições de viagem causadas pela pandemia de COVID-19. O sector encontra-se agora numa encruzilhada: voltará às tendências anteriores de crescimento insustentável e aos padrões de turismo de massas ou fará uma transição dramática para padrões de turismo mais sustentáveis? Os

investimentos maciços previstos nos ambiciosos planos de recuperação ecológicos e inclusivos oferecem uma oportunidade única de reconstruir para melhor e transformar o sector do turismo, contribuindo para a prosperidade da região. Estas intervenções devem ser multilaterais, envolver diversos intervenientes e proporcionar benefícios ambientais e socioeconómicos.

E. Biodiversidade e ecossistemas

Nos últimos 30 anos, a área florestal total na região pan-europeia aumentou em 33,5 milhões de hectares. Com exceção da Federação Russa, a percentagem relativa de florestas primárias nativas particularmente ricas em biodiversidade manteve-se estável em cerca de 3% da área florestal total entre 2000 e 2020. A fragmentação florestal continua a ser um importante fator de pressão. Para além das florestas, a saúde dos ecossistemas continua a ser uma preocupação, sem uma tendência positiva clara. Apenas uma pequena percentagem dos habitats avaliados a nível da União Europeia apresenta um bom estado de conservação, sendo provável que a situação geral seja semelhante fora da União Europeia. Nos últimos 30 anos, a área das zonas protegidas (AP) na região pan-europeia quase triplicou, pelo que os principais objectivos políticos relacionados com as AP na região foram atingidos.

A aquisição de terrenos para o desenvolvimento urbano e de infra-estruturas continua na região pan-europeia. Embora a aquisição de terrenos tenha diminuído na maioria dos países membros do EEE, e na Europa Oriental até 155

processo inverso, as práticas de aquisição de terras e a compactação dos solos continuam a ser uma preocupação em muitos países.

Os governos devem assegurar a manutenção das tendências positivas nas áreas florestais. Devem tomar medidas adicionais para conservar as florestas indígenas remanescentes e as suas funções ecológicas, por exemplo, promovendo normas de gestão destinadas a conservar florestas de elevado valor de conservação e aumentando a conetividade das florestas. Devem ser envidados esforços para consolidar e melhorar a rede alargada de áreas protegidas na região da CEE através de investimentos na eficácia da gestão, na representatividade ecológica e na conetividade. Deverá ser utilizada toda a gama de tipos de gestão, bem como outras medidas de conservação eficazes nestas zonas, para reforçar as redes territoriais de conservação.

Os governos devem tomar medidas para reduzir ainda mais e progressivamente a aquisição de terras, e devem também ser tomadas medidas para abordar a conversão de ecossistemas naturais para a agricultura e a degradação dos habitats resultante de práticas agrícolas desfavoráveis à conservação da biodiversidade, incluindo, por exemplo, uma melhor orientação dessas medidas com subsídios e outros incentivos, integrar a conservação da biodiversidade em todos os sectores e políticas, abster-se da utilização de subsídios e outros incentivos, integrar a conservação da biodiversidade em todos os sectores e políticas e reduzir a utilização de subsídios e outros incentivos.

A biodiversidade, que engloba a diversidade dentro das espécies, entre espécies e entre ecossistemas, desempenha um papel essencial na manutenção dos sistemas de suporte de vida da Terra, permitindo que as medidas de conservação abordem os problemas sociais e mantenham a qualidade de vida.

Os serviços ecossistémicos são reconhecidos como a base do desenvolvimento socioeconómico sustentável.

A região pan-europeia caracteriza-se por uma sobreposição significativa com a região paleártica e os seus extensos biomas de florestas boreais de coníferas e florestas temperadas de folha caduca, prados e desertos temperados, florestas mediterrânicas e tundra árctica, bem como importantes ecossistemas marinhos. Inclui os maiores ecossistemas contínuos de florestas, prados e turfeiras do planeta. Funcionam como sumidouros críticos de carbono, prestam serviços ecossistémicos e sustentam as economias da região.

Os objectivos e metas políticos, bem como o quadro político global para a biodiversidade no contexto mais vasto do desenvolvimento sustentável, são definidos pelos Objectivos de Desenvolvimento Sustentável relevantes, em especial os Objectivos 15 e 14. Os países da região pan-europeia cooperam ao abrigo de vários acordos multilaterais no domínio do ambiente (MEA). O principal AAM em matéria de biodiversidade é a Convenção sobre a Diversidade Biológica.

diversidade em 1992. O seu mais recente Plano Estratégico para a Biodiversidade, que foi implementado, foi desenvolvido com base nos Objectivos de Biodiversidade de Aichi. Outros acordos multilaterais relevantes incluem a Convenção sobre a Conservação das Espécies Migratórias da Fauna Selvagem, a Convenção sobre o Comércio Internacional das Espécies da Fauna e da Flora Selvagens Ameaçadas de Extinção, a Convenção sobre as Zonas Húmidas de Importância Internacional, especialmente como Habitat de Aves Aquáticas, e a Convenção sobre a Conservação da Fauna e da Flora Selvagens e dos Habitats Naturais da Europa.

Um desafio político importante relacionado com a biodiversidade é assegurar a sua conservação efectiva e utilização sustentável. Tal implica abordar os factores determinantes e as causas profundas das pressões exercidas sobre as espécies e os ecossistemas terrestres, marinhos e outros ecossistemas aquáticos, incluindo os oceanos, e exige cada vez mais esforços de recuperação. As estratégias incluem a adoção de uma combinação de políticas ambiciosas (abordagens regulamentares, instrumentos económicos e abordagens voluntárias), a integração da biodiversidade nas políticas económicas e sectoriais, a eliminação da exploração e comércio ilegais de elementos da biodiversidade e a eliminação da pesca ilegal, não declarada e não regulamentada (INN). A este respeito, é crucial fazer cumprir as leis e regulamentos existentes para pôr termo às actividades ilegais. A conservação e a recuperação da biodiversidade exigem também a reforma e a eliminação dos subsídios prejudiciais ao ambiente e o reforço do papel dos impostos, taxas e encargos relacionados com a biodiversidade. De acordo com o relatório Global Biodiversity Outlook 5, apenas 6 das 20 Metas de Biodiversidade de Aichi, que constituem o documento de base que especifica os Objectivos de Desenvolvimento Sustentável 14 e 15, foram parcialmente implementadas a nível mundial, não tendo nenhuma delas sido totalmente implementada.

Para a região pan-europeia, o indicador ambiental D-3 da CEE sobre florestas e outras terras florestadas mostra que os esforços para combater a desflorestação e a degradação florestal foram bem sucedidos. Os grandes ecossistemas não perturbados, tanto as florestas como outros tipos de ecossistemas, incluindo as zonas húmidas, continuam a degradar-se globalmente. As tendências nos ecossistemas e habitats na região pan-europeia podem ser semelhantes: na União Europeia, apenas 15% das avaliações de habitats indicam um estado de conservação satisfatório e 81% indicam um estado de conservação inadequado ou insatisfatório.

Um dos factores de perda e degradação dos ecossistemas é a conversão de solos naturais em solos artificiais. Nos últimos 20 anos, a intensidade dessa conversão de terras diminuiu na maioria dos países (mas não em todos) da região pan-europeia, tal como evidenciado pelo indicador E-1 da ECE relativo à conversão de terras.

O risco de extinção continua a aumentar, embora os esforços de conservação tenham provavelmente evitado que aumentasse de forma ainda mais dramática. No futuro, 24% das espécies de grupos taxonómicos bem estudados continuarão em risco de extinção, a menos que os factores determinantes deste processo sejam drasticamente reduzidos. As alterações climáticas estão a exercer uma pressão adicional sobre a biodiversidade ao interagirem com as pressões existentes. A riqueza de espécies em paisagens agrícolas e florestas produtivas continua a diminuir; as práticas agrícolas estão entre os principais factores de perda de biodiversidade a nível global e pan-europeu. Embora as florestas produtivas europeias se tenham tornado mais diversificadas em termos de composição de espécies de árvores, estudos recentes mostram que a riqueza global de espécies de árvores na Europa está cada vez mais em risco, principalmente devido a espécies invasoras. É provável que se observem tendências semelhantes no caso da região pan-europeia; o relatório sobre o estado da natureza na UE regista uma deterioração do estado de conservação médio das populações de aves. A área das zonas protegidas aumentou, mas é necessário continuar a melhorar a eficácia da sua contribuição para os objectivos de conservação

As zonas protegidas continuam a ser um instrumento fundamental para reduzir a perda de biodiversidade. A área das zonas protegidas em terra e no mar aumentou significativamente nos últimos anos, incluindo na região pan-europeia. Os dados relativos às zonas marinhas protegidas (AMP) são também apoiados pelo indicador D-1 da CEE para as zonas terrestres protegidas, pelo que continua a haver uma margem considerável para melhorar a representatividade, a conetividade e a eficácia da gestão das RP, bem como para reforçar o cumprimento da legislação em vigor em matéria de RP. É necessária uma resposta política mais ampla à perda de biodiversidade, que reflicta as suas implicações para o bem-estar humano e o desenvolvimento sustentável Nos últimos 10 anos, os esforços para integrar a biodiversidade nas políticas, na redução da pobreza e no planeamento do desenvolvimento na maioria dos países têm sido, em grande medida, fragmentados e não sistemáticos. Um exemplo positivo é a utilização crescente de metodologias de contabilidade económica e ambiental em alguns países. De um modo geral, pouco se avançou na última década na eliminação, supressão gradual ou reforma dos subsídios e outros incentivos potencialmente prejudiciais para a biodiversidade, ou no desenvolvimento de incentivos positivos para a conservação e utilização sustentável da biodiversidade. Isto também se aplica à região pan-europeia.

A mobilização de recursos para a biodiversidade melhorou apenas num pequeno número de países. Os recursos mobilizados são ainda insuficientes para satisfazer as necessidades financeiras e continuam a ser ultrapassados pelo apoio financeiro a actividades prejudiciais à biodiversidade. Isto também é verdade no contexto da silvicultura, incluindo a reflorestação. Em contrapartida, pelo menos em alguns países, existe uma melhor compreensão das necessidades e lacunas de financiamento. O estado e as tendências da biodiversidade e dos serviços ecossistémicos são fundamentais para a saúde e o bem-estar humanos e para o desenvolvimento sustentável. A invasão humana dos sistemas naturais e o comércio da vida selvagem perturbam a capacidade de autorregulação destes ecossistemas, aumentam a frequência do contacto humano com a vida selvagem e podem levar à propagação de doenças infecciosas.

A OMS organizou um estudo global para esclarecer a origem do vírus SARS-CoV-2172. O tema da Nona Conferência Ministerial "Ambiente para a Europa", "Tornar a economia mais ecológica na região pan-europeia: trabalhar para uma infraestrutura sustentável", responde à necessidade de integrar o ambiente, incluindo a biodiversidade e os ecossistemas, em todos os sectores. O tema desta conferência está diretamente ligado ao indicador E-1 (aquisição de terrenos), uma vez que a melhoria da sustentabilidade ambiental do desenvolvimento de infra-estruturas depende, em parte, da redução da sua pegada espacial. As actividades turísticas dependem, por um lado, do estado da biodiversidade nas zonas onde se desenvolvem e, por outro, têm impacto sobre ela. Ao "aplicar os princípios da economia circular ao turismo sustentável", a pegada ecológica das actividades turísticas em zonas turísticas ricas em biodiversidade é reduzida, incluindo as pressões decorrentes da produção de resíduos, da eutrofização e da sobre-exploração dos recursos. Por sua vez, este facto permite a prestação de serviços ecossistémicos culturais, melhorando assim o bem-estar humano e as oportunidades de desenvolvimento nestas áreas. A expansão de viagens responsáveis para áreas naturais, de acordo com os princípios do ecoturismo, reúne conservação, comunidade e turismo sustentável. Áreas terrestres protegidas (indicador ECE): estado global de satisfatório a bom

A disponibilidade de dados para este indicador é muito boa no caso dos países membros e cooperantes do EEE e satisfatória a boa no caso da maioria dos outros

países. A área das zonas protegidas na região pan-europeia aumentou significativamente nos últimos 30 anos, com um aumento de 60% nos últimos 10 anos. A proporção de RP na União Europeia e na Europa Ocidental está agora muito acima do objetivo de 17% da Meta 11 de Aichi, mas é inferior noutras sub-regiões. A Coligação de Elevada Ambição para a Natureza e as Pessoas estabelece agora um objetivo mais vasto de proteção de, pelo menos, 30% da superfície terrestre e marítima da Terra até 2030. A extensão ou eficácia da proteção da biodiversidade nas zonas protegidas, ou a sua contribuição global para a redução da perda global de biodiversidade, depende da eficácia da gestão das zonas protegidas.
Florestas e outras terras arborizadas (indicador ECE): estado global de satisfatório a bom Este indicador mede a área total de florestas e outras terras arborizadas, o seu rácio em relação à área total dos países, a proporção de área de floresta natural e de plantações, a contribuição das florestas dedicadas à produção, à conservação do solo ou da água e à proteção dos serviços ecossistémicos e da biodiversidade.
A percentagem de florestas indígenas, que tendem a ser particularmente ricas em biodiversidade, manteve-se estável a um nível baixo de 3% da área florestal total entre 2000 e 2020.
Ao mesmo tempo, as florestas plantadas tornaram-se mais importantes em termos absolutos e relativos, tendo a sua quota relativa aumentado de 5,7% em 1990 para 7,6% em 2020. No entanto, isto não significa que a expansão das florestas plantadas se efectue geralmente à custa das florestas indígenas; como indicado no parágrafo anterior, a área florestal total aumentou.
Nos últimos 30 anos, a designação de florestas tem-se caracterizado por uma diversificação, passando de uma orientação estreita para a produção, em 1990, para uma gama mais vasta de resultados desejados, incluindo a proteção dos solos, da água e da biodiversidade. Esta diversificação da designação das florestas pode ser interpretada como uma resposta de gestão para melhorar a qualidade das florestas existentes, nomeadamente em termos de conservação da biodiversidade. A área de florestas designadas para a proteção da água e do solo mais do que duplicou, passando de 9,3% para 18,8%, enquanto a área de florestas designadas para a conservação da biodiversidade duplicou de 1,9% para 4,1%.
Aquisição de terras: com um estatuto global de satisfatório a bom, esta avaliação utiliza uma versão modificada do indicador E-1 da ECE, baseada no indicador da Agência Europeia do Ambiente "Aquisição de terras na Europa" (ou seja, conversão completa de terras de categorias de utilização natural para categorias de utilização não natural). Este indicador reflecte apenas uma fração de todas as ligações existentes entre a alteração do uso do solo e a biodiversidade. Embora a agricultura seja considerada uma utilização natural do solo, as pressões sobre a biodiversidade decorrentes da perda ou degradação de habitats estão frequentemente associadas à conversão de terras para utilização agrícola ou a alterações nas práticas agrícolas.
O desempenho deste indicador é muito convincente para os países membros do

EEE e para os países cooperantes, embora existam algumas lacunas no que respeita à exaustividade e à coerência dos dados relativos à aquisição de terras noutros Estados-Membros da CEE.

A aquisição líquida de terras manteve-se em todas as sub-regiões, embora a sua taxa tenha vindo a diminuir. Os dados de aquisição de terras para os países candidatos à adesão à União Europeia desde 2004 mostram um pico no período 2006-2012 (0,11 por cento) e um declínio subsequente (0,09 por cento no período 20122023), possivelmente uma consequência da adoção de políticas e normas da União Europeia. A magnitude da aquisição de terras noutros países da CEE diminuiu significativamente entre 2012 e 2018. No entanto, esta tendência indica uma variação considerável entre os países do EEE; há também países onde a taxa de aquisição de terras continuou a aumentar ao longo do período 2000-2018.

Os dados sobre a aquisição de terras e a conversão para outras categorias de utilização das terras que foram recebidos dos países membros da AEA e dos países cooperantes são difíceis de comparar com os dados de outros países. Este facto deve-se às diferenças de metodologia entre os membros da AEA e os países cooperantes, por um lado, e entre os membros da AEA e os outros Estados membros da CEE, por outro. Esta comparabilidade incompleta dos dados de outros países membros da ECE deve-se, entre outros factores, à disponibilidade limitada de dados fiáveis obtidos por teledeteção e de critérios coerentes para a sua análise, ao grau de coerência dos esforços nacionais de monitorização, bem como, aparentemente, a alterações na classificação dos solos no início da década de 2000 em alguns Estados-Membros. Isto cria a necessidade de uma maior atribuição de fundos para estabelecer classificações uniformes da ocupação do solo - idealmente em conformidade com o sistema Corine de ocupação do solo - e para reforçar a capacidade de monitorização, os compromissos de apresentação de informações nacionais coerentes ao Sistema Comum de Informação Ambiental (CEIS), e uma atualização exaustiva das categorias reais de ocupação do solo com dados históricos, a fim de fornecer informações fiáveis sobre a tendência da ocupação do solo na região. Os exemplos incluem zonas de património cultural, zonas de treino militar e florestas produtivas geridas de forma sustentável que proporcionam benefícios em termos de biodiversidade. Estas áreas, que em muitos países ocupam uma grande proporção da superfície terrestre, têm, no passado, permanecido em grande parte em segundo plano e atraído apenas recursos e esforços limitados para aumentar os benefícios da sua biodiversidade. Esta situação começou a mudar com a adoção do Plano Estratégico para a Biodiversidade 2010-2030 da Convenção sobre a Diversidade Biológica e a inclusão de outras medidas eficazes de conservação baseadas na área na Meta 11 das Metas de Aichi; é provável que estas alterações continuem a ser desenvolvidas no sistema pós-2020 de acções globais em matéria de biodiversidade.

Outras medidas de conservação eficazes baseadas na superfície representam uma oportunidade significativa, mas em grande parte inexplorada, para expandir e consolidar as redes de conservação baseadas na superfície na região pan-europeia. Poderiam contribuir significativamente para aumentar a representatividade ecológica global, ligando as zonas protegidas existentes e atraindo outros intervenientes para ajudar a melhorar o estado da biodiversidade.

Para a União Europeia e para os países que assinaram acordos de associação ou de parceria com a União Europeia e que estão a transpor a legislação da União Europeia em matéria de água para a sua legislação nacional, a Diretiva-Quadro Água e a Diretiva Inundações podem, em princípio, conduzir à introdução de práticas de gestão dos solos e da água que preencham os critérios de outras medidas de conservação eficazes numa base distrital. As categorias de florestas nacionais existentes em muitos países da Eurásia, do Cáucaso e da Ásia Central, como as "florestas de proteção" (ou seja, florestas destinadas a proteger as reservas de águas subterrâneas ou a proteger contra os deslizamentos de terras em encostas), também proporcionam benefícios significativos em termos de biodiversidade e poderiam ser reconhecidas como outras medidas de conservação eficazes baseadas na área.

Os Estados devem explorar e utilizar sistematicamente o processo de aplicação de outras medidas de conservação eficazes, distrito a distrito, para reforçar as suas redes territoriais de conservação. Cooperação internacional para evitar o impacto das infra-estruturas lineares nos mamíferos migratórios da Ásia Central Muitos dos mamíferos migratórios emblemáticos das estepes da Ásia Central, como os saigas, as gazelas e os kulans, estão globalmente ameaçados de extinção, em parte devido ao aumento significativo do número de mamíferos migratórios nas estepes da Ásia Central. Este facto está diretamente relacionado com o primeiro tema da Conferência, "Tornar a economia mais ecológica na região pan-europeia: trabalhar para uma infraestrutura sustentável". Para reduzir e atenuar estas pressões, os Estados membros da UNECE na Ásia Central estão a cooperar através de várias iniciativas no âmbito da Convenção sobre a Conservação das Espécies Migradoras da Fauna Selvagem, incluindo o Memorando de Entendimento sobre a Conservação, Restauração e Utilização Sustentável da Saiga e a Iniciativa Mamíferos da Ásia Central. Estas iniciativas têm por objetivo eliminar os obstáculos à migração, desenvolver e apoiar redes ecológicas regionais e, 162
em última análise, para manter as migrações de animais na região como um dos últimos "hotspots" mundiais de migração. Os Estados-Membros da CEEAC na região da Ásia Central devem continuar a cooperar na gestão das instalações de infra-estruturas lineares, minimizando o seu impacto nos mamíferos migradores. F. Terras e solos

A utilização e a alteração da utilização dos solos na região pan-europeia continuam a ser largamente impulsionadas pela agricultura, mas a situação varia de país para país. Na Europa Oriental e na Ásia Central, a produção agrícola está a crescer e a aproximar-se rapidamente dos níveis soviéticos, enquanto a procura interna diminuiu devido ao declínio do número de cabeças de gado. A análise da atual dinâmica de utilização dos solos mostra apenas um aumento moderado das áreas cultivadas nas zonas com solos férteis (estepes e estepes florestais) e nenhum sinal de recuperação agrícola nas zonas marginais (florestas). Ao mesmo tempo, prevê-se que a superfície utilizada de terras agrícolas na União Europeia continue a diminuir suavemente até 2030, embora a um ritmo mais lento do que na década anterior. A aquisição de terras na União Europeia abrandou, mas continua a ser um desafio. Entre 2000 e 2023, 78 % das aquisições de terras na União Europeia afectaram zonas agrícolas, ou seja, terras aráveis e pastagens, bem como terras agrícolas heterogéneas. Os principais factores de aquisição de terras e compactação do solo na União Europeia durante este período foram a utilização industrial e comercial das terras, bem como a expansão das zonas residenciais e a construção.

O teor de carbono orgânico do solo (SOC), o carbono armazenado na matéria orgânica do solo, é a caraterística mais importante do solo e da sua saúde, devido ao seu papel na melhoria do arejamento e da capacidade de retenção de água do solo, no fornecimento de nutrientes, na manutenção da sua biodiversidade e na atenuação das alterações climáticas. Os solos com elevado teor de carbono tendem a ser mais produtivos e mais capazes de filtrar e purificar a água. Os GEE desempenham um papel importante nas alterações climáticas, representando tanto uma ameaça como uma oportunidade para ajudar a alcançar os objectivos do Acordo de Paris. Na Europa de Leste, por exemplo, a conversão de terras em grande escala transformou as terras agrícolas de uma fonte de pequenas quantidades de emissões de CO2 atmosférico num importante sumidouro de CO2 atmosférico. As práticas de agricultura de conservação na região pan-europeia podem desempenhar um papel importante no sequestro de carbono, mantendo ou melhorando a produtividade do solo e preservando funções importantes do solo (como a regulação da água e a biodiversidade).

A erosão do solo é uma consequência da dinâmica do uso do solo e tem caraterísticas diferentes em diferentes partes da região. Campo

As medições efectuadas nos países da União Europeia mostram que a taxa média de erosão do solo é de 0,2-3,2 toneladas ha-1 ano-1 por país. Na Europa Oriental, a taxa média de erosão do solo diminuiu nos últimos 30 anos devido à retirada maciça de terras aráveis e às alterações climáticas. Na Federação Russa, o volume total de solo arrastado e as taxas de erosão diminuíram 56,1% e 15%, respetivamente, nos últimos 30 anos, devido ao abandono generalizado das terras aráveis e à redução do escoamento na primavera. Na Ásia Central, a erosão eólica é o tipo predominante de degradação dos solos, com um envolvimento limitado das terras aráveis irrigadas e de sequeiro devido à sua área relativamente pequena e à sua taxa de erosão relativamente baixa. Na maioria das zonas afectadas, é possível reduzir ainda mais a erosão através da introdução da agricultura de conservação. A União Europeia, na sequência de alterações na produção, na sensibilização do público e no comportamento dos consumidores, está a prestar cada vez mais atenção à segurança alimentar através do desenvolvimento de produtos locais, biológicos, isentos de OGM e outros produtos certificados, o que conduz a práticas

agrícolas mais sustentáveis. Os países da Europa Oriental e da Ásia Central consideram necessário dar prioridade à autossuficiência em alimentos de base, o que pode conduzir a práticas agrícolas menos sustentáveis.
Os governos da região pan-europeia devem intensificar os esforços para fornecer melhores orientações aos agricultores sobre a utilização de práticas de conservação do solo em zonas com solos degradados (erodidos). Já existem modelos simples (baseados na equação universal de perda de solo) que permitem aos agricultores explorar diferentes opções para reduzir as taxas de erosão nas suas parcelas a um custo economicamente aceitável; no entanto, estes métodos não podem ser aplicados a uma escala mais vasta ou a todos os tipos de solo, sendo necessária mais investigação e desenvolvimento. Os decisores políticos devem esforçar-se por manter um equilíbrio razoável entre a acumulação de ERP para aumentar o rendimento das culturas e a sua retenção no solo para atenuar as alterações climáticas, uma vez que tal é crucial para a aplicação de iniciativas globais sustentáveis como as 4 por 1000. As políticas fundiárias pan-europeias devem assegurar a redução da degradação dos solos, ao mesmo tempo que devem ser desenvolvidas e aplicadas medidas para combater a compactação dos solos. Além disso, os governos devem concentrar-se em garantir os direitos dos consumidores a alimentos saudáveis (ou seja, sem pesticidas e resíduos de antibióticos, hormonas ou esteróides) e a um ambiente saudável (incluindo o bem-estar dos animais), a preços estáveis dos alimentos e a despesas familiares reduzidas com a alimentação. Este objetivo pode ser alcançado através da promoção de práticas agrícolas respeitadoras do ambiente e de um abastecimento alimentar fiável (produzido internamente e importado) e, se for caso disso, através da reorientação dos investimentos em armazenamento e transporte.
Face ao intenso êxodo rural, devem ser tomadas medidas mais activas para inverter a tendência de despovoamento através da diversificação dos rendimentos, nomeadamente através do desenvolvimento do turismo rural e da atração de novos colonos. Reconhecendo o valor da biodiversidade das terras agrícolas de baixa intensidade, a União Europeia concedeu subsídios agro-ambientais para apoiar a agricultura em zonas marginais, mas o impacto económico dos actuais programas da União Europeia de apoio ao turismo rural foi modesto e os seus resultados dependeram das caraterísticas específicas das zonas. Os países da Europa e da Ásia Central que são Partes na Convenção das Nações Unidas de Combate à Desertificação (CNUCD) partilham a ambição de alcançar um balanço neutro da degradação dos solos (NLDB) até 2030. Os regimes de compensação são uma nova componente da abordagem NBDR, o que significa que a degradação dos solos deve ser compensada através da recuperação ou reabilitação de terrenos degradados noutros locais. No entanto, a metodologia associada aos objectivos do EPANB não está suficientemente desenvolvida.
A maior parte do carbono terrestre (1.500 Gt) está contida nos solos, onde é mais do dobro da quantidade contida na vegetação ou na atmosfera. Os solos dos países

membros do EEE contêm cerca de 5% das reservas globais de C orgânico do solo, enquanto os solos da Federação Russa, por si só, contêm cerca de 21%. O aumento do teor de LEU nos solos da região pan-europeia poderia contribuir positivamente para a atenuação das emissões de GEE a nível mundial, mas quase 75% da Federação da Rússia está localizada na zona de permafrost, onde as reservas de LEU poderiam ser libertadas com o aquecimento do clima, contribuindo assim para o aumento das emissões de GEE.
Os países membros do EEE reconhecem que a agricultura é um fator crítico na manutenção da biodiversidade dos habitats de terras agrícolas extensivas e dos habitats de sucessão precoce, como as charnecas e os prados. A biodiversidade das terras agrícolas de baixa intensidade pode ser mais elevada do que a das zonas restauradas, semi-aproveitadas e florestais, e os agricultores destas zonas são produtores tanto de alimentos como de serviços ecossistémicos. O abandono dessas zonas é, por conseguinte, considerado na União Europeia como uma séria ameaça à biodiversidade. É necessário inverter não só a desativação das terras aráveis, mas também o despovoamento (ou "devastação") dos aglomerados rurais.
Embora o papel do solo seja multifacetado, incluindo o ciclo da água, a regulação dos nutrientes e da poluição e o papel de habitat, a principal utilização humana dos recursos da terra e do solo é a produção de alimentos. O solo produz 90% de todos os géneros alimentícios, alimentos para animais e fibras. Na União Europeia e na Europa Ocidental, a produção e o comportamento dos consumidores estão a mudar no sentido de uma preferência por produtos locais, biológicos, sem OGM e outros produtos certificados. As alterações daí resultantes na agricultura devem ser alargadas ao resto da região pan-europeia e às sub-regiões cujas estratégias de segurança alimentar não dão suficiente ênfase ao direito dos consumidores a uma alimentação saudável. A degradação das terras e dos solos constitui um desafio, incluindo na região pan-europeia, e a procura de terras está a aumentar. A degradação dos solos é frequentemente causada por uma combinação de má gestão das terras, práticas agrícolas insustentáveis, poluição e desflorestação.
A Estratégia para o Solo 2030, adoptada pela União Europeia, define um quadro global e medidas concretas para proteger e recuperar os solos e garantir a sua utilização sustentável. Estabelece uma visão estratégica e objectivos para alcançar solos saudáveis até 2050 e medidas concretas para o período até 2030. A estratégia especifica, nomeadamente, medidas relacionadas com o solo e a economia circular e propõe a opção de uma utilização segura e sustentável do solo dragado com base nos princípios do ciclo fechado e da limitação da aquisição de terras e da compactação do solo numa utilização circular do solo. A restauração e/ou recuperação de terrenos, incluindo zonas industriais e sítios contaminados, constitui uma oportunidade para o desenvolvimento urbano sustentável e reduz a pressão sobre os recursos terrestres não perturbados.
A existência de solos saudáveis é essencial para a produção alimentar. Na maioria dos Estados-Membros do EEE, as informações sobre o SSS foram obtidas a partir

de levantamentos de solos no terreno efectuados por diferentes agências nacionais ou regionais, o que dificulta a comparação de dados. As estimativas da mais completa rede de observação de POC indicam uma perda de POC em todos os tipos de ecossistemas e classes de utilização dos solos. A causa dessas perdas é provavelmente a decomposição acelerada da matéria orgânica em resultado do aumento da temperatura provocado pelas alterações climáticas. O apoio da Política Agrícola Comum da União Europeia poderá abrandar o processo de abandono das terras aráveis e de despovoamento rural neste grupo, mas é pouco provável que o inverta. Na Europa Oriental e na Ásia Central, cerca de 58 milhões de hectares de terras aráveis foram drasticamente convertidos e é improvável que sejam totalmente recuperados devido ao rápido despovoamento das zonas rurais marginais e à falta de políticas de apoio como a Política Agrícola Comum nesses países. Numerosos estudos de campo mostram uma redução significativa da erosão do solo em terras de plantio direto; também é sequestrado mais carbono após o plantio direto do que após a lavoura convencional. No entanto, não existe uma política nacional ou regional clara em matéria de agricultura de conservação. A agricultura de conservação na região pan-europeia registou um crescimento muito limitado, em comparação com outras regiões do mundo (por exemplo, 2,5 milhões de hectares de terras agrícolas na União Europeia são de plantio direto). Depois de mudarem para o sistema de plantio direto, os agricultores enfrentam uma certa mudança no equilíbrio: por um lado, os rendimentos são frequentemente mais baixos; por outro lado, os custos dos factores de produção são também mais baixos devido à utilização limitada de máquinas e fertilizantes e à redução da mão de obra por unidade de superfície. Os agricultores que seguem métodos de plantio direto recorrem frequentemente a aplicações regulares de altas doses de herbicidas, embora sejam possíveis benefícios a longo prazo com produtos orgânicos certificados. O turismo rural pode desempenhar um papel importante na revitalização de povoações rurais abandonadas. É necessário que os decisores políticos deixem de se concentrar na reforma das terras aráveis e passem a centrar-se no "esvaziamento" de milhares de aldeias na região pan-europeia, uma vez que é pouco provável que os baixos rendimentos das culturas levem as pessoas a abandonar as aldeias, ao passo que o êxodo rural intensivo pode certamente conduzir ao abandono das terras. Com o desenvolvimento das novas tecnologias de comunicação, o isolamento e a falta de oportunidades de emprego deixaram de ser razões para a emigração de pequenas aldeias e aldeias de montanha, como ficou claramente demonstrado pela resposta à pandemia de COVID-19 com a deslocação temporária de residentes urbanos para zonas rurais. A análise dos muitos projectos existentes para reabilitar aldeias abandonadas mostra que, entre as várias abordagens, o turismo rural é a que tem maior potencial de sucesso.

A proporção de terras degradadas e a erosão do solo foram identificadas pelo Parlamento Europeu como "provavelmente o problema ambiental mais grave da Europa". A maior parte dos estudos sobre a degradação dos solos avalia as zonas em termos de risco potencial de erosão, uma vez que é difícil efetuar medições no terreno das taxas de erosão reais, especialmente em grande escala. A nível global, a metodologia de avaliação da CNUCD abrange os três indicadores de apoio: alteração da ocupação do solo, alteração da produtividade do solo e reserva de carbono. As Partes na CNUCD fornecem informações sobre a área total de terras degradadas e o nível de confiança da avaliação, enquanto o Fundo Internacional para a Conservação da Natureza fornece uma cobertura completa utilizando dados de teledeteção.

Teor de carbono orgânico na camada superficial do solo, a Diretiva-Quadro relativa à proteção do solo prevê a identificação das zonas da Europa ameaçadas por um declínio da matéria orgânica do solo abaixo de um determinado nível crítico e o desenvolvimento de medidas adequadas para evitar esse declínio. A concentração "crítica" de POC de 2% (ou 3,4% da matéria orgânica do solo, de acordo com o fator de conversão padrão) é o limiar mais frequentemente mencionado nos documentos políticos. O Roteiro para a Eficiência dos Recursos na Europa, da Comissão Europeia, propôs o objetivo de evitar um declínio geral dos níveis de POC e de os aumentar até 2030 para os solos que contêm atualmente menos de 2% de POC 190. Publicações científicas recentes sublinharam a importância da fração argilosa da matéria orgânica do solo, em vez do requisito estrito de concentrações de 2% de POC.

No que se refere à superfície de terras aráveis, não foi definido o limiar exato de alteração da superfície agrícola, embora qualquer redução da superfície seja, por defeito, considerada um fator negativo em termos de segurança alimentar. Na última década, a tendência de longo prazo para a diminuição da superfície de terras aráveis na União Europeia manteve-se, embora a um ritmo mais lento. Nos últimos anos, registou-se uma tendência positiva. No entanto, é possível uma inversão desta tendência positiva na próxima década. É interessante notar que, na Europa Oriental e na Ásia Central, a atual dinâmica de utilização das terras também revelou um certo aumento da área cultivada, especialmente nas zonas férteis do Cazaquistão, da Federação Russa e da Ucrânia. A política agrícola comum apoia a agricultura em terras marginais através de subsídios agro-ambientais no âmbito do segundo pilar do trabalho sobre o desenvolvimento rural. Cerca de 4% dos subsídios da União Europeia são direcionados para zonas "menos favoráveis para a agricultura", que se presume terem elevados níveis de biodiversidade 195. Alguns peritos contestam esta política, manifestando o desejo de que os subsídios para o desenvolvimento das terras marginais não estejam ligados às actividades agrícolas. No entanto, há vários exemplos positivos em que a agricultura em terras marginais tem benefícios ambientais e económicos. Dois dos melhores exemplos são o montado português e a "dehesa" espanhola

Estes sistemas agro-florestais são dominados pelo sobreiro e pelo carvalho-alvarinho, que produzem cortiça como produto florestal e bolotas para o gado, respetivamente. Entre as árvores, os agricultores estabelecem pastagens e semeiam

culturas cerealíferas. A biodiversidade destes
168
Os sistemas de produção agrícola são muito elevados e mantiveram muitas das principais caraterísticas da vegetação original. Além disso, devido a esta multifuncionalidade e à grande escala espacial das operações, muitas destas explorações são economicamente viáveis.

G. Produtos químicos e resíduos

A gestão dos produtos químicos e dos resíduos está no centro da resposta a muitos dos actuais desafios enfrentados na transição para uma economia sustentável e sem emissões de carbono. Frequentemente, existe uma falta de capacidade na região pan-europeia para tomar decisões informadas sobre questões relacionadas com produtos químicos e resíduos, ou uma integração insuficiente de conhecimentos especializados nos processos de tomada de decisões.

Os decisores políticos governamentais, a indústria e o público não têm acesso fácil à informação e aos conhecimentos que podem ajudar a fazer escolhas orientadas para os resultados.

Os produtos químicos desempenham um papel vital na economia atual e são essenciais para preparar o caminho para uma economia verde. No entanto, continua a ser difícil identificar plenamente a gama de exposição humana a produtos químicos perigosos. Não existe na região um conjunto de indicadores centrados na exposição que sejam objeto de um acompanhamento regular. Além disso, há falta de informação sobre o impacto dos produtos químicos na eficácia e na viabilidade económica dos modelos de economia circular, como a reciclagem. Apesar de a hierarquia de gestão de resíduos colocar a maior ênfase na prevenção de resíduos, a quantidade de resíduos gerados continua a crescer em toda a região. A produção de resíduos está a aumentar mesmo quando existe um forte compromisso político com os princípios da economia circular, como é o caso da União Europeia e de outros países da Europa Ocidental.

Um problema particular são os resíduos de equipamentos eléctricos e electrónicos (ou resíduos electrónicos), que contêm componentes perigosos e valiosos. A taxa média de produção de resíduos electrónicos está a estabilizar na região como um todo, mas continua a aumentar rapidamente nas sub-regiões economicamente menos desenvolvidas. As taxas de recolha e reciclagem de resíduos electrónicos são extremamente baixas em todas as sub-regiões; as taxas de valorização também são baixas. Perde-se assim uma importante oportunidade de obter benefícios económicos para a região e de reduzir a sua dependência do fornecimento de matérias-primas vitais, o que constitui um estrangulamento na transição para uma futura economia sustentável.

As taxas de reciclagem variam significativamente entre os países da região e são particularmente baixas na Europa Oriental e na Ásia Central. Apenas alguns países da União Europeia e a Suíça registam taxas de reciclagem superiores a 45% para os resíduos urbanos. A situação está a melhorar em todas as sub-regiões, mas lentamente, devendo ser intensificados os esforços para dotar as administrações públicas de pessoal qualificado disposto a interagir com todos os sectores da sociedade e continuar a melhorar o acesso a informações fiáveis e pormenorizadas para garantir uma boa gestão dos produtos químicos e dos resíduos. A gestão dos produtos químicos e dos resíduos deve ser mais bem adaptada aos desafios actuais e às exigências do próximo período de transição, optimizando o equilíbrio entre riscos e oportunidades.

Os governos devem esforçar-se por promover a aplicação abrangente e harmonizada dos acordos multilaterais no domínio do ambiente (AMA), incluindo o Protocolo relativo aos Registos de Emissões e Transferências de Poluentes da Convenção sobre o Acesso à Informação, Participação do Público no Processo de Tomada de Decisão e Acesso à Justiça em Matéria de Ambiente (Convenção de Aarhus). A fim de desenvolver uma imagem mais abrangente dos efeitos adversos dos produtos químicos na saúde humana e no ambiente e de trabalhar no sentido de resolver esta questão, os governos devem esforçar-se por estabelecer um sistema de monitorização regional orientado para os resultados e sensível às questões de género como forma de cooperação científica e política, devem trabalhar no sentido da criação de um mecanismo que envolva todos os países e sectores e que vise identificar modelos de referência e melhores práticas, e devem trabalhar no sentido da criação de um sistema de monitorização regional. A partilha de conhecimentos permitirá aos decisores políticos a todos os níveis tirar partido dos potenciais benefícios das melhores práticas existentes. Deverá ser estabelecida uma parceria pan-europeia para os resíduos electrónicos orientada para os recursos, com os objectivos de recolha e gestão eficientes dos materiais recicláveis, a fim de assegurar a valorização de recursos valiosos. A valorização dos recursos secundários dos resíduos electrónicos é uma prioridade urgente, especialmente tendo em conta o rápido aumento da quantidade de resíduos electrónicos na Europa Oriental, no Sudeste da Europa e na Ásia Central.

A fim de reduzir os resíduos, os governos devem apoiar os esforços de prevenção da produção de resíduos e de gestão das pequenas e grandes reparações e correcções, nomeadamente através da utilização de incentivos financeiros, tais como reduções fiscais. Estes esforços de prevenção de resíduos melhorarão a eficiência dos recursos. Além disso, os governos da região pan-europeia devem adotar uma abordagem que conduza a uma economia de "reciclagem" - ou eficiente em termos de recursos - e reforçar a gestão das matérias-primas, incluindo, por exemplo, através da aplicação do Quadro de Classificação dos Recursos e do Sistema de Gestão dos Recursos das Nações Unidas.

A utilização de produtos químicos e a produção de resíduos estão intimamente ligadas ao nível de vida e à prosperidade económica. Estima-se que entre 40 000 e 60 000 produtos químicos industriais sejam comercializados a nível mundial e utilizados na agricultura, nos cuidados de saúde e na produção de bens como a eletrónica, os têxteis, o mobiliário e os brinquedos, entre outros. Os produtos químicos têm também um papel importante a desempenhar na transição para uma economia verde, uma vez que são componentes de tecnologias e produtos eficientes em termos de recursos. No entanto, alguns produtos químicos são perigosos para o ambiente e para a saúde humana. As substâncias químicas presentes no ar, na água e no solo podem afetar espécies individuais, alterar a biodiversidade e comprometer a resiliência dos ecossistemas. A exposição nociva a produtos químicos pode afetar negativamente a saúde humana através de uma vasta gama de efeitos, incluindo a perturbação dos sistemas imunitário, endócrino e reprodutivo, efeitos genéticos e o desenvolvimento de doenças crónicas como o cancro, as doenças cardiovasculares e a asma.

A acumulação de grandes volumes de resíduos está associada à utilização ineficiente de recursos em práticas de consumo e produção insustentáveis na sociedade moderna. Alguns resíduos têm propriedades perigosas e a sua gestão correta é um elemento essencial para reduzir a poluição química. Outros fluxos de resíduos desperdiçam materiais e energia e aumentam as pressões ambientais, como os microplásticos que entram na cadeia alimentar, com efeitos prejudiciais para a biodiversidade e a saúde humana. Ao mesmo tempo, uma gestão sólida e baseada em valores dos resíduos sólidos pode contribuir significativamente para a atenuação das alterações climáticas, eliminando potencialmente 15 a 20 por cento das emissões de gases com efeito de estufa a nível mundial.

O desafio que a região pan-europeia enfrenta é duplo: proteger os serviços ecossistémicos disponíveis para a sociedade humana atual e futura e abordar a ligação entre a degradação ambiental e a prosperidade económica. A resposta a estes desafios exige a adoção de padrões de consumo e de produção mais sustentáveis e a boa gestão dos produtos químicos e dos resíduos, como componente integral da transição para uma economia verde. Os riscos e as oportunidades devem ser bem compreendidos e objeto de medidas eficazes.

A capacidade de produção da indústria química mundial foi de 2,3 mil milhões de toneladas, o que faz da indústria química a segunda indústria transformadora economicamente mais importante do mundo. Prevê-se que o comércio de produtos químicos aumente significativamente no futuro; o número de novos produtos químicos também está a aumentar. Dos 345 milhões de toneladas de produtos químicos consumidos na União Europeia em 2016, 62% pertenciam a categorias classificadas como 171
perigosos para a saúde humana e 35% perigosos para o ambiente. No último Relatório Europeu sobre o Ambiente: Estado do Ambiente e Perspectivas Futuras, os potenciais efeitos combinados de diferentes produtos químicos foram identificados como uma preocupação especial. É difícil obter uma imagem completa da exposição e do impacto dos produtos químicos perigosos no ambiente e na saúde humana devido à complexidade do domínio, ao grande número e variedade de produtos químicos utilizados e à falta de um conjunto comum de indicadores orientados para os resultados que sejam regularmente monitorizados na

região. As metodologias para essa avaliação de riscos ainda estão bastante fragmentadas. A base de conhecimentos para a União Europeia é extensa mas ainda fragmentada, enquanto para outras regiões é muito limitada.

A utilização e o manuseamento de produtos químicos são objeto de um vasto conjunto de legislação. A União Europeia possui a regulamentação mais rigorosa, com cerca de 40 actos legislativos em vigor. Entre estes, destaca-se o Regulamento da União Europeia relativo às regras de registo, avaliação, autorização e restrição de substâncias químicas, que define as principais caraterísticas das substâncias químicas listadas. A Estratégia de Desenvolvimento Sustentável da União Europeia para os Produtos Químicos foi lançada em outubro de 2020 com o objetivo de criar um ambiente livre de substâncias tóxicas; visa eliminar gradualmente as substâncias mais nocivas dos produtos de consumo e apoiar financeiramente a introdução de produtos químicos seguros e sustentáveis. O Sistema Mundial Harmonizado de Classificação e Rotulagem de Produtos Químicos estabelece normas para a classificação e rotulagem dos perigos e a elaboração de fichas de dados de segurança em todos os países; a sua adoção demorou muito mais tempo do que o previsto, mas a região está agora no bom caminho. Além disso, a resposta política a questões particularmente preocupantes, incluindo o chumbo nas tintas, foi facilitada pela Abordagem Estratégica da Gestão Internacional de Produtos Químicos desenvolvida pelo PNUA, que, juntamente com o Programa de Atuação Responsável da indústria química, também contribuiu para o reforço das capacidades. Uma vez que o mandato da Abordagem Estratégica para a Gestão Internacional de Produtos Químicos expirou, o planeamento do processo pós-2020 constitui uma oportunidade para reforçar a cooperação multilateral e disseminar sistemas que garantam o acesso das partes interessadas a dados e conhecimentos adequados para a tomada de decisões, bem como a capacidades adequadas na fase de implementação.

Vários AMA regulam o manuseamento de substâncias que suscitam grande preocupação para a saúde humana e o ambiente. Estes instrumentos proporcionam um quadro sólido, mas a gama completa de benefícios só pode ser concretizada se forem universalmente ratificados em toda a região, o que ainda não é o caso. Oito dos 54 países da região pan-europeia não são partes na Convenção de Roterdão relativa ao Procedimento de Prévia Informação e Consentimento para determinados Produtos Químicos e Pesticidas Perigosos no Comércio Internacional. Apenas 37 países da região são partes no Protocolo sobre Registos de Emissões e Transferências de Poluentes.

No que respeita à gestão de resíduos, subsistem diferenças significativas entre a Europa Ocidental e outras sub-regiões. Um problema comum é o aumento contínuo da produção total de resíduos na maioria dos países, apesar de a prevenção de resíduos ter a maior prioridade na hierarquia de gestão de resíduos. A União Europeia e os países do Acordo Europeu de Comércio Livre têm programas nacionais de prevenção de resíduos que se centram frequentemente na promoção da reutilização e da reparação, mas poucos programas apoiam diretamente opções de reutilização baseadas no mercado, como a recuperação ou a produção a partir de materiais reciclados. Os regulamentos de gestão de resíduos da União Europeia estabelecem um quadro bastante sólido para a recolha, valorização ou boa gestão dos resíduos. As taxas médias de reciclagem de resíduos sólidos urbanos na União Europeia têm aumentado de forma constante nos últimos 10 anos e, desde março de 2020, está em vigor um novo Plano de Ação para a Economia de Ciclo Fechado, que faz parte do Pacto Ecológico Europeu. Os países que aderiram à União Europeia registaram progressos notáveis na gestão de resíduos, o que demonstra a eficácia da sua regulamentação. Os países da Europa Oriental, do Sudeste Europeu e da Ásia Central registaram alguns progressos na valorização dos resíduos sólidos urbanos; no entanto, as taxas globais de reciclagem permanecem relativamente baixas e a mudança é lenta. Isto sugere que os modelos de economia circular ainda não estão a funcionar eficazmente nestas sub-regiões. No entanto, alguns países iniciaram reformas importantes na gestão dos resíduos, incluindo a fixação de objectivos de reciclagem para os resíduos sólidos urbanos (por exemplo, Federação Russa, Uzbequistão).

Os volumes de resíduos electrónicos em rápido crescimento na Ásia Central, na Europa Oriental e no Sudeste da Europa constituem um desafio particular. Na União Europeia e na Europa Ocidental, a quantidade de resíduos electrónicos está a estabilizar, mas a níveis surpreendentemente elevados, sendo a produção de resíduos electrónicos mais do dobro da média mundial de 7,3 kg per capita. Particularmente preocupante é a baixa taxa de recolha de resíduos electrónicos, apesar de a recolha ser um pré-requisito para a valorização. Mesmo na União Europeia, onde estão em vigor sistemas avançados, menos de 45% da produção estimada de resíduos electrónicos foi recolhida em 2023.

As iniciativas orientadas para a economia de ciclo fechado também surgiram na região como resultado dos esforços da sociedade civil ou do sector privado. Iniciativas de reparação, medidas de partilha e esquemas de produção de reciclagem são apenas alguns exemplos de novos modelos empresariais, modelos de partilha e sistemas de produção alternativos. Mostram que todos os sectores da sociedade começaram a responder à necessidade de uma utilização mais sustentável dos recursos e da prevenção de resíduos.

A introdução de modelos de economia circular representa uma oportunidade valiosa para garantir a prosperidade futura da região. Um elemento promissor para apoiar o consumo sustentável é a introdução de um direito à reparação. Além disso, é necessária uma ação urgente para acabar com os regimes de obsolescência prematura. Dois modelos da economia circular que atingiram a escala industrial são a produção a partir de matérias-primas recicladas e a simbiose industrial. Avaliações de sustentabilidade independentes e transparentes também são importantes. Os grupos de peritos internacionais podem ajudar os países a analisar as suas necessidades futuras de recursos específicos e a forma de as satisfazer. A "camuflagem verde" que induz os consumidores em erro e explora as suas preocupações ambientais pode ter efeitos prejudiciais graves e é inaceitável. Os países que, de forma sensata, efectuarem hoje a "transição verde" beneficiarão de uma vantagem competitiva daqui a décadas. Cumprimento dos acordos ambientais multilaterais sobre resíduos perigosos e outros produtos químicos (indicador do Objetivo de Desenvolvimento Sustentável 12.4.1)

Este indicador mede os progressos realizados em matéria de boa gestão dos produtos químicos e dos resíduos perigosos, em conformidade com as disposições da Convenção de Roterdão relativa ao Procedimento de Prévia Informação e Consentimento para determinados Produtos Químicos e Pesticidas Perigosos no Comércio Internacional, da Convenção de Basileia sobre o Controlo dos Movimentos Transfronteiriços de Resíduos Perigosos e sua Eliminação, da Convenção de Estocolmo sobre Poluentes Orgânicos Persistentes e do Protocolo de Montreal relativo às Substâncias que Deterioram a Camada de Ozono. O cumprimento das obrigações de comunicação ao abrigo dos AMA é monitorizado em ciclos de cinco anos (não é possível uma monitorização anual porque os AMA prevêem diferentes prazos de comunicação). Embora a região tenha um bom desempenho no que diz respeito ao Protocolo de Montreal, o desempenho da Convenção de Estocolmo é inferior: todas as sub-regiões, com exceção da Europa do Sudeste, têm um desempenho pior do que no período anterior, com uma taxa média de cumprimento inferior a 60%. No caso das Convenções de Basileia e de Roterdão, a taxa média de cumprimento na região é de 70-80%; a União Europeia e a Europa do Sudeste têm um desempenho melhor do que as outras sub-regiões. Outros indicadores possíveis incluem a implementação de registos de emissões e transferências de poluentes (ou a participação no Protocolo ECE sobre Registos de Emissões e Transferências de Poluentes) e a adesão ao Sistema Globalmente Harmonizado de Classificação e Rotulagem de Produtos Químicos. Produção total de resíduos per capita, este indicador caracteriza a quantidade total de resíduos (perigosos e não perigosos) produzidos num país por ano em todos os sectores. A produção de resíduos é um indicador ambiental da CEE; o relatório final de revisão sobre a criação do SENS revelou bons progressos, pelo que se trata de um indicador fiável. A produção média de resíduos per capita na região aumentou 31% entre 2012 e 2018 (ver figura 35) e 7% se forem excluídos os principais resíduos inorgânicos. A maioria dos países registou um aumento na produção de resíduos. Existem diferenças significativas entre os países; estas podem ser parcialmente explicadas pelo facto de alguns países serem dominados por determinados sectores da economia. Na Estónia, por exemplo, uma grande parte dos resíduos é gerada pela indústria do xisto betuminoso, o que constitui uma situação única na região. A grande quantidade agregada de resíduos na Europa Oriental e na Ásia Central deve-se, em grande parte, à quantidade de resíduos mineiros. Apesar dos progressos registados na apresentação de relatórios, não é possível calcular os resíduos menos os principais resíduos inorgânicos para todos os países. Apesar dos compromissos assumidos pelos países no sentido de promover a prevenção de resíduos, a produção total de resíduos está a aumentar na região pan-europeia e em todas as suas sub-regiões. São necessários esforços adicionais. São necessários parâmetros de referência para avaliar a quantidade de resíduos que podem ser evitados em diferentes sectores. Os instrumentos económicos, como as "taxas de deposição em aterro" (sobre os materiais enviados para aterro), os sistemas de garantia-reembolso, as reduções fiscais ou outros incentivos fiscais para empresas inovadoras e a responsabilidade alargada do produtor devem ser explorados com urgência a fim de incentivar a prevenção de resíduos. Produção de resíduos electrónicos per capita: os resíduos electrónicos contêm componentes perigosos e recursos valiosos, como matérias-primas vitais. Na região pan-europeia, são gerados, em média, cerca de 15 kg de resíduos electrónicos per capita por ano, com tendências diferentes consoante as sub-regiões.

Tal deve-se principalmente ao facto de os volumes estarem a estabilizar ou a diminuir ligeiramente na União Europeia e na Europa Ocidental, enquanto na Ásia Central e na Europa Oriental e do Sudeste continuam a crescer rapidamente. O nível de produção de resíduos electrónicos na região é significativamente superior à média mundial, com os países da Europa Ocidental a produzirem, em média, mais de três vezes mais resíduos electrónicos per capita do que a Ásia Central. Uma condição prévia para a valorização de elevado valor deste fluxo de materiais é a recolha selectiva. No entanto, mesmo nos países da União Europeia e da Europa Ocidental com infra-estruturas de recolha e reciclagem, quantidades significativas de resíduos electrónicos não estão incluídas nos sistemas formais de recolha e valorização. Taxas de reciclagem de resíduos sólidos urbanos, existem diferenças significativas nas taxas de reciclagem de resíduos sólidos urbanos entre sub-regiões, mas estão a ser realizados alguns progressos em todas as sub-regiões. Em alguns países da União Europeia, as taxas de reciclagem são as mais elevadas do mundo. A taxa média de reciclagem na União Europeia aumentou de 37,3% em 2009 para 47,7% em 2023. Em cinco países da União Europeia, a taxa de reciclagem de resíduos sólidos urbanos é ainda inferior a 25%. As melhorias mais acentuadas verificam-se na Europa Oriental, no Sudeste Europeu e na Ásia Central, onde as taxas de reciclagem de resíduos sólidos urbanos são inferiores a 25%; as taxas efectivas são geralmente muito inferiores a 25% ou mesmo próximas de zero. Destacam-se alguns exemplos positivos, nomeadamente o Uzbequistão, onde a taxa de reciclagem de resíduos sólidos urbanos é atualmente de cerca de 20% (ver estudo de caso abaixo). De um modo geral, a tendência na região é para o aumento da reciclagem e, consequentemente, para uma economia circular, mas os progressos são lentos. A aceleração da transição exige um forte empenho dos decisores políticos, associado à afetação de recursos financeiros adequados e à vontade de adotar regimes bem sucedidos.

Reforma do sistema de gestão de resíduos O Usbequistão iniciou reformas em grande escala do quadro de política ambiental, incluindo a introdução de novas estruturas institucionais para a gestão de resíduos e a introdução de uma estratégia para a gestão de resíduos sólidos urbanos para 20192030. A cobertura da população com serviços de gestão de resíduos aumentou de 22% em 2016 para 53% em 2023. O governo estabeleceu um objetivo de cobertura de 100 por cento da recolha de resíduos até 2025; a estratégia visa igualmente atingir taxas de reciclagem de resíduos sólidos urbanos de 45 por cento até 2025 e de 60 por cento até 2028. O país está no bom caminho; em 2019, a taxa de reciclagem de resíduos sólidos urbanos está próxima dos 20%, em comparação com 9% em 2017.

Estudos recentes revelaram o conteúdo de mais de 6000 aditivos diferentes nos produtos de plástico. Apenas alguns deles polimerizam na matriz plástica, enquanto muitos outros podem ser lixiviados e ter um impacto potencial no ambiente e nos seres humanos. Quando os plásticos são processados, os produtos químicos individuais ou as misturas de substâncias podem entrar inadvertidamente em novos produtos como contaminantes, criando novos riscos nas cadeias de valor. Esta contaminação cruzada foi identificada, por exemplo, nos brinquedos para crianças e nos produtos em contacto com os alimentos.

H. Apesar dos impactos ambientais negativos dos combustíveis fósseis, todos os países continuam a subsidiar, em graus variáveis, a extração de combustíveis fósseis. As projecções do Fundo Monetário Internacional (FMI) sugerem que estes subsídios se manterão pelo menos até 2025, com um aumento dos subsídios indirectos até essa data e um aumento das receitas fiscais ambientais em todos os países da região pan-europeia.

Em 2023, as receitas fiscais da União Europeia no domínio do ambiente totalizaram 330,6 mil milhões de euros, um aumento de 52% em termos nominais em relação a 2002. Em todos os países da região pan-europeia para os quais existem dados disponíveis, as despesas públicas com o ambiente aumentaram desde 2000, acompanhando de perto o crescimento do produto interno bruto (PIB).

Nos últimos cinco anos, assistiu-se a um aumento da utilização de obrigações verdes como instrumento de financiamento de projectos amigos do ambiente. Estas obrigações são utilizadas tanto pelo sector privado como pelos governos nacionais. Na região pan-europeia, os países da União Europeia são os líderes na utilização de obrigações verdes, enquanto países de outras regiões também começaram a utilizar esses instrumentos. Há uma grande falta de dados quantitativos sobre a Ásia Central e o Sudeste da Europa. Este facto dificulta as tentativas de avaliar os progressos realizados na proteção do ambiente e no financiamento ambiental. A falta de dados fiáveis também significa que é impossível calcular de forma fiável os custos de investimento e de funcionamento para atingir os objectivos ambientais e utilizar esses dados no desenvolvimento de políticas. As políticas ambientais nacionais na região pan-europeia devem ter como objetivo eliminar os subsídios prejudiciais e mudar rapidamente para fontes de energia mais respeitadoras do ambiente.

Os impostos ambientais são um dos instrumentos mais eficazes para incentivar os agentes económicos a reduzir vários tipos de poluição e a proteger o ambiente. Em comparação com os subsídios ecológicos, que oferecem os mesmos incentivos, têm a vantagem adicional de permitir que os governos gerem receitas que podem ser utilizadas para reduzir os custos de produção.

impostos que distorcem o mercado na economia e/ou financiamento de despesas públicas no domínio do ambiente. Os países são incentivados a aumentar a utilização destes instrumentos ou de instrumentos equivalentes, como os mecanismos de comércio de quotas. As futuras despesas públicas no domínio do ambiente devem ser vistas no contexto mais vasto das finanças públicas e ambientais. Os subsídios distorcem sempre os mercados e aumentam as despesas do sector público. A necessidade de financiamento ambiental subsidiado deve, por conseguinte, ser revista periodicamente à luz do princípio do poluidor-pagador.

Os governos da região pan-europeia devem promover o financiamento verde, em particular o mercado de obrigações verdes, através de uma série de medidas políticas, incluindo a emissão de obrigações de demonstração, a divulgação de diretrizes claras sobre obrigações verdes e políticas regulamentares favoráveis Na Ásia Central e no Sudeste da Europa, é urgente melhorar os sistemas de recolha de dados em conformidade com as normas internacionalmente reconhecidas, como as da OCDE e do Eurostat. Por exemplo, a recolha de dados sobre as despesas ambientais deve seguir metodologias e classificações reconhecidas internacionalmente. Em particular, é importante especificar e comunicar dados sobre as organizações que gastam dinheiro na proteção do ambiente, quanto, para que fins e quem financia essas despesas. Para atingir os objectivos do Acordo de Paris e proteger o ambiente, assegurando simultaneamente uma qualidade de vida adequada aos seus cidadãos, os países necessitam de uma transição ambiental e energética importante. A nível mundial, a OCDE estima que, entre 2016 e 2030, serão necessários 95 biliões de dólares em investimentos públicos e privados no sector da energia para apoiar o crescimento e o desenvolvimento sustentável. A nível mundial, a OCDE estima que, entre 2016 e 2030, serão necessários 95 biliões de dólares de investimentos públicos e privados em infra-estruturas de energia, transportes, água e telecomunicações para apoiar o crescimento e o desenvolvimento sustentável, ou seja, cerca de 6,3 biliões de dólares por ano. Isto seria cerca de 6,3 biliões de dólares por ano. De acordo com a mesma fonte, tornar estes investimentos compatíveis com o clima exigiria um acréscimo de 0,6 biliões de dólares por ano - e este é um pequeno acréscimo de 0,6 biliões de dólares por ano. Trata-se de um custo incremental reduzido em comparação com os benefícios esperados. O Pacto Ecológico da União Europeia planeia investir um total de 1 bilião de euros até 2030, ou seja, cerca de 125 mil milhões de euros por ano.

Os governos devem liderar estas transformações necessárias, adoptando políticas que conciliem os interesses privados com o bem comum. A despesa pública, por si só, não será suficiente. Por conseguinte, são essenciais políticas ambientais, fiscais e de investimento sólidas para maximizar o impacto das despesas públicas e atrair o investimento privado. A região pan-europeia inclui países com condições políticas, económicas e sociais muito diferentes. No entanto, todos os países devem partilhar os objectivos de proteção do ambiente e de atenuação das alterações climáticas. Em particular, é importante estabelecer as políticas ambientais fundamentais corretas para alinhar os incentivos em toda a região. É também urgente acelerar a revisão dos subsídios ineficazes aos combustíveis fósseis e alargar a base das tarifas de carbono, com destaque para o acompanhamento do impacto das políticas aplicadas e a partilha de experiências políticas.

A nível mundial, a realização dos objectivos de proteção do ambiente e de atenuação das alterações climáticas está ainda longe de ser alcançada; o relatório do PNUA recentemente publicado "Measuring Progress: Environment and the SDGs" indica que persistem tendências negativas em vários indicadores. A região pan-europeia não é exceção. Por exemplo, apesar de a União Europeia ser uma região líder no domínio do ambiente, os principais objectivos do seu Sétimo Programa de Ação em matéria de Ambiente são atualmente inatingíveis. A nível nacional, os objectivos ambientais não são frequentemente atingidos: por exemplo, mesmo na Suécia, país avançado do ponto de vista ambiental, 15 dos 16 objectivos nacionais de qualidade ambiental estabelecidos pelo Parlamento para serem atingidos até 2030 ainda não foram cumpridos.

Estas observações sublinham a necessidade de os países da região pan-europeia continuarem a reforçar as suas políticas ambientais e a aumentar os investimentos na proteção do ambiente e na atenuação das alterações climáticas. Os instrumentos de financiamento ambiental devem ser plenamente utilizados.

Em consonância com estes objectivos, a despesa pública com o ambiente e as receitas das taxas ambientais aumentaram na região desde o início da década de 2000. Do mesmo modo, o financiamento verde e as obrigações verdes tornaram-se cada vez mais comuns, com a União Europeia a liderar o processo. No entanto, os subsídios aos combustíveis fósseis ainda estão em vigor e prevê-se que continuem até, pelo menos, 2025. Receitas fiscais ambientais, as receitas fiscais ambientais utilizadas nesta avaliação (a partir dos indicadores de alterações climáticas do FMI e da base de dados do Eurostat) devem ser consideradas como o limite inferior da avaliação, uma vez que não incluem taxas e encargos ambientais; no entanto, incluem impostos sobre a energia, os transportes e a poluição.

Na União Europeia, em média, as receitas provenientes dos impostos ambientais mantiveram-se em cerca de 2,2-2,5 por cento do PIB desde 2000. No entanto, existem contrastes claros entre países individuais dentro da associação. Por exemplo, desde 2015, as receitas fiscais ambientais da Croácia excederam 3,4 % do PIB, enquanto na Alemanha, Irlanda e Luxemburgo essas receitas são inferiores a 2 % do PIB. Na Europa Ocidental234 , as receitas fiscais ambientais atingiram em média 2,5-3 % do PIB entre 2000 e 2007, estabilizando posteriormente em cerca de 2 % do PIB. A análise das receitas totais recebidas mostra que, na Islândia, Noruega e Reino Unido, as receitas registaram uma queda acentuada entre 2007 e

2008, sem dúvida devido à crise financeira. Os dados relativos à Suíça só estão disponíveis a partir de 2008 e mostram que, desde esse ano, as receitas do imposto ambiental têm sido de cerca de 1,4% do PIB do país.

Estão disponíveis dados sobre as receitas fiscais no domínio do ambiente para a maior parte do período 20002019 relativamente a dois outros países, a Sérvia e a Turquia. Na Turquia, as receitas do imposto ambiental aumentaram acentuadamente entre 2000 e 2003, passando de 2,4% para cerca de 4% do PIB. Estabilizaram-se em cerca de 3,5 % do PIB no período subsequente, antes de caírem para cerca de 2,3 % do PIB em 2018 e 2,2 % do PIB em 2019 (ascendendo assim a cerca de 15,5 milhões de euros em ambos os anos).

Por outro lado, o montante dos impostos ambientais cobrados na Sérvia tem vindo a aumentar de forma constante. Entre 2005 e 2018, estas receitas aumentaram de 631 milhões de euros para 1 791 milhões de euros, ou seja, 184% . Nestes dois países, a percentagem das receitas fiscais ambientais no PIB é mais elevada do que na União Europeia e na Europa Ocidental. Tal como referido nas principais conclusões, há falta de dados para a maioria dos países fora da Europa Ocidental.

A despesa pública com o ambiente inclui a despesa pública com a biodiversidade e a proteção da paisagem, a investigação e o desenvolvimento ambiental, o controlo da poluição e a gestão dos resíduos e das águas residuais. Este valor representa o montante mínimo despendido anualmente nos países da região pan-europeia, uma vez que apenas são tidas em conta as despesas públicas. Por conseguinte, é provável que o total das despesas ambientais seja mais elevado, uma vez que o sector privado também contribui para a proteção do ambiente. Na União Europeia, por exemplo, em 2020, os governos gastam 70 mil milhões de euros na proteção do ambiente, as empresas gastam quase 157 mil milhões de euros (ou seja, mais do dobro dos governos) e as famílias gastam cerca de 60 mil milhões de euros236. No entanto, para a maioria dos países não pertencentes à União Europeia e da Europa Ocidental, não estão infelizmente disponíveis dados sobre as despesas ambientais totais (ou seja, públicas e privadas). Os países da União Europeia gastam, em média, o equivalente a 0,8% do PIB na proteção do ambiente. Esta percentagem é a mais elevada da região pan-europeia, seguida da Europa Ocidental. Em todos os outros países, a percentagem da despesa pública ambiental em relação ao PIB é menor Os países da Europa Oriental subsidiam os combustíveis fósseis a taxas mais elevadas do que os países de outras regiões. Este resultado deve-se principalmente ao montante significativo de subsídios concedidos pela Federação Russa, que totalizou mais de 520 mil milhões de euros em 2019, ou seja, cerca de 35% do PIB do país.

O elevado nível de subsídios aos combustíveis fósseis pode ser explicado principalmente por dois factores:

Em primeiro lugar, os países cujas economias estão parcialmente dependentes da produção de combustíveis fósseis têm incentivos económicos para os subsidiar. Por exemplo, os três países com a percentagem mais elevada de rendas de combustíveis fósseis em 2023, de acordo com o Banco Mundial - nomeadamente o Azerbaijão (25% do PIB), o Cazaquistão (29% do PIB) e a Federação Russa (35% do PIB) - estão também entre os países que subsidiam fortemente os combustíveis fósseis em relação ao seu PIB - 33,4%, 29,4% e 35,2%, respetivamente.

Em segundo lugar, os subsídios diretos aos combustíveis fósseis são normalmente implementados como uma medida de alívio da pobreza para reduzir o peso dos custos dos transportes e da energia nas famílias pobres, sendo por isso mais comuns nos países pobres. Mobilização de capital através de obrigações verdesAs obrigações verdes foram criadas para financiar projectos com benefícios ambientais e/ou climáticos e podem ser emitidas por governos soberanos, governos regionais e locais e entidades do sector privado. As receitas da emissão destas obrigações são utilizadas para projectos verdes, mas são garantidas por todos os activos do emitente. O mercado de obrigações verdes tem registado um crescimento exponencial desde o seu início, por volta de 2007, com a emissão agregada a atingir um limiar simbólico de 1 bilião de dólares em dezembro de 2023. US$1 TRILHÃO. As obrigações verdes certificadas demonstraram ser eficazes na redução das emissões de GEE no sector privado. Embora a forma como essas obrigações podem ser utilizadas pelos governos exija um estudo mais aprofundado, é importante monitorizar a dinâmica do financiamento verde em geral e, em particular, a dinâmica das obrigações verdes. Além disso, a disponibilidade de financiamento verde e climático pode influenciar o nível ótimo de instrumentos políticos mais tradicionais, como os impostos sobre o carbono. Os países da União Europeia são líderes no mercado das obrigações verdes.

A política ambiental da Croácia é largamente impulsionada pela sua adesão à União Europeia. Embora alguns indicadores sugiram que o país está a fazer esforços consideráveis para garantir a proteção do ambiente e o crescimento verde, ainda há margem para melhorias. Em especial, a Croácia pode reduzir o atual diferencial de custo do gasóleo (por exemplo, aumentando os impostos sobre o gasóleo para o nível dos impostos sobre os outros combustíveis) e aumentar a capacidade de absorção. Uma instituição que desempenha um papel fundamental no financiamento ambiental é o Fundo de Proteção Ambiental e Eficiência Energética. Este fundo funciona como um centro de recolha de taxas e encargos ambientais e de gestão de programas e projectos que promovem a proteção do ambiente, a eficiência energética e as energias renováveis. Os fundos para esses projectos provêm de fundações estrangeiras, organizações internacionais, instituições e organismos financeiros e entidades nacionais e estrangeiras. Em especial, no âmbito da União Europeia, foi afetado à Croácia um total de 10,7 mil milhões de euros provenientes dos fundos estruturais e de investimento europeus. Além disso, no âmbito da política de coesão social, o país recebeu um financiamento no montante de 8,6 mil milhões de euros para todo o período de 2014-2020. Alguns destes fundos destinam-se à proteção do ambiente e à eficiência energética.

No entanto, no que diz respeito à utilização dos fundos da União Europeia, os autores de um relatório recente da rede S-GI apontam para dificuldades na absorção dos fundos. De acordo com o Programa-Quadro Estratégico Nacional, que rege a utilização dos Fundos Estruturais Europeus e do Fundo de Coesão, a Croácia deve gastar quase 10 mil milhões de euros até 2023 na gestão de resíduos, na gestão da água e na proteção do ar - as três questões ambientais mais importantes nas negociações de adesão à União Europeia. No entanto, a rede SG&A regista dificuldades durante a aplicação das políticas, principalmente devido à incoerência da lei dos contratos públicos. A incerteza causada pela interpretação da lei é apresentada como o principal problema que afecta a absorção dos Fundos Europeus Estruturais e de Investimento na Croácia. De acordo com a Comissão Europeia, a Croácia ainda se encontra entre os cinco países com as taxas de desembolso mais baixas.

A Croácia tem uma das mais elevadas receitas fiscais ambientais em percentagem do PIB na União Europeia. Em 2019, os impostos ambientais ascenderam a cerca de 3,5 por cento do PIB, em comparação com a média da União Europeia de cerca de 2,35 por cento. De acordo com a última avaliação da Comissão Europeia, a Croácia apresenta uma série de exemplos de medidas fiscais sólidas para proteger o ambiente. Por exemplo, o país cobra uma "taxa de função pública florestal", que é paga anualmente pelas empresas e outras organizações comerciais e industriais. Para além de financiar o trabalho de reflorestação em zonas cársicas, parte da taxa é gasta em desminagem (10%), combate a incêndios (5%) e trabalho científico (5%). No entanto, tal como em todos os outros países da região pan-europeia, os combustíveis fósseis continuam a ser subsidiados. estes subsídios ascenderam a 1,3 mil milhões de dólares. ESTES SUBSÍDIOS ASCENDERAM A 1,3 MIL MILHÕES DE DÓLARES. Além disso, o país ainda não eliminou totalmente o "diferencial do gasóleo" - a diferença entre os preços do gasóleo e da gasolina - que representa um subsídio indireto ao gasóleo.

O ambiente ecológico da Turquia está sob pressão devido ao crescimento demográfico, à industrialização e à rápida urbanização. Estas pressões deram origem a uma série de problemas ambientais, como a desertificação, a desflorestação, a escassez de água, a degradação da natureza e a poluição marinha. Para resolver estes problemas, o país adoptou novas leis e práticas institucionais no âmbito dos seus esforços para cumprir as normas ambientais da União Europeia.

A Turquia tem uma percentagem relativamente elevada de impostos ambientais em relação ao PIB (3,4% em média durante o período 2002-2017, um valor que diminuiu ligeiramente desde então), principalmente devido aos elevados impostos sobre a gasolina e o gasóleo. No entanto, os impostos sobre os transportes, embora criem alguns incentivos ecológicos, tendem a empurrar os consumidores menos abastados para carros mais antigos e mais poluentes245. Por conseguinte, seria aconselhável rever os regimes fiscais no domínio dos transportes. Embora o país ainda dependa fortemente dos combustíveis fósseis, a percentagem de energias renováveis no cabaz energético do país está a aumentar, principalmente devido às tarifas verdes do Governo. Os dados do Eurostat permitem uma análise mais pormenorizada das despesas ambientais, revelando um nível muito elevado de atividade do sector privado, que gasta 50-100% mais do que o governo na proteção do ambiente. Utilizar mais instrumentos para incentivar o investimento do sector privado em projectos ambientais, incluindo parcerias público-privadas, bancos verdes e obrigações verdes. Estes devem ser gradualmente eliminados e substituídos por medidas de apoio à adoção de alternativas mais ecológicas.

Estudo de caso: tarifação do carbono A pós-pandemia afectou todos os países e provocou uma crise económica em muitos deles. No entanto, apesar dos efeitos indubitavelmente negativos da pandemia, esta representa uma oportunidade interessante para utilizar instrumentos políticos para apoiar a recuperação económica de forma coerente com os objectivos ambientais. Uma vez que os governos se concentram em estimular e estabilizar as economias, a conceção desses pacotes de recuperação desempenhará um papel crucial no clima e no futuro económico do planeta. Juntamente com outras medidas, um preço do carbono pode desempenhar um papel no apoio à recuperação económica sustentável, principalmente através de três mecanismos, nomeadamente o apoio às indústrias verdes, o incentivo ao investimento e o aumento dos rendimentos.

Em primeiro lugar, a fixação do preço do carbono ajuda a apoiar as indústrias sustentáveis e a competitividade dos produtos com baixo teor de carbono, o que pode proporcionar oportunidades para novos empregos verdes, em conformidade com muitas das metas dos Objectivos de Desenvolvimento Sustentável. Em segundo lugar, um preço do carbono pode incentivar o investimento e a mobilização de receitas para tecnologias hipocarbónicas, neutras em termos de carbono e negativas em termos de carbono.

Em terceiro lugar, a fixação do preço do carbono poderá proporcionar aos governos receitas muito necessárias para apoiar programas de estímulo e investimentos adicionais. No entanto, até à data, uma parte significativa das despesas de estímulo não foi canalizada para a recuperação ecológica. Os projectos verdes ou de baixo carbono recebem apenas uma pequena parte da dotação para a recuperação económica. Por exemplo, o Índice de Estímulo Verde mostra que apenas 12% dos quase 15 biliões de dólares gastos em estímulos pelos países do G20 estão a ser canalizados para projectos ecológicos ou de baixo carbono. No entanto, chegou o momento de repensar as políticas de recuperação pós-COVID para maximizar os seus benefícios ambientais.

As medidas que devem permitir que isso aconteça incluem:

- os programas de resgate para as empresas em situação precária incluam condições ecológicas;
- empréstimos e subsídios para investimentos ecológicos;
- subsídios à investigação e ao desenvolvimento ecológicos.

CAPÍTULO 5

5 Sistemas de Infra-estruturas Verdes, Sustentabilidade ciclo de vida que poupa a saúde.

Os sistemas de infra-estruturas sustentáveis (por vezes designados por "infra-estruturas verdes") são sistemas planeados, concebidos, construídos, geridos e desactivados de forma a garantir a sustentabilidade económica e financeira, social, ambiental (incluindo a resistência às alterações climáticas) e institucional ao longo do ciclo de vida da infraestrutura. As infra-estruturas sustentáveis podem incluir infra-estruturas construídas, infra-estruturas naturais ou infra-estruturas híbridas que contenham elementos de ambas. A resiliência às alterações climáticas, a preservação dos serviços ecossistémicos, a recuperação ambiental e a proteção da biodiversidade são factores-chave no planeamento de futuros projectos de infra-estruturas. A resiliência às alterações climáticas, a preservação dos serviços ecossistémicos, a recuperação ambiental e a proteção da biodiversidade são factores-chave no planeamento de futuros projectos de infra-estruturas. A eficiência dos materiais e a economia circular estão no centro de uma estratégia sólida de consumo e produção sustentáveis. Os novos avanços tecnológicos em matéria de eficiência dos recursos, reciclagem e reutilização (nomeadamente através de uma maior modularidade dos componentes dos projectos de infra-estruturas) devem ser considerados como elementos-chave no planeamento, conceção, construção e funcionamento dos projectos de infra-estruturas. A. Tornar a economia mais ecológica na região pan-europeia: trabalhar para uma infraestrutura sustentável

A sustentabilidade deve ser integrada o mais cedo possível na fase de planeamento estratégico. Embora a sustentabilidade deva ser abordada ao longo de todo o ciclo de vida de um projeto, quanto mais cedo for tida em conta, mais benefícios poderá trazer. Se os decisores políticos começarem a considerar a sustentabilidade o mais cedo possível, podem criar o ambiente político, regulamentar e institucional correto para integrar melhor a sustentabilidade em fases posteriores. À medida que os prazos dos projectos se aproximam, diminui a oportunidade de introduzir alterações políticas, técnicas ou económicas eficazes. No entanto, os processos de tomada de decisão continuam fragmentados, reduzindo as oportunidades de identificar sinergias a nível nacional e setorial e as ligações entre sectores de infra-estruturas. Para obter resultados mais sustentáveis em matéria de infra-estruturas, é necessário abandonar esta abordagem fragmentada.

Os investimentos em infra-estruturas sustentáveis são reconhecidos como uma das estratégias com maior impacto numa melhor recuperação da pandemia de COVID-19, devido ao seu papel fundamental na criação de emprego e no crescimento económico a curto prazo e no desenvolvimento a longo prazo, em conformidade com os compromissos mundiais em matéria de desenvolvimento sustentável, como os Objectivos de Desenvolvimento Sustentável e o Acordo de Paris. A falta de estruturas para preparar projectos de investimento em infra-estruturas sustentáveis economicamente sólidos, bem como de capacidade técnica e institucional para planear e preparar projectos de infra-estruturas sustentáveis, e a necessidade urgente de estimular o desenvolvimento económico e a criação de emprego em todo o mundo, está a empurrar os decisores para projectos "business as usual". As necessidades de infra-estruturas são agora variáveis e estão a mudar mais rapidamente do que nunca. Assim, as infra-estruturas sustentáveis devem ser flexíveis, interligadas e basear-se em informações em tempo real para se adaptarem às condições em mudança. Para dispor de dados em tempo real, os cidadãos em geral, e especialmente os utilizadores dos sistemas de infra-estruturas, devem desempenhar um papel ativo no processo de recolha de dados (utilizando várias tecnologias e aplicações móveis, em particular) e na comunicação periódica da satisfação Os sistemas de infra-estruturas sustentáveis (por vezes designados por "infra-estruturas verdes") são sistemas planeados, concebidos, construídos, geridos e desactivados de forma a proporcionar benefícios económicos e financeiros, sociais e ambientais. As infra-estruturas sustentáveis podem incluir infra-estruturas construídas, infra-estruturas naturais ou infra-estruturas híbridas que contenham elementos de ambas. A resiliência às alterações climáticas, a preservação dos serviços ecossistémicos, a recuperação ambiental e a proteção da biodiversidade são factores-chave no planeamento de futuros projectos de infra-estruturas. A eficiência dos materiais e a economia circular estão no centro de uma estratégia sólida e sustentável de consumo e produção. Os novos avanços tecnológicos em matéria de eficiência dos recursos, reciclagem e reutilização (nomeadamente através de uma maior modularidade dos componentes dos projectos de infra-estruturas) devem ser considerados como elementos-chave no planeamento, conceção, construção e funcionamento dos projectos de infra-estruturas. As infra-estruturas sustentáveis devem ser responsáveis do ponto de vista ambiental, socialmente inclusivas e economicamente viáveis. É importante assegurar que as necessidades de todas as partes interessadas sejam identificadas e atendidas. A natureza multifacetada das infra-estruturas sustentáveis é abordada na resolução da Assembleia das Nações Unidas para o Ambiente sobre infra-estruturas ecológicas e sustentáveis, que também menciona alguns dos elementos anteriormente referidos (incluindo a importância da economia circular, a sustentabilidade das infra-estruturas, a proteção do ambiente e as soluções baseadas na natureza). Deve ser desenvolvida uma definição comum de infra-estruturas sustentáveis na região pan-europeia, o que permitirá a comunicação de informações e a quantificação dos progressos realizados nos países e sub-regiões. Foram identificadas lacunas significativas nos dados relativos aos indicadores sociais, ambientais, institucionais, económicos e financeiros propostos e à quantificação da contribuição (positiva ou negativa) do desenvolvimento das infra-estruturas e da realização dos indicadores propostos na presente avaliação. Uma abordagem baseada no ciclo de vida deve ajudar a alinhar os objectivos a curto e a longo prazo; por exemplo, os investimentos em fontes de energia tradicionais com elevada intensidade de carbono podem satisfazer as necessidades a curto prazo, mas manter padrões de desenvolvimento insustentáveis e impedir os países de alcançar os objectivos do Acordo de Paris e os Objectivos de Desenvolvimento Sustentável, fechando uma janela de oportunidade já pequena para alcançar um futuro sustentável.

Subsistem lacunas significativas em termos de capacidade, que impedem a implantação em grande escala de infra-estruturas sustentáveis. Devem ser canalizados recursos adicionais para a criação das capacidades institucionais e técnicas necessárias para planear, conceber, executar, explorar e desmantelar projectos de infra-estruturas sustentáveis. O desenvolvimento de um entendimento comum do significado de "infra-estruturas sustentáveis" e a definição de uma estratégia comum para quantificar os progressos realizados pelos países podem ajudar a colmatar estas lacunas de capacidade. Os FER podem ser utilizados para complementar, substituir ou manter as infra-estruturas cinzentas tradicionais, contribuindo assim para colmatar as lacunas em termos de acesso às infra-estruturas, qualidade e sustentabilidade da resiliência climática. Os ROPF podem, assim, desempenhar um papel importante no reforço da resiliência climática e na garantia da prestação de serviços de infra-estruturas sustentáveis. Existe uma grande quantidade de investigação e outros materiais sobre o potencial e as oportunidades dos FER para melhorar a resiliência das comunidades; no entanto, em alguns casos, a falta de procura e de incentivos tem impedido a sua concretização. A curto e médio prazo, os governos da região devem utilizar incentivos económicos e financeiros para apoiar a implementação de FERP. Serão necessários incentivos especiais e o desenvolvimento de capacidades para catalisar e implementar estratégias de economia circular a nível regional e nacional. Estes incentivos devem ser coerentes com o trabalho já efectuado em relação à Taxonomia da União Europeia e ao Quadro Estratégico Pan-Europeu para a Economia Verde sobre padrões de consumo e produção sustentáveis, bem como com a definição coerente de soluções baseadas na natureza. Para garantir que as necessidades de todas as partes interessadas sejam identificadas e satisfeitas, é essencial que sejam efectuadas avaliações de impacto ambiental e social. Estas avaliações devem incluir, entre outras coisas, uma análise de género que reconheça as necessidades específicas das mulheres. Isto facilitará a integração das perspectivas de género no planeamento, conceção, construção e funcionamento das infra-estruturas. Durante décadas, o desenvolvimento de infra-estruturas foi considerado a base do crescimento económico e do desenvolvimento. No entanto, nos últimos anos, o mundo apercebeu-se de que os potenciais benefícios do desenvolvimento de infra-estruturas nem sempre se concretizam. A degradação ambiental, a perda de biodiversidade, a deslocação social e o aumento das emissões de gases com efeito de estufa são algumas das consequências indesejadas de infra-estruturas não sustentáveis. Para cumprir os objectivos climáticos e de desenvolvimento sem "deixar ninguém para trás", será vital colmatar o défice de infra-estruturas, que exigirá investimentos de 6,9 biliões de dólares por ano até

2030. Os países da região pan-europeia enfrentam desafios semelhantes, uma vez que a procura de energia continua a aumentar, os riscos relacionados com o clima tornam-se mais frequentes e intensos e há uma necessidade crescente de melhorar o bem-estar social e a equidade. Estes e muitos outros factores conduzirão à necessidade de desenvolver infra-estruturas mais resilientes As alterações climáticas e a resiliência, as emissões de gases com efeito de estufa na região pan-europeia continuam a aumentar. Sendo a construção e o funcionamento das infra-estruturas responsáveis por 70% de todas as emissões de GEE, o desenvolvimento de infra-estruturas deve estar no centro de qualquer estratégia climática sensata. O desenvolvimento de infra-estruturas desempenhará um duplo papel na consecução de um futuro mais resiliente às alterações climáticas, em primeiro lugar como estratégia de atenuação das alterações climáticas e, em segundo lugar, como estratégia de adaptação. Dada a parte significativa das infra-estruturas em todos os sectores nas emissões totais de gases com efeito de estufa, é crucial transformar os modelos de produção existentes com opções menos intensivas em carbono. Além disso, grandes áreas da região pan-europeia já sofrem regularmente os efeitos das alterações climáticas, incluindo, por exemplo, vagas de calor, secas prolongadas, subida do nível do mar ou inundações. As soluções em matéria de infra-estruturas são, por conseguinte, amplamente reconhecidas como uma estratégia fundamental de adaptação às alterações climáticas. Durante muitas décadas, considerou-se que um efeito benéfico adicional das infra-estruturas era a sua capacidade de criar barreiras fortes e fiáveis para proteger as populações de perturbações indesejáveis, como as inundações. No entanto, esta abordagem mudou radicalmente e foi complementada por ROPF, por vezes designadas por "infra-estruturas verdes". Tornou-se agora claro que as infra-estruturas "cinzentas" tradicionais são frequentemente incapazes de fazer face aos impactos crescentes das alterações climáticas. Assim, a combinação de ROPF e de uma compreensão abrangente dos serviços ecossistémicos prestados pela natureza, juntamente com a previsibilidade das opções tradicionais de infra-estruturas cinzentas, oferece uma gama mais vasta ("verde-cinzenta") de sinergias que corresponderão melhor às múltiplas soluções necessárias em função do contexto. Enfrentar a crise e criar empregos A pandemia de COVID-19 provocou uma recessão económica mundial sem precedentes. Esta crise expôs a desigualdade de género, as lacunas globais na disponibilidade de serviços básicos e a falta de flexibilidade e resiliência dos sistemas de infra-estruturas. De acordo com a Organização Internacional do Trabalho (OIT), a escassez de empregos induzida pela crise atingirá 75 milhões em 2021, caindo para 23 milhões em 2022.

Além disso, o crescimento do emprego perdido só será restabelecido até 2023. No entanto, a pandemia cria também uma rara oportunidade para construir uma recuperação "melhor do que nunca", lançando as bases para um futuro sustentável e ecológico através do investimento em infra-estruturas sustentáveis. É provável que o investimento em infra-estruturas seja um elemento-chave dos esforços de recuperação em muitos países, em parte devido ao potencial de criação de emprego. Além disso, garantir que os investimentos em infra-estruturas sejam resistentes às alterações climáticas e não aumentem os riscos e vulnerabilidades potenciais reduzirá as perdas económicas diretas decorrentes de catástrofes relacionadas com o clima, minimizando simultaneamente os custos indirectos causados pelos efeitos em cascata da perturbação de serviços críticos e da atividade económica.

Novas tecnologias e inovações, a pandemia mostrou a interconexão do mundo e que, na vida real, os sistemas de infra-estruturas existentes são, em muitos casos, frágeis, inadequados e até obsoletos. Assim, a crise sanitária combinada com a crise da desigualdade e a falta de flexibilidade dos sistemas de infra-estruturas provocou um efeito dominó, amplificando os efeitos devastadores da pandemia. Mesmo agora, quando as tecnologias de comunicação digital actualizam os seus sistemas operativos de dois em dois meses, o planeamento, a conceção, a construção e o funcionamento de projectos de infra-estruturas multimilionários que são rígidos, inflexíveis e que se espera que funcionem sem qualquer alteração durante décadas continuam. Por conseguinte, não é surpreendente que os países procurem satisfazer as necessidades em constante evolução de instalações de cuidados de saúde temporários, de teletrabalho e da próxima geração de sistemas de transporte, como os automóveis eléctricos ou sem condutor. Para responder melhor às necessidades futuras de infra-estruturas, é necessário garantir que o sector das infra-estruturas se concentre na prestação de serviços de infra-estruturas, em vez de ficar preso a projectos. Uma abordagem orientada para os problemas promove a inovação, cria oportunidades para explorar novas tecnologias e incentiva a adoção de melhores soluções. Por exemplo, é importante enquadrar o problema como "a necessidade de melhorar o abastecimento de água potável" em vez de "construir mais estações de tratamento de água". A segunda opção, mais tradicional, limita a capacidade de integrar alternativas não tradicionais e mais sustentáveis, como a ROPF, para resolver o problema em causa. A tomada de decisões baseada em dados, a conceção geoespacial e a modelação serão fundamentais para melhorar a compreensão da complexidade de um mundo futuro em que as necessidades humanas, os impactos ambientais e sociais e as fronteiras planetárias devem fazer parte do desenvolvimento da melhor solução possível.

A migração é um fenómeno maciço impulsionado pela procura de melhores oportunidades em todo o mundo. As mudanças nos padrões de urbanização intensificaram-se nos últimos anos em resultado das alterações climáticas, da violência e dos conflitos. A Organização Internacional para as Migrações estima que existam 272 milhões de migrantes internacionais em todo o mundo, ou seja, 3,5% da população mundial, ultrapassando as projecções para 2050. A Europa tem sido tradicionalmente um destino importante para os migrantes internacionais, recebendo cerca de 82 milhões de migrantes internacionais, e a Ásia cerca de 84 milhões; em conjunto, representavam 61% dos migrantes internacionais do mundo no ano em questão. Dada a dificuldade de prever os padrões de migração devido à estreita ligação com as crises económicas, a instabilidade política e os conflitos, a falta de previsibilidade exerce uma pressão significativa sobre as infra-estruturas existentes, como os hospitais ou os sistemas de água potável, impossibilitando a prestação dos serviços necessários ao aumento do número de utentes. Neste contexto, é fundamental garantir que o processo de planeamento das infra-estruturas tenha, desde o início, uma perspetiva de longo prazo, incluindo as alterações demográficas, como o envelhecimento da população e os potenciais processos de migração que podem levar a alterações nos padrões de urbanização e, consequentemente, a um aumento da procura de infra-estruturas. Melhorar o bem-estar social e a igualdade. A criação e manutenção de um ambiente saudável e seguro é um objetivo fundamental das infra-estruturas sustentáveis. Por conseguinte, os impactos diretos e indirectos na segurança e na saúde das "soluções não ecológicas" também devem ser considerados. A exposição à poluição do ar, da água ou do solo e a outros riscos tóxicos pode ter efeitos a longo prazo na saúde e no bem-estar humanos. Para garantir o bem-estar e a equidade de todos os potenciais utilizadores da infraestrutura, devem também ser consideradas as necessidades especiais de certos grupos, como as mulheres. Os processos de envolvimento das partes interessadas, a consulta pública e as estratégias de integração da perspetiva de género devem estar na base de todos os projectos de infra-estruturas, ajudando a identificar e a minimizar o risco de exclusão social. As alterações climáticas, o crescimento demográfico, o aumento das desigualdades e a proteção da biodiversidade são apenas alguns dos desafios que a humanidade enfrentará nos próximos anos. Em resposta a estes desafios, surgiram nas últimas décadas iniciativas globais para apoiar modelos de desenvolvimento mais inclusivos, responsáveis e sustentáveis. Exemplos disso são a Agenda 2030 para o Desenvolvimento Sustentável e os seus Objectivos de Desenvolvimento Sustentável. Todas estas iniciativas, embora abordem temas diferentes, têm uma coisa em comum: é necessária uma mudança de paradigma para um modelo de desenvolvimento mais sustentável para enfrentar os desafios críticos do século XXI. Este novo paradigma só pode ser alcançado através de uma ação coordenada que envolva governos, instituições públicas e privadas, universidades e a sociedade civil. A atual pandemia pôs em evidência as enormes oportunidades que as infra-estruturas resilientes oferecem para uma recuperação "melhor do que nova" na era da recuperação pós-pandemia.

A este respeito, o papel das infra-estruturas sustentáveis é agora amplamente reconhecido como um motor do crescimento inclusivo e da produtividade e da aceleração da transição para uma economia com baixas emissões de carbono e resiliente às alterações climáticas. No entanto, os esforços globais para estimular uma economia verde e desenvolver infra-estruturas mais sustentáveis e resilientes foram discutidos antes da pandemia, pelo que se coloca a questão de saber como os Estados podem garantir que este período crítico de despertar não passe sem resultados e acções significativos. Um primeiro passo importante a este respeito é o

Quadro Estratégico Pan-Europeu para uma Economia Verde, desenvolvido em 2016 pelo Comité da Política Ambiental da CEE com o apoio e a cooperação do secretariado da CEE, do PNUA e de muitos outros intervenientes importantes.
O principal objetivo do Quadro Estratégico Pan-Europeu é orientar a região pan-europeia na transição para uma economia verde inclusiva até 2030, em conformidade com os resultados do Rio+20 e a Agenda 2030. No âmbito deste quadro, a região pan-europeia desenvolver-se-á de acordo com as seguintes linhas um modelo que garanta o progresso económico, a equidade social e a utilização sustentável dos ecossistemas e dos recursos naturais, que assegure a satisfação das necessidades das gerações actuais sem comprometer as necessidades das gerações futuras. A implementação do quadro é apoiada pela Iniciativa Batumi para uma Economia Verde (BIG-E), que abrange o período 2016-2030 e inclui compromissos voluntários de países e organizações públicas e privadas para uma economia verde. Até à data, mais de 30 países e organizações apresentaram mais de 100 compromissos no âmbito da plataforma BIZ-E264.
A realização de todos estes objectivos ambiciosos exige cooperação entre os países, bem como instrumentos normativos e políticos que apoiem e incentivem a transição para uma via de desenvolvimento mais sustentável. Igualmente importante, todos estes esforços devem ser empreendidos numa fase inicial do processo de desenvolvimento. Um bom exemplo que ilustra a importância destes elementos é a Convenção sobre a Avaliação do Impacto Ambiental num Contexto Transfronteiriço (Convenção de Espoo, adoptada em 1991), que exige que as partes avaliem o impacto ambiental de determinadas actividades numa fase inicial do planeamento. A Convenção de Espoo baseia-se na ideia de que os impactos e ameaças ambientais adversos não reconhecem as fronteiras nacionais. Assim, impõe a obrigação de consulta entre as partes sobre todos os grandes projectos que possam ter impactos ambientais adversos a uma escala transfronteiriça, o que ajuda a reduzir as ameaças ambientais e os danos potenciais. A Convenção de Espoo lançou as bases para a introdução internacional da avaliação ambiental estratégica, um processo sistemático de apoio à decisão destinado a garantir que os aspectos ambientais e outros aspectos da sustentabilidade sejam efetivamente integrados nas políticas, planos e programas. A crise da COVID-19 não só agravou as restrições orçamentais dos países, como também reforçou a necessidade de investir em projectos sustentáveis e mais resilientes. A mobilização de financiamento para investimentos sustentáveis pode ter um impacto importante na execução de projectos de desenvolvimento sustentável. Instrumentos como as obrigações temáticas - principalmente as obrigações verdes, sociais e sustentáveis - podem dar um contributo importante para apoiar os Objectivos de Desenvolvimento Sustentável e a recuperação sustentável dos efeitos da pandemia. No entanto, o financiamento sustentável já fazia parte do discurso internacional há anos antes da pandemia. O Acordo de Paris (artigo 2.º, n.º 1, alínea c)) incluía o compromisso de "alinhar os fluxos financeiros com uma trajetória de desenvolvimento com baixas

emissões de gases com efeito de estufa e de resiliência às alterações climáticas". Para além dos compromissos existentes, foram introduzidas nos últimos anos iniciativas como a Taxonomia da União Europeia. A taxonomia é um sistema de classificação que estabelece uma lista de espécies ecologicamente
actividades económicas sustentáveis. Para além da sua importância para a recuperação sustentável pós-pandemia, a taxonomia também desempenha um papel no cumprimento dos compromissos da União Europeia em matéria de clima, energia e Pacto Ecológico Europeu. A mobilização de recursos financeiros e o reforço dos quadros políticos devem ser acompanhados de iniciativas de desenvolvimento de capacidades. Isto garantirá que os países tenham a capacidade técnica e institucional para integrar estas mudanças nas suas políticas de infra-estruturas. Mais recentemente, numa resolução sobre infra-estruturas ecológicas e sustentáveis, a Assembleia das Nações Unidas para o Ambiente apelou aos Estados-Membros para que integrassem os Princípios Internacionais de Boas Práticas para Infra-estruturas Sustentáveis do PNUA nas políticas nacionais, aplicassem os instrumentos e quadros existentes, cooperassem a nível internacional para reforçar as diferentes abordagens (incluindo o financiamento) e tivessem em conta o papel das infra-estruturas digitais.

A evolução das iniciativas em matéria de infra-estruturas sustentáveis, tendo em conta o vasto leque de intervenientes no ciclo de vida dos projectos de infra-estruturas, levou ao desenvolvimento de numerosas iniciativas destinadas a identificar indicadores para quantificar os progressos no sentido de uma infraestrutura sustentável. As várias abordagens identificadas variam em termos de âmbito e objetivo, desde princípios gerais de aspiração, salvaguardas e melhores práticas, sistemas e sistemas de classificação da sustentabilidade das infra-estruturas, até orientações para a elaboração de relatórios. Os princípios gerais destinam-se a delinear orientações promissoras para a ação à escala mundial e, na maioria dos casos, são publicados por grupos internacionais. Exemplos desses princípios são os Princípios do G20 para Investir em Infra-estruturas de Qualidade, os Princípios Internacionais de Boas Práticas para Infra-estruturas Sustentáveis do PNUA, o Compêndio de Boas Práticas para Investir em Infra-estruturas de Qualidade da OCDE e as Orientações da OCDE para Investir em Infra-estruturas de Qualidade: Apoiar a Recuperação Sustentável da Crise COVID-19.

Estas considerações ambientais e sociais fornecem a base para uma melhor compreensão das possíveis consequências não intencionais e outros riscos associados ao desenvolvimento de infra-estruturas. Exemplos de quadros de salvaguardas e de gestão de riscos bem conhecidos e amplamente utilizados são as Normas de Desempenho da Sociedade Financeira Internacional e os Princípios do Equador. A maioria dos bancos multilaterais de desenvolvimento tem as suas próprias políticas de salvaguarda como base para os processos de diligência devida.

Sistemas e esquemas de classificação da resiliência das infra-estruturas, foram desenvolvidos numerosos quadros de classificação da resiliência das infra-

estruturas em diferentes regiões geográficas. O objetivo destes quadros é fornecer orientações e critérios abrangentes para a avaliação de projectos com base em mais de 50 indicadores.
A aplicação destas ferramentas está, em muitos casos, associada à obtenção de um certificado ou prémio de sustentabilidade. Foi desenvolvido um número significativo de quadros e critérios para quantificar as infra-estruturas sustentáveis, mas várias partes interessadas reconhecem a necessidade de consolidar e harmonizar as abordagens e o quadro recentemente criado "Financiamento para acelerar a transição sustentável - Infra-estruturas".
Para monitorizar e comunicar o desempenho de um projeto em termos de sustentabilidade - não necessariamente um projeto de infra-estruturas - foram desenvolvidas, nos últimos anos, várias diretrizes para a elaboração de relatórios, incluindo a Global Reporting Initiative e o Dow Jones World Sustainability Index.
Devido à complexidade do desenvolvimento de infra-estruturas, à diversidade dos seus sectores e às diferentes fases do seu ciclo de vida e partes interessadas envolvidas, surgiu um número significativo de ferramentas e quadros de avaliação quantitativa Isto levou a uma necessidade de acesso à informação e a uma melhor compreensão da utilização das ferramentas atualmente disponíveis, de modo a encontrar a que melhor se adapta às necessidades do utilizador. Neste sentido, a Deutsche Gesellschaft für Internationale Zusammenarbeit criou a plataforma "Sustainable Infrastructure Tool Navigator" para ajudar os utilizadores a identificar as ferramentas mais adequadas às suas necessidades e objectivos. Esta nova iniciativa dá acesso a uma base de dados abrangente de ferramentas para infra-estruturas sustentáveis, que os utilizadores podem consultar por palavras-chave ou aplicando, entre outros, filtros por tipo de ferramenta, sector e fases do ciclo de vida da infraestrutura. A iniciativa foi recentemente apoiada pelo PNUA numa base de parceria.
A análise comparativa abrange seis quadros de perfis: (a) Quadro estratégico pan-europeu para tornar a economia mais ecológica;
(b) Um conjunto comum de indicadores acordados para infra-estruturas sustentáveis dos BMD;
(c) Princípios de boas práticas do PNUA para infra-estruturas sustentáveis; (d) Princípios do G-20 para o investimento em infra-estruturas de qualidade;
(e) Financiamento da Aceleração da Transição Sustentável - Infra-estruturas (FAST-Infra);
(f) A taxonomia das actividades sustentáveis da União Europeia.
Estes sistemas são comparados nas seguintes categorias principais: sustentabilidade ambiental e resiliência; sustentabilidade social; sustentabilidade institucional; e sustentabilidade económica e financeira.
A análise comparativa pôs em evidência várias questões fundamentais:
a) Na categoria "Sustentabilidade e resiliência ambiental", quase todos os instrumentos selecionados mencionam a redução das emissões de gases com efeito

de estufa, a atenuação e adaptação às alterações climáticas, a conservação do ambiente e a economia circular ou a eficiência dos recursos.
Esta categoria apresenta a maior coerência entre sistemas;

b) na categoria Sustentabilidade Social, todos os quadros, exceto um, mencionam a igualdade, a inclusão e/ou considerações de género. Ao mesmo tempo, porém, nem sempre são incluídas considerações sobre os direitos humanos e laborais, a saúde e o bem-estar, e a reinstalação;

c) na categoria da sustentabilidade institucional, as práticas transparentes e anti-corrupção são mencionadas em dois terços dos instrumentos analisados. Além disso, alguns quadros abrangem também procedimentos de responsabilização, como a certificação da sustentabilidade, a divulgação da sustentabilidade ou políticas de sustentabilidade e conformidade;

d) Verificou-se uma menor homogeneidade na categoria "Estabilidade económica e financeira".

Alguns enquadramentos referem a necessidade de garantir retornos económicos positivos e a criação de emprego. Em contrapartida, outros consideram a importância de mobilizar fontes de financiamento inovadoras e de ter em conta as externalidades. A análise comparativa conduziu à sugestão de indicadores, subindicadores e unidades de medida.

Quantificação dos indicadores na região pan-europeia: tendências identificadas

Um projeto de infraestrutura é sustentável se forem cumpridas várias considerações ambientais, sociais, institucionais e económicas ao longo do ciclo de vida do projeto. No entanto, devido à natureza multidimensional da sustentabilidade e à falta de uma base de referência acordada a nível regional ou sub-regional pan-europeu, a informação sobre os indicadores de sustentabilidade das infra-estruturas é limitada ou inexistente. Por conseguinte, após identificar os indicadores de sustentabilidade mais utilizados e as informações disponíveis a nível nacional e regional, cada indicador foi analisado.

O indicador 1, Adaptação e atenuação das alterações climáticas, visa reduzir as emissões de gases com efeito de estufa, assegurando simultaneamente a resiliência dos projectos de infra-estruturas e integrando estratégias 195
adaptação e atenuação das alterações climáticas ao longo do ciclo. Devido ao seu âmbito alargado, este indicador está dividido em dois subindicadores:

1.1 "Reduzir as emissões de gases com efeito de estufa"

1.2 "Risco de catástrofes e estratégias para a redução do risco de catástrofes".

De acordo com a Base de Dados de Indicadores dos ODS das Nações Unidas para quantificar o progresso no indicador 13.2.2 "Total de emissões de gases com efeito de estufa por ano" do Objetivo de Desenvolvimento Sustentável, as emissões líquidas de GEE na região pan-europeia aumentaram se 2014 for considerado o ano de referência. Entre 2014 e 2023, duas sub-regiões da região pan-europeia (a União Europeia e a Europa Ocidental) registaram progressos positivos na redução das emissões de GEE. No entanto, as sub-regiões da Ásia Central, da Europa Oriental e da Europa do Sudeste registaram um aumento global das emissões de GEE, o que conduziu a um aumento das emissões da região no seu conjunto. Analisando os progressos realizados no âmbito do subindicador 1.2 "Risco de catástrofes e estratégias de redução do risco de catástrofes" e com base nos dados da Divisão de Estatística das Nações Unidas (UNSD) sobre o sistema de monitorização do Quadro de Sendai, todas as sub-regiões e, por conseguinte, a região pan-europeia no seu conjunto, aumentaram a adoção e a aplicação de estratégias de redução do risco de catástrofes. Assim, o indicador 1, no seu conjunto, apresenta resultados mistos, devendo ser envidados mais esforços no sentido da adaptação às alterações climáticas e da sua atenuação. B sobre as alterações climáticas. Devem ser envidados esforços adicionais para recolher informações sobre as estratégias de adaptação a utilizar nos países e regiões. As estratégias de adaptação incluem a utilização de soluções baseadas na natureza, o trabalho para reduzir as inundações, o restabelecimento da conetividade hidrológica, a conceção ou o planeamento de infra-estruturas para os potenciais impactos das alterações climáticas, o reforço da capacidade de adaptação a novos riscos e a diversificação do aprovisionamento energético. Devido à complexidade de alguns destes tópicos, os indicadores propostos são apenas os primeiros passos para medir uma estratégia mais abrangente de infra-estruturas climáticas resilientes. Deve ser efectuada uma recolha de dados mais aprofundada sobre as estratégias de adaptação regionais, a fim de incluir indicadores adicionais.

O indicador 2, Conservação do ambiente e proteção da biodiversidade, visa evitar impactos negativos e/ou restaurar a biodiversidade e o ambiente, preservando simultaneamente os ecossistemas e os serviços ecossistémicos ao longo do ciclo de vida de um projeto de infra-estruturas. Este indicador é quantificado através de dois subindicadores:

2.1 "Proteção da biodiversidade" e 2.2 "Proteção dos serviços ecossistémicos".

A proteção da biodiversidade é quantificada de acordo com o Objetivo de Desenvolvimento Sustentável 15 e o seu indicador 15.9.1. (a) "Número de países,

196

que fixaram objectivos nacionais na sua estratégia e plano de ação nacionais em matéria de biodiversidade, em conformidade com a meta 2 de Aichi para a biodiversidade na

no âmbito do Plano Estratégico para a Biodiversidade 2011-2030 ou similar e monitorizar os progressos realizados para atingir esses objectivos". De acordo com a informação publicada pelo UNSD, cada país da região pan-europeia desenvolveu os seus próprios planos estratégicos de biodiversidade e planos de ação. O cumprimento deste objetivo não significa necessariamente que as metas de biodiversidade tenham sido atingidas, mas indica que as estratégias nacionais estão em vigor. É de salientar que existe atualmente muito pouca informação disponível a nível nacional, sub-regional ou regional sobre o impacto do desenvolvimento de infra-estruturas na perturbação da biodiversidade. O subindicador 2.2 "Proteção dos serviços ecossistémicos" foi quantificado de acordo com o indicador 15.3.1 do Objetivo de Desenvolvimento Sustentável "Proporção de terras degradadas em relação à área total de terras". De acordo com o Painel de Controlo dos ODS da CEE, existem diferenças significativas na degradação dos solos entre os países: de 97% no Tajiquistão - devido à erosão causada pelo sobrepastoreio, à má manutenção da irrigação e à salinização - para apenas 1% de terras degradadas na Bielorrússia e na Finlândia. À semelhança da situação da biodiversidade, há pouca ou nenhuma informação sobre a percentagem de terras degradadas devido ao desenvolvimento de infra-estruturas ou outra informação relevante para quantificar os serviços prestados pelos ecossistemas naturais nos diferentes países.

O indicador 3 "Economia de ciclo fechado" aborda a importância da utilização adequada dos recursos ao longo do ciclo de vida de um projeto de infraestrutura. Com base na informação disponível e na sua ligação ao desenvolvimento de infra-estruturas, a unidade de medida mais adequada foi identificada como "taxa de reciclagem de resíduos de construção e demolição". Apenas foi encontrada informação limitada a nível da região pan-europeia. No entanto, este indicador faz parte do conjunto de indicadores da Comissão Europeia para a economia circular. Por conseguinte, estão disponíveis informações pormenorizadas a nível da União Europeia. De acordo com as últimas informações publicadas pelo Eurostat, a taxa média de reciclagem dos resíduos de construção e demolição mantém-se quase constante, com 87 % em 2014 e 2016 e 88 % em 2023. O processo de recolha de dados aplicado na União Europeia pode ser extrapolado para o nível da região pan-europeia para quantificar este indicador.

O indicador 4, Igualdade de género e empoderamento, visa promover a inclusão social, a igualdade de género e a proteção dos direitos humanos, promovendo o empoderamento económico e assegurando a mobilidade social e a igualdade de oportunidades para todos. Com base na disponibilidade de dados, propõe-se a seguinte unidade de medida - "Disparidades de emprego entre homens e mulheres na região pan-europeia". De acordo com as últimas informações publicadas pela Organização Internacional do Trabalho (OIT) na base de dados ILOSTAT 2021, existem diferenças significativas entre as sub-regiões. Por exemplo, a disparidade de género no emprego na sub-região da Europa do Sudeste é atualmente de 21,2 por cento, em comparação com a sub-região da Europa Ocidental (6,4 por cento) e a sub-região da União Europeia (9,9 por cento). A diferença entre os géneros no emprego revela uma tendência positiva, tendo diminuído na maioria das sub-regiões. É o caso da União Europeia, onde a diferença entre homens e mulheres no emprego diminuiu acentuadamente de 20,8% em 1990 (primeiros dados disponíveis) para 9,9% em 2023, ou da sub-região da Europa Ocidental, onde a diferença diminuiu de 18,2% em 1990 para 6,4% em 2019. A dinâmica nas sub-regiões da Ásia Central e da Europa Oriental vai contra esta tendência, uma vez que a diferença de género no emprego nestas sub-regiões aumentou 1,5% e 0,9%, respetivamente, entre 1990 e 2023. A disparidade de género no emprego na região

pan-europeia diminuiu de 19,2% em 1990 para 14,4% em 2023; existe ainda uma margem considerável para melhorias.
O indicador 5, contabilização dos custos do ciclo de vida, é um elemento-chave do quadro de sustentabilidade. Este indicador considera os retornos económicos e sociais líquidos da infraestrutura ao longo do ciclo de vida de um projeto (incluindo as externalidades positivas e negativas). As externalidades são especificamente mencionadas no Quadro Estratégico Pan-Europeu para uma Economia Verde. Um dos seus nove domínios de ação (FA.2) visa promover a internalização das externalidades negativas e a utilização sustentável do capital natural. No entanto, existem poucos dados sobre a quantificação do impacto das externalidades na região. O primeiro passo nesta direção é a análise custo-benefício. Assim, o critério para a quantificar é o número de países que realizam análises custo-benefício para o sector das infra-estruturas. De acordo com o questionário da OCDE sobre os desafios e a aplicação da análise custo-benefício para estudos de pré-viabilidade do investimento de capital, as análises custo-benefício em grandes projectos de infra-estruturas que participaram na preparação deste estudo de viabilidade. No entanto, apenas um terço destes países o fez devido a requisitos legais. Além disso, as análises tradicionais de custo-benefício não incluem considerações de sustentabilidade (como o risco climático) e externalidades (como o custo da poluição, dos serviços ecossistémicos ou da proteção da biodiversidade). Assim, a realização de uma análise custo-benefício não deve ser um objetivo final, mas antes um passo útil para uma análise mais abrangente do desenvolvimento de infra-estruturas ao longo do seu ciclo de vida. O indicador 6, Acesso a Serviços Básicos, visa melhorar o acesso físico e económico a serviços básicos, garantindo condições de vida mais saudáveis e bem-estar. Dado o âmbito deste trabalho e a disponibilidade de dados, são considerados para quantificar este indicador serviços como o acesso a água potável, saneamento, eletricidade e redes móveis 2G, 3G ou 4G.
O acesso à água potável é quantificado de acordo com o indicador do Objetivo de Desenvolvimento Sustentável 1.4.1 "Proporção da população que vive em agregados familiares com acesso a serviços básicos". De acordo com os dados publicados em 2023 pelo Programa Conjunto de Monitorização da OMS/UNICEF para o Abastecimento de Água, Saneamento e Higiene, o acesso a serviços básicos de água potável é aproximadamente semelhante nas sub-regiões pan-europeias e, em todos os casos, excede os 90%. A este respeito, a sub-região da Europa Ocidental é a única sub-região com acesso total a esses serviços, seguida da União Europeia (98,6%). Em quase todos os países, o acesso nas zonas rurais é superior a 75 %.
Quando se considera a proporção da população que utiliza serviços de saneamento básico, a informação recolhida revela uma maior heterogeneidade de resultados em comparação com o sub-indicador anterior. Os resultados variam entre 82,3% de acesso nas zonas rurais da Europa de Leste e 99,5% nas zonas urbanas da Europa

do Sudeste e da Europa Ocidental. Em conjunto, a percentagem da população que utiliza os serviços de saneamento básico na região pan-europeia é de 96,3%. A nível nacional, a percentagem mais baixa de acesso ao saneamento (72%) encontra-se nas zonas rurais de dois países. O acesso à eletricidade é também relevante quando se consideram os serviços básicos. Este subindicador é quantificado de acordo com o indicador 7.1.1 dos Objectivos de Desenvolvimento Sustentável e refere-se à proporção da população com acesso à eletricidade. De acordo com o UNSD, a região pan-europeia tem pleno acesso à eletricidade, com exceção da Ásia Central (99,9%).

O último sub-indicador considerado no âmbito do acesso aos serviços básicos é a "proporção da população coberta por uma rede móvel".

O fornecimento de redes móveis é abrangido pelo indicador 9.C.1 dos Objectivos de Desenvolvimento Sustentável e refere-se à percentagem de residentes que vivem ao alcance de um sinal de telemóvel. Enquanto a 2G oferece serviços de voz limitados, a 3G e a 4G proporcionam um acesso de alta velocidade, fiável e de alta qualidade. A base de dados estatísticos da ECE mostra que as redes móveis 2G cobrem quase toda a população de várias sub-regiões pan-europeias em 2023. A cobertura 3G em 2023 variava consoante a região entre 83,8 e 99,3 por cento. Em comparação, no caso da 4G, registou-se uma maior variação, entre 63,1 e 98,3 %. Em comparação com anos anteriores, a percentagem da população coberta na região pan-europeia por redes 2G não se altera. Ao mesmo tempo, regista-se um aumento significativo da cobertura 3G e 4G entre 2012, o primeiro ano para o qual existem dados disponíveis, e 2023, o último ano para o qual existem dados disponíveis. Em 2012, a percentagem da população coberta por redes 3G era de 77,7%, menos 17,6% do que em 2023. No caso das redes 4G, a diferença é ainda maior: enquanto em 2012 a percentagem da população com acesso a 4G era de 22,6 por cento, em 2023 esse valor subiu para 83,6 por cento, um aumento de 61 por cento

O indicador 7, Transparência e luta contra a corrupção, visa garantir que o planeamento, a conceção, a construção e o funcionamento dos projectos sejam transparentes, de modo a que todas as partes interessadas disponham de informações pertinentes. A quantificação deste indicador corresponde ao Índice de Perceção da Corrupção da Transparência Internacional, em que 0 representa o nível mais elevado de corrupção e 100 o mais baixo. De acordo com o Eurostat, este indicador faz parte do conjunto de indicadores dos Objectivos de Desenvolvimento Sustentável da União Europeia e é utilizado para monitorizar os progressos no sentido do indicador 16.5.2 dos Objectivos de Desenvolvimento Sustentável.

De acordo com os resultados publicados no Índice de Perceção da Corrupção 2020, a Europa Ocidental é a sub-região com o nível de corrupção mais baixo (76,2), seguida da União Europeia (63,7).

No entanto, em cada uma das outras sub-regiões, a pontuação é inferior a 40, o que significa que o sector público é considerado mais corrupto do que nas sub-regiões ocidentais. A este respeito, a sub-região com a perceção mais elevada de corrupção (27,8) é a Ásia Central, seguida da Europa do Sudeste (38,2) e da Europa Oriental (39,9). As classificações dos anos anteriores só estão disponíveis para a União Europeia. A comparação das classificações de 2019 e 2020 mostra que, na maioria dos países da União Europeia, o nível de perceção da corrupção diminuiu ligeiramente ou manteve-se inalterado. No entanto, se considerarmos um período de tempo muito mais alargado, a situação é bastante diferente: 17 dos 27 países registaram um aumento da perceção da corrupção.

O indicador 8, Sustentabilidade fiscal e financiamento inovador, visa assegurar a sustentabilidade financeira dos activos ao longo do seu ciclo de vida. Isto inclui a mobilização de fontes inovadoras de capital em grande escala. Foi realizado um trabalho significativo em várias sub-regiões para mobilizar financiamento para projectos mais sustentáveis e resilientes. Um exemplo é o plano de investimento do Pacto Ecológico Europeu, que mobilizará o financiamento da União Europeia e criará um quadro favorável para estimular o investimento público e privado, para a transição para uma economia com impacto neutro no clima, verde, competitiva e inclusiva. A unidade de medida proposta para este indicador corresponde ao indicador 13.a.1 dos Objectivos de Desenvolvimento Sustentável, e o seu objetivo é mobilizar financiamento para cumprir o compromisso internacional de afetar 100 mil milhões de dólares aos custos relacionados com o clima. O indicador proposto corresponde ao indicador 13.a.1 dos Objectivos de Desenvolvimento Sustentável e tem por objetivo mobilizar financiamento para cumprir o compromisso internacional de afetar 100 mil milhões de dólares aos custos relacionados com o clima. De acordo com a Rede Europeia de Informação e de Observação do Ambiente (Eionet) e a Direção-Geral da Ação Climática da Comissão Europeia, a contribuição da União Europeia em 2023 é de 16 206 mil milhões de EUR, um aumento de 37 % em relação ao ano de referência de 2014. Apenas estão disponíveis informações limitadas para algumas outras sub-regiões pan-europeias. Este indicador não abrange o montante total do financiamento para o desenvolvimento sustentável. No entanto, é um primeiro passo para o financiamento de outros aspectos fundamentais da sustentabilidade, como a proteção da biodiversidade e a inclusão social.

Em geral, estes indicadores reflectem a situação atual das infra-estruturas sustentáveis na região pan-europeia, com base nas informações atualmente disponíveis. No futuro, será necessário continuar a trabalhar para aperfeiçoar estes indicadores (por exemplo, quantificar os progressos na aplicação de estratégias de adaptação em diferentes países) e centrar os indicadores mais especificamente nas infra-estruturas. O trabalho realizado deve ser considerado um primeiro passo para uma agenda sólida de infra-estruturas sustentáveis.

Linha ferroviária Nápoles - Bari (Itália): o primeiro projeto na Europa ser certificado pelo sistema de classificação de sustentabilidade Envision Os sistemas ferroviários são um elemento fundamental da estratégia de transportes a longo prazo definida por muitos países em todo o mundo. No entanto, estes projectos lineares podem muitas vezes ter potenciais impactos ambientais e sociais negativos e, entre outros riscos, estão expostos às alterações climáticas. Assim, a aplicação do conceito de infraestrutura sustentável pode ajudar a identificar as oportunidades de melhoria e as deficiências existentes que afectam o desempenho sustentável dos projectos de infra-estruturas. Este estudo de caso apresenta uma panorâmica da aplicação do sistema de classificação Envision, uma das metodologias mais utilizadas para quantificar a sustentabilidade das infra-estruturas, e a sua aplicação à linha ferroviária Nápoles-Bari (Itália), o primeiro projeto com certificação Envision na Europa. O troço Nápoles-Bari faz parte do corredor ferroviário Escandinávia-Mediterrâneo da Rede Transeuropeia de Transportes. Este projeto visa melhorar os serviços, aumentando a velocidade, a acessibilidade, a capacidade e a interconectividade com outros modos de transporte, incluindo portos e aeroportos. Este projeto de 6,2 mil milhões de euros incluirá um corredor multiusos em que estão também a ser consideradas sinergias com outros sectores de infra-estruturas, como a energia e as telecomunicações. A candidatura e validação do projeto pela Envision abrange um troço mais curto de 21 quilómetros (Frasso - Telesino - Telese - San Lorenzo).

A abordagem holística da sustentabilidade, possibilitada pela aplicação do Envision no início do projeto, resultou no melhor desempenho em termos de sustentabilidade, um Prémio de Platina. Alguns dos benefícios da integração de indicadores de sustentabilidade neste projeto incluíram a seleção do itinerário de forma a minimizar o impacto ambiental. A aplicação de indicadores ambientais numa fase inicial do projeto identificou áreas de elevado valor ambiental, planícies aluviais e terrenos agrícolas utilizados para a produção de vinho, permitindo que fossem contornadas na conceção do itinerário. As considerações específicas relativas às alterações climáticas e à resiliência, bem como o envolvimento das autoridades locais, foram também identificados como parte da avaliação do projeto com a Envision. De acordo com a equipa do projeto, a aplicação de ferramentas de sustentabilidade e dos seus indicadores permite "favorecer uma abordagem inovadora da conceção. Os projectistas que trabalham de acordo com os critérios de sustentabilidade ambiental do protocolo [Envision] também tendem a procurar uma abordagem inovadora para a conceção. A ferramenta está dividida em 64 critérios de sustentabilidade e resiliência em cinco categorias principais: qualidade de vida; governação; afetação de recursos; mundo natural; e clima e resiliência. soluções novas e criativas para atingir objectivos de elevada qualidade com menos resíduos, melhor utilização dos recursos naturais e utilização de materiais inovadores. "3 O Corredor Verde do Baixo Danúbio: recuperação de planícies aluviais para proteção contra inundações Há mais de duas décadas, os governos da Bulgária, da República da Moldávia, da Roménia e da Ucrânia uniram forças para desenvolver o projeto do Corredor do Baixo Danúbio. Este projeto de corredor de 1000 quilómetros pretende ter efeitos positivos em termos de proteção contra as inundações, purificação da água e atenuação das alterações climáticas, ao mesmo tempo que restaura áreas de elevado valor ecológico. Tal como definido na Declaração de Cooperação para o Corredor Verde do Baixo Danúbio, assinada em Bucareste pelos Ministros do Ambiente dos quatro países, o projeto prevê "uma atribuição mínima de 773 166 ha de áreas protegidas existentes, 160 626 ha de novas áreas protegidas propostas e 223 608 ha de áreas em que é proposta a restauração da planície de inundação natural". Atualmente, 70% da planície de inundação neste troço do rio foi perdida ou danificada. Em princípio, 25% da área total da planície de inundação poderia ser restaurada em resultado deste projeto. A recuperação de antigas zonas húmidas poderia permitir o armazenamento de até 1,6 mil milhões de m3 de água, minimizando significativamente o risco de inundação na zona. Em termos de viabilidade económica, a recuperação da planície aluvial ao longo do Corredor Verde do Baixo Danúbio está estimada em 183 milhões de euros, com receitas anuais associadas aos serviços ecossistémicos estimadas em 111,8 milhões de euros por ano. Para além dos benefícios do projeto anteriormente mencionados (prevenção do risco de inundação, conetividade natural, etc.), a recuperação dos serviços ecossistémicos e a utilização da ROPF proporcionam impactos positivos significativos de externalidades adicionais. Estas incluem o papel fundamental das zonas húmidas como sumidouros de carbono, a recuperação da biodiversidade na zona de influência, o desenvolvimento e a proteção das zonas económicas e a redução da poluição da água nas planícies aluviais e nas zonas húmidas. As soluções em infra-estruturas verdes ajudam a atenuar os impactos inevitáveis das alterações climáticas, da degradação ambiental e da perda de biodiversidade

B. Aplicação dos princípios da economia circular ao turismo sustentável

Uma economia do turismo pan-europeia baseada nos princípios da economia circular seria mais resistente e estaria mais bem preparada para responder a crises - desafios económicos, sanitários, epidemiológicos ou ambientais enfrentados pela região. A economia circular é importante para o desenvolvimento sustentável do turismo e pode contribuir para a consecução dos Objectivos de Desenvolvimento Sustentável; em particular, acelerará a transição para uma economia ecológica das viagens e do turismo. Apesar da crescente eficiência do turismo, o seu rápido crescimento está a ter impactos cada vez mais tangíveis, que estão a causar cada vez mais problemas ambientais e sociais. O princípio do ciclo fechado deve ser a base de uma estratégia para transformar e reconstruir o sector do turismo após a pandemia de COVID-19. Os decisores políticos devem, por conseguinte, assegurar a transformação nesta base, fornecendo os instrumentos necessários e afastando-se do business as usual.

A economia circular, apesar da sua dependência de aspectos sociais como os empregos verdes e o bem-estar, abrange principalmente as questões ambientais físicas da utilização da energia e dos recursos e o encerramento dos ciclos de recursos. O desenvolvimento do turismo sustentável está orientado para uma perspetiva mais ampla de desenvolvimento económico no âmbito de restrições

sociais e ambientais. Por conseguinte, a economia circular é um elemento necessário, mas não suficiente, do desenvolvimento do turismo sustentável.
Uma economia circular é um sistema económico em que o conceito (linear) de "fim de vida" é substituído pela redução, reutilização, reciclagem e recuperação de materiais nos processos de produção, distribuição e consumo. Para além de casos individuais, devido à complexidade da cadeia de valor do turismo, que inclui muitos subsectores, a aplicação dos princípios desta economia no turismo ainda está os primeiros passos. Devido à natureza intersectorial do turismo, o conceito de turismo baseado nos princípios da economia circular, embora complexo, tem potencial para se tornar uma força motriz noutros sectores. A cadeia de valor alargada e de ponta a ponta do turismo oferece inúmeras oportunidades para uma maior duração, maior qualidade e reutilização dos materiais e produtos utilizados na prestação de serviços turísticos, criação de valor, parcerias, bem como a redução dos resíduos para um nível tão próximo do zero quanto possível .
As principais áreas do turismo que estão estreitamente ligadas aos Objectivos de Desenvolvimento Sustentável e à economia circular são o consumo de energia e as emissões nos transportes e nas operações de hotelaria e restauração, a gestão de resíduos nas instalações turísticas, incluindo nas operações de hotelaria e restauração (por exemplo, resíduos alimentares e plásticos), a utilização da água e a gestão das águas residuais em geral e a utilização de recursos na construção, decoração de interiores e instalações domésticas. As oportunidades podem ser mais óbvias na construção e funcionamento de hotéis e restaurantes, incluindo a utilização de resíduos (alimentares). As oportunidades de combustíveis limpos para a aviação (electrocombustíveis) são utilizadas em muito pequena escala. Muitas iniciativas de economia de partilha têm atualmente demasiadas consequências que são contrárias aos princípios da economia circular, como a construção adicional ou grandes quilómetros percorridos.
Embora os impactos do turismo tenham sido medidos em termos económicos durante décadas, o desenvolvimento de indicadores para o turismo sustentável, e muito menos a monitorização da circularidade, ainda está em desenvolvimento, mas o processo é dificultado por uma série de desafios. Atualmente, não existem indicadores na região pan-europeia que forneçam informações claras sobre a medida em que os princípios de ciclo fechado estão a ser utilizados no turismo e sobre as tendências neste domínio. Por conseguinte, é urgente redefinir a forma como o sucesso será medido no futuro. Relativamente a vários aspectos comuns da circularidade, as definições de classificação variam de Estado para Estado. Por último, mesmo as estatísticas básicas sobre o turismo tendem a ser incompletas e, devido a definições divergentes, há problemas na sua utilização, faltando estatísticas pormenorizadas necessárias para um acompanhamento preciso do ciclo fechado. A digitalização oferece oportunidades para uma medição e um acompanhamento melhores e mais uniformes, mas depende da disponibilidade de dados uniformes e actualizados sobre a economia circular no sector do turismo.

Os governos devem intensificar os esforços para ajudar a reduzir o consumo de energia e as emissões de gases com efeito de estufa, em especial no contexto do turismo, o que pode ser conseguido através de
204
Deveriam também investir em infra-estruturas de transportes com baixas emissões. Devem também investir em infra-estruturas de transporte com baixas emissões. Um compromisso generalizado com a Declaração de Glasgow: Compromisso para uma Década de Combate às Alterações Climáticas no Turismo pode contribuir para estes esforços e permitir a harmonização da ação climática de todas as partes interessadas no sector do turismo, incluindo os governos, a sociedade civil e outros intervenientes. Tal exige, nomeadamente, a expansão das infra-estruturas de transporte ferroviário internacional e do próprio transporte de longa distância, o desenvolvimento de infra-estruturas de carregamento de veículos eléctricos nos destinos turísticos, a introdução de conceitos de ciclo fechado relacionados com a utilização da água, dos resíduos e dos materiais e uma maior integração dos princípios de ciclo fechado nas políticas e no financiamento. Para além da redução do consumo de energia e das emissões nos transportes, essas reduções no turismo também podem ser conseguidas através da promoção da utilização de energias renováveis no alojamento turístico, nos restaurantes e nas atracções. Em geral, recomenda-se a partilha das melhores práticas em matéria de economia circular e a promoção de iniciativas como a Iniciativa Global de Combate à Utilização de Plástico no Setor do Turismo, liderada pelo PNUA e pela OMT, no sector do turismo. Os governos da região pan-europeia devem aproveitar estas oportunidades para dar prioridade ao turismo doméstico no desenvolvimento de planos de recuperação na sequência da pandemia de COVID-19, uma vez que este é mais resistente a crises e tem um menor impacto no clima, e os destinos turísticos estão mais próximos e são mais fáceis de incorporar num modelo de ciclo fechado do que os produtos turísticos internacionais de média e longa distância. Os decisores políticos e os empresários da região devem aplicar os princípios da economia circular em toda a cadeia de valor do turismo. Tratar o turismo como uma cadeia de valor pode acelerar a transformação do turismo numa indústria de economia circular e aumentar a sua viabilidade e sustentabilidade a longo prazo.

O turismo, devido às suas interligações com outras actividades económicas e à interação direta entre produtores e consumidores, tem potencial para produzir impactos positivos a longo prazo para além do próprio sector. O apoio financeiro pode ajudar as regiões turísticas a criar infra-estruturas adequadas (de reciclagem e outras) para fazer face a grandes flutuações sazonais nos fluxos de materiais.

Os Estados-Membros e os órgãos de gestão da CEE deverão selecionar um número limitado de indicadores de turismo específicos com impactos-chave relevantes para a medição da economia circular no turismo, a incluir nas bases de dados estatísticas da CEE. Os indicadores que demonstram em que medida a economia do turismo é coerente com o modelo da economia circular devem ser harmonizados e utilizados para monitorizar a sustentabilidade no turismo, assegurando a sua compatibilidade com os Objectivos de Desenvolvimento Sustentável. O desenvolvimento de indicadores da economia circular poderá seguir a abordagem adoptada pela OMT no âmbito da iniciativa Programa de Medição Estatística do Turismo Sustentável (ST-MPI). Este programa está a ser desenvolvido em conjunto com a Divisão de Estatística das Nações Unidas (UNSD) e destina-se a tornar-se a próxima norma das Nações Unidas para a medição no sector do turismo e a ser utilizado pelos países como uma ajuda para fornecer dados fiáveis, comparáveis e integrados para melhor orientar as decisões e políticas de turismo sustentável (incluindo os Objectivos de Desenvolvimento Sustentável).

Outros domínios de interesse podem incluir:

a) Maior integração dos sistemas de medição existentes (Contas Satélites do Turismo, Sistema de Contabilidade Económico-Ambiental, Sistema Europeu de Indicadores de Turismo e SP-ITI) para criar uma plataforma que permita medir até que ponto a economia do turismo é sustentável e/ou segue um modelo de ciclo fechado;

b) Continuação do trabalho de seleção e medição de indicadores para os Objectivos de Desenvolvimento Sustentável, incluindo o desenvolvimento de um conjunto complementar de indicadores para avaliar em que medida a economia do turismo se enquadra no modelo de economia circular;

c) Promover o desenvolvimento de estatísticas subnacionais de turismo, reconhecendo a importância da informação localizada para a tomada de decisões no domínio do turismo.

Existe um consenso crescente de que a recuperação do sector do turismo após a pandemia de COVID-19 deve basear-se nos princípios da sustentabilidade (pessoas, planeta e prosperidade) como chave para a resiliência, e que a economia circular, enquanto estratégia para alcançar uma transformação ecológica do sector, desempenha um papel fundamental para o fazer.

No último meio século, a exploração mineira triplicou e é a extração e transformação de recursos naturais que é responsável por mais de 90% da perda de biodiversidade e da escassez de água e por cerca de 50% dos impactos das alterações climáticas.288 Os recursos críticos já estão a tornar-se escassos, os serviços dos ecossistemas estão cada vez mais degradados e é cada vez mais difícil compensar a poluição e os resíduos antropogénicos. Os recursos críticos já estão a tornar-se escassos, os serviços dos ecossistemas estão cada vez mais degradados e é cada vez mais difícil compensar a poluição antropogénica e os resíduos. Nas últimas décadas, o turismo tornou-se um sector económico importante e desempenhou um papel significativo neste desenvolvimento, com o número de turistas que visitam outros países a atingir 1,5 mil milhões em 2023.

Segundo as estimativas da OMT, o turismo representou 4% do PIB mundial. O turismo inclui várias componentes intensivas em recursos, incluindo voos, alojamento, restaurantes e atracções, mas também facilita o intercâmbio social e o diálogo intercultural. Antes da pandemia, as actividades turísticas baseavam-se no paradigma tradicional de uma economia linear com impactos climáticos e ambientais. Existe um risco elevado de que este paradigma linear se mantenha após a pandemia e de que se perca a oportunidade de uma transformação ecológica no sector do turismo. As questões ambientais em que o turismo desempenha um papel significativo são a utilização e as emissões de energia, a perda de biodiversidade, a utilização da água, o consumo excessivo (de alimentos, bem como de outros aspectos ambientais e sociais) e a produção de resíduos. A quota-parte do turismo nas emissões globais de CO2 está estimada em 5%, dos quais 75% são atribuídos ao transporte turístico (transporte aéreo 40%, transporte rodoviário 32% e outros transportes 3%), 21% ao alojamento e 4% às actividades turísticas. Devido ao seu impacto a grande altitude, o transporte aéreo tem também um impacto significativo nas alterações climáticas que não o do CO2. De acordo com um estudo realizado posteriormente em maior escala, o turismo foi responsável por cerca de 8 % das emissões globais em 2013. Em 2016, estimou-se que as emissões relacionadas com os transportes provenientes do turismo representavam, por si só, 5% das emissões globais, prevendo-se que aumentem 25% até 2030 no atual cenário ambicioso. Num outro cenário (desenvolvido antes da pandemia de COVID-19) de manutenção da situação atual, o turismo mundial excederia, até 2060-2070, o orçamento total de carbono de todos os sectores e agregados familiares necessário para não exceder o aumento máximo da temperatura acordado no Acordo de Paris. Esta situação deve-se ao elevado consumo de energia do sector do turismo, em especial nos transportes e nas estadias em hotéis, que aumenta com o aumento da classe de serviço.

A extensão das rotas e a escolha do modo de transporte são factores determinantes das emissões do transporte turístico. A OMT e o Fórum Internacional dos Transportes (ITF) prevêem que, até 2030, o número de viagens domésticas e internacionais atinja 15,6 mil milhões e 1,8 mil milhões, respetivamente. O número de viagens efectuadas por modos terrestres aumentará 70% (quase 5 mil milhões de viagens) e as emissões destas viagens aumentarão 12% (de 691 milhões para 775 milhões de toneladas de CO2e), representando 44% das emissões totais (contra 50% em 2016). Em contrapartida, prevê-se que o número de turistas que viajam de avião (tanto internacionais como domésticos) represente 33% do total em 2030, mas o transporte aéreo será responsável por 56% de todas as emissões. A natureza e a extensão do crescimento dependerão do desenvolvimento do turismo no período pós-pandemia de COVID-19. A utilização da água para o turismo em vários destinos coloca desafios, uma vez que viajar para países quentes 207
durante a estação seca, com um elevado consumo de água para piscinas, instalações de alojamento e atracções, bem como, por exemplo, para a produção de neve artificial para o turismo de inverno. Esta situação afecta negativamente a disponibilidade de água e os níveis dos lençóis freáticos e exerce uma pressão adicional sobre infra-estruturas frequentemente inadequadas.

O consumo de alimentos no sector do turismo - estimado em 75 mil milhões de refeições por ano - gera uma série de problemas ambientais. Por exemplo, estima-se que o nível médio de desperdício alimentar no sector hoteleiro seja de 40% e nos restaurantes de 60%. O PNUA estima que o turismo internacional será responsável por cerca de 200 milhões de toneladas de resíduos em 2050, o que parece ser uma estimativa conservadora, uma vez que os turistas internacionais na Europa já geram 1 kg de resíduos sólidos por dia. Os resíduos gerados pelo sector do turismo, incluindo os resíduos de plástico, podem sobrecarregar as infra-estruturas locais de tratamento e eliminação de resíduos, especialmente durante a época alta e em locais onde as infra-estruturas ainda não estão bem desenvolvidas. Existem várias iniciativas a nível mundial para tratar a questão dos resíduos, incluindo no sector do turismo, como a Iniciativa Global para Combater a Utilização de Plástico no Setor do Turismo. O turismo é um fator de declínio da biodiversidade através da conversão de terras, da sobre-exploração de recursos naturais para alimentação, materiais, água doce e recreação, da disseminação de espécies invasoras, da interferência com a vida selvagem, da poluição por esgotos, águas residuais, resíduos sólidos, utilização de fertilizantes e pesticidas e, indiretamente, através da sua quota-parte de emissões de GEE. A nível mundial, a percentagem de utilização dos solos para fins turísticos é ainda reduzida. No entanto, a nível local, o turismo pode ter impactos graves e gerar muitos problemas com os direitos e a afetação dos solos, incluindo a concorrência com a natureza e a agricultura e problemas com a qualidade da paisagem. A estas preocupações ambientais juntou-se, há relativamente pouco tempo, o problema do sobreturismo, que descreve situações "em que os impactos do turismo em determinados momentos e locais excedem os limites da capacidade física, ambiental, social, económica, psicológica e/ou política". Os principais motores do excesso de turismo estão frequentemente relacionados com factores que causam alguns dos problemas ambientais acima referidos, como a densidade do turismo, a intensidade das viagens aéreas e a proporção de camas em plataformas de aluguer em linha.

Como mostram os modelos pré-pandémicos da COVID-19, o consumo de energia e as emissões associadas, bem como a utilização da água, a utilização dos solos e o consumo de alimentos, duplicarão em 25-45 anos. Esta situação aumentará as já significativas pressões antropogénicas sobre algumas das capacidades de carga do planeta e

é contrária aos objectivos políticos, como os estabelecidos no Acordo de Paris e nos Objectivos de Desenvolvimento Sustentável. De muitas formas, o próprio turismo será afetado por estas pressões: por exemplo, as alterações climáticas podem alterar a atratividade comparativa dos destinos, provocando mudanças nos fluxos turísticos, o agravamento da escassez de água e de neve pode afetar a oferta de produtos turísticos e as condições meteorológicas extremas podem danificar as infra-estruturas turísticas, o que, em última análise, também se traduz em receitas mais baixas e contribuições reduzidas para as economias nacionais e locais.

Embora tenham sido feitas tentativas a todos os níveis, durante pelo menos duas décadas, para avançar no sentido de um desenvolvimento mais sustentável do turismo, essas tentativas ainda não foram bem sucedidas em grande escala e não conseguem acompanhar os efeitos do crescimento global do volume. A OMT reconhece que abordagens "como a economia circular, que incentivam modelos empresariais baseados em recursos renováveis, ciclos de vida mais longos e diversificados dos produtos, consumo colaborativo e cadeias de valor interligadas, podem desempenhar um papel importante no desenvolvimento e na melhoria dos sistemas de gestão de recursos, não só no sector do turismo, mas também no desenvolvimento sustentável dos destinos". Na sua essência, o conceito de economia circular é visto como um modelo de negócio alternativo ao modelo linear tradicional de desenvolvimento económico, em que o ambiente desempenha um papel fundamental. De acordo com a definição dominante, a economia circular é "um sistema económico em que o conceito de 'fim de vida' é substituído por uma utilização reduzida, reutilização alternativa, reciclagem e recuperação de materiais nos processos de produção, distribuição e consumo. Funciona ... para alcançar o desenvolvimento sustentável, assegurando simultaneamente a qualidade ambiental, a prosperidade económica e a justiça social em benefício das gerações presentes e futuras", constituindo assim uma estratégia para acelerar a transformação ecológica e o desenvolvimento do turismo sustentável. Os seus princípios clássicos dos "3 R's" (Reduzir, Reutilizar, Reciclar) são muitas vezes alargados a uma "escada" ou estrutura em R de até 10 princípios ou estratégias (Recusar-Repensar-Reduzir-Reutilizar-Reparar-Reabilitar-Remanufaturar-Repôr-Reciclar-Recuperar).

As principais vantagens da economia circular residem no seu potencial para promover o desenvolvimento sustentável e reduzir o stress ambiental, criando simultaneamente benefícios económicos e emprego. As barreiras tecnológicas e, em maior medida ainda, as barreiras culturais foram consideradas o fator mais significativo que atrasa a transição para a circularidade. O Programa das Nações Unidas para o Desenvolvimento (PNUD) e o PNUA identificam o turismo como um dos poucos sectores que é fundamental para o desenvolvimento económico de todos os países, proporcionando simultaneamente oportunidades para a atenuação das alterações climáticas através da eficiência dos recursos e promovendo a transição para uma economia circular. Recomendam que o turismo seja visto através da lente da economia circular ou dos conceitos de cadeia de valor para identificar e avaliar a sua interdependência com outros sectores, como os selecionados para a agenda climática. No âmbito de uma abordagem de economia circular, podem ser desenvolvidas medidas que incentivem os esforços (climáticos) em todos os sectores dos quais o turismo depende. Por exemplo, o turismo está intimamente ligado à produção, distribuição e utilização de alimentos. O PNUD vê um potencial especial para a aplicação dos princípios da economia circular ao sector do turismo nos países em que este é uma forte componente da economia. A economia circular é considerada uma área muito promissora para contribuir para

uma série de Objectivos de Desenvolvimento Sustentável, em particular o Objetivo 7 sobre energia, o Objetivo 8 sobre crescimento económico, o Objetivo 11 sobre cidades sustentáveis, o Objetivo 12 sobre consumo e produção responsáveis, o Objetivo 13 sobre combate às alterações climáticas, o Objetivo 14 sobre ecossistemas marinhos e o Objetivo 15 sobre ecossistemas terrestres. O principal desafio para as políticas relacionadas com a economia circular é assegurar a definição e a aplicação efectiva dos seus princípios no sector do turismo, em particular porque toda a cadeia do turismo é uma fusão de segmentos de vários outros sectores, da construção aos transportes, e é predominantemente um sector de serviços. A sensibilização para as políticas é também um desafio, uma vez que o inquérito publicado sobre 73 estratégias nacionais de turismo
A OMT e o PNUA encontraram apenas uma referência aos princípios da economia circular. No entanto, vários países, como a Espanha e a Eslovénia, mencionam o turismo nas suas estratégias ou roteiros de economia circular.
3. Status, Key Trends and Recent Developments, estimou que o défice global de circularidade (Circularity Gap Report 2020) é de 8,6%, contra 9,1% em 2018, sendo necessários 17% para colmatar o défice global de emissões316. Os progressos no desenvolvimento da economia circular na região pan-europeia não são uniformes. A ECE regista um aumento da eficiência dos recursos na região, enquanto o consumo interno de materiais por unidade do PIB diminuiu cerca de 10%, a produção total aumentou 40%. Existem também diferenças significativas entre os países membros da CEE nesta matéria: a diminuição média do consumo interno de materiais de 3,1% nos países europeus da OCDE contrasta com um aumento nos países da CEE Oriental. Durante o mesmo período, a intensidade global dos materiais na região da CEE continuou a aumentar, registando um aumento de 18%, em parte devido ao aumento das importações de matérias-primas para substituir a produção interna. A CEE salienta igualmente o importante papel dos países membros da CEE na procura global de materiais e a consequente responsabilidade destes países - como parte da transição para um consumo e uma produção mais sustentáveis - fora da região da CEE317. Esta questão é também extremamente relevante para o turismo internacional, em que os recursos são principalmente consumidos no estrangeiro e muitos dos produtos consumidos são importados. O consumo de recursos materiais na região do ECE reflecte, em grande medida, o nível económico dos Estados: os países menos desenvolvidos apresentam níveis elevados de crescimento, enquanto os países mais desenvolvidos, com economias dominadas pelos serviços, se caracterizam por uma menor intensidade material. A utilização dos recursos materiais e as interações complexas e os ciclos de retroação entre os sistemas humanos e naturais na região ECE são descritos na publicação "Interconnected areas on natural resources in the ECE region".
Na União Europeia, a taxa de reciclagem (materiais reciclados em percentagem do total de materiais utilizados) aumentou de 8,2 % em 2004 para 11,2 % em 2017,

embora se tenha mantido praticamente inalterada desde 2012. Um dos líderes mundiais em matéria de reciclagem são os Países Baixos (24,5 %), enquanto, por exemplo, a Noruega (2,4 %) está muito aquém da média mundial. Em março de 2020, no âmbito do programa do Pacto Ecológico Europeu e a fim de o alinhar com as novas estratégias, a Comissão Europeia apresentou um novo plano de ação para uma economia circular, desenvolvido após a versão anterior. No seu plano de ação para a economia circular, a Comissão Europeia refere que "a expansão da economia circular para incluir os restantes agentes económicos, para além dos pioneiros, contribuirá decisivamente para alcançar a neutralidade climática até 2050 e eliminar a dependência do crescimento económico em relação aos recursos, assegurando simultaneamente a competitividade a longo prazo da [União Europeia] e não deixando ninguém para trás".

Para alcançar esta transição, é necessário acelerar a mudança para um modelo de crescimento regenerativo que devolva ao planeta mais do que retira dele, passando para a retenção do consumo

Os produtos e serviços da UE devem ser concebidos de acordo com as capacidades do planeta e, por conseguinte, ter como objetivo reduzir a sua pegada ecológica e duplicar a sua taxa de reciclagem na próxima década". O plano de ação inclui propostas para a conceção de produtos, processos de produção em circuito fechado, redução de resíduos e responsabilização dos consumidores. O Parlamento Europeu também teve uma palavra a dizer, adoptando uma resolução sobre o plano de ação, que apela a medidas adicionais e visa alcançar uma economia totalmente circular até 2050. A resolução sublinha o importante contributo que a economia circular pode dar para alcançar os objectivos do Acordo de Paris e da Convenção sobre a Diversidade Biológica, bem como os Objectivos de Desenvolvimento Sustentável. Os princípios da economia circular ainda não têm lugar nas políticas específicas de turismo da União Europeia, uma vez que o atual quadro em que a Comissão opera data de 2010. O Conselho da União Europeia incentiva os Estados-Membros da União Europeia a terem em conta uma série de desafios e oportunidades ao desenvolverem estratégias e políticas de turismo, que incluem, nomeadamente, "a sustentabilidade, incluindo a eficiência dos recursos, a economia circular, a sazonalidade e a gestão e distribuição de fluxos turísticos crescentes". As políticas devem contribuir para os objectivos climáticos da União Europeia, o Acordo de Paris e os Objectivos de Desenvolvimento Sustentável. É provável que os aspectos da economia circular sejam tidos em conta no "Processo de Transição do Turismo" como base para uma nova Agenda Europeia para o Turismo para o período 2030-2050. Existem ainda muito poucos exemplos de aplicação dos princípios da economia circular no turismo, tanto a nível mundial como nos países membros da CEE. Os produtos turísticos são altamente diversificados, muitas vezes intersectoriais e incluem normalmente uma série de componentes como o alojamento, o transporte, o programa de actividades, a alimentação e as bebidas. A cadeia de valor do turismo é complexa. Um grande número de empresas e organizações é responsável por todas estas componentes do turismo, e o turista combina-as frequentemente no produto final. Assim, a aplicação em larga escala dos princípios da economia circular aos produtos finais do turismo pode não ser fácil. A opção de componentes individuais é mais realista, mas, a longo prazo, uma abordagem de toda a cadeia de valor terá um impacto maior. No turismo, há muito que existem empresas familiarizadas com os princípios da economia circular e que, ao substituírem os direitos de propriedade pelo acesso, oferecem estruturas de utilização partilhada e sistemas de produtos-serviços. A Airbnb e a Uber, por exemplo, são bem conhecidas. Estas iniciativas estão atualmente associadas a uma série de impactos negativos, incluindo a construção de edifícios adicionais e a quilometragem adicional de veículos, bem como a vários outros problemas ambientais, sociais e de fuga de receitas do turismo. No sector dos transportes (sistemas de aluguer de bicicletas e, em menor grau, de scooters), há exemplos de partilha sem estas externalidades. Encontram-se também exemplos no caso das instalações de alojamento tradicionais (hotéis que correspondem ao conceito de economia circular). A Iniciativa Global do PNUA e da OMT para Combater a Utilização de Plástico no Setor do Turismo inclui compromissos como o envolvimento da cadeia do turismo na transição para tornar todas as embalagens de plástico reutilizáveis, recicláveis ou compostáveis, a realização de investimentos para aumentar as taxas de reciclagem e a comunicação de objectivos. Por vezes, estas podem ser medidas simples e eficazes, como garantir a disponibilidade de água potável da torneira em locais públicos, reduzir a dependência dos turistas em relação à água engarrafada e evitar o desperdício de embalagens.

A pandemia de COVID-19 afectou duramente o turismo, especialmente o turismo internacional. De acordo com a OMT, as chegadas de turistas internacionais caíram 74 % a nível mundial em 2020 devido a restrições de viagem e a vários desafios socioeconómicos. Durante os primeiros três trimestres de 2021, as chegadas de turistas internacionais ainda estavam 76% abaixo dos níveis de 2019. Estima-se que o colapso do mercado do turismo internacional, só em 2020, significaria uma perda de 1,3 biliões de dólares em receitas de exportação e uma perda de 1,5 biliões de dólares em receitas de exportação. Estima-se que o colapso do mercado do turismo internacional significaria, só por si, uma perda de 1,3 biliões de dólares em receitas de exportação e a ameaça de perda de cerca de 120 milhões de empregos. Existe um consenso crescente nos círculos académicos e políticos de que a reconstrução do sector deve ser feita de forma sustentável para atenuar os impactos e garantir a resiliência. A OMT reconhece que a crise da COVID-19 "pôs em evidência a importância das cadeias de abastecimento locais e a necessidade de repensar a forma como os bens e serviços são produzidos e consumidos, dois elementos fundamentais da economia circular. Ao adotar os princípios da economia circular e continuar a melhorar a eficiência dos recursos na cadeia de valor do turismo, o sector do turismo tem a oportunidade de enveredar por uma via de crescimento estável e sustentável". Assim, a fim de avançar para uma economia circular no turismo, a OMT recomenda que se invista na transformação das cadeias de valor do turismo, integrando processos de economia circular, dando prioridade à circularidade para uma alimentação sustentável e avançando para a reciclagem de plásticos no turismo.

A OMT conclui que está a surgir um consenso nos círculos do turismo de que a recuperação pós-pandemia deve também incluir a abordagem das causas subjacentes ao fenómeno e os desafios para alcançar a sustentabilidade. No entanto, resta pouco tempo para uma verdadeira transição, uma vez que muitos países e empresas dependentes do turismo estão desesperados por retomar as suas actividades depois de várias paralisações, e os consumidores estão ansiosos por passar férias fora de casa. Existe o perigo de um regresso ao modelo tradicional, com consequências para os investimentos (adicionais) na construção de uma economia turística sustentável de ciclo fechado. Em termos de consumo de energia (e de emissões), a recuperação mais rápida do turismo interno observada em alguns países é positiva do ponto de vista da economia circular.

O primeiro plano de ação da União Europeia para a economia circular propôs um sistema de monitorização simples e eficaz. A Comissão Europeia introduziu um novo conjunto de indicadores, incluindo o Quadro de Indicadores de Monitorização da Economia de Ciclo Fechado, que foi adotado pelo Eurostat. O quadro, que inclui 10 indicadores, alguns dos quais subdivididos em subindicadores, foi concebido para medir os progressos na construção da economia circular de forma a abranger os seus vários aspectos em todas as fases do ciclo de vida dos recursos, bens e serviços. Os indicadores abrangem quatro domínios temáticos: produção e consumo; gestão de resíduos; matérias-primas secundárias; e competitividade e inovação. A lista foi estruturada propositadamente para ser concisa e específica. Ao mesmo tempo que dá ênfase aos dados existentes, a lista deixa espaço para áreas em que estão a ser desenvolvidos novos indicadores, como os contratos públicos ecológicos e os resíduos alimentares. Os indicadores da Comissão Europeia limitam-se, em grande medida, à reciclagem de materiais com incidência nos resíduos, em parte devido à disponibilidade de dados fiáveis, mas também devido à falta de outras opções. Numa resolução adotada em 2021, o Parlamento Europeu insta a Comissão a propor objetivos vinculativos da União Europeia para 2030, que serão monitorizados através de novos indicadores a adotar até ao final de 2021, no âmbito de uma lista-quadro atualizada de indicadores para monitorizar a economia circular. A Comissão Europeia associa estes novos indicadores aos pilares do seu plano de ação, pretendendo assegurar uma ligação entre a economia circular, a neutralidade climática e a procura da poluição zero. Nas décadas anteriores, o impacto do turismo era medido em termos económicos, mas agora é necessário repensar a forma como o sucesso é medido, o que significa reforçar a medição dos aspectos sociais e ambientais, com os indicadores da economia circular a desempenharem um papel importante para estes últimos. A OMT, com o apoio da Divisão de Estatística das Nações Unidas (UNSD), iniciou a criação do Programa

Estatístico para a Medição de Indicadores de Turismo Sustentável (SP-STI). O objetivo do SP-STI é "desenvolver um estatístico internacional para medir os principais aspectos do papel do turismo no desenvolvimento sustentável, incluindo os aspectos económicos, ambientais e sociais "339 . Na última fase do desenvolvimento do SP-STI, foram identificadas quatro contas principais: água, energia, emissões de GEE e fluxos de resíduos sólidos. Uma vez que a literatura sobre a aplicação dos princípios da economia circular no turismo é ainda incipiente, existem muito poucas referências diretas a indicadores para medir a economia circular no turismo, para além da recomendação da OMT e do PNUA, que afirma que "a aplicação dos princípios da economia circular implica a medição e o acompanhamento fiáveis do impacto das actividades económicas no desenvolvimento sustentável". Os indicadores eficazes devem ser relevantes para as principais questões abrangidas e os dados (estatísticos) para avaliação devem estar disponíveis e ser comparáveis ao longo do tempo e entre regiões geográficas, económicas e políticas. Outras fontes recomendam que se evitem indicadores (conjuntos de indicadores) demasiado amplos. Embora isto possa ser política e cientificamente atrativo, nem sempre é viável. Recomenda-se igualmente que não se dificulte demasiado a escolha, sugerindo que se concentre num pequeno conjunto de indicadores-chave significativos, estabelecendo prioridades através de um processo participativo para os tornar acionáveis e permitir o seu acompanhamento. Os indicadores para monitorizar o desenvolvimento do turismo com base em princípios de ciclo fechado poderão ser desenvolvidos no âmbito do processo político associado à criação de um Sistema Comum de Informação Ambiental (CEIS) pan-europeu. As plataformas digitais são amplamente vistas como uma oportunidade para harmonizar indicadores, permitindo uma visão global que tenha em conta aspectos económicos, socioculturais e ambientais. Ao propor indicadores adequados para medir e monitorizar o processo de construção de uma economia circular no turismo nos Estados-Membros da CEE, deve começar-se por identificar os principais desafios na cadeia do turismo que são relevantes em termos do seu impacto ambiental, da contribuição para os Objectivos de Desenvolvimento Sustentável e do potencial de aplicação dos princípios da economia circular. Esta abordagem está bastante próxima da definição de "hotspots" no quadro de análise de hotspots promovido pela Iniciativa do Ciclo de Vida do PNUA344. O PNUA considera que um impacto ambiental é um hotspot se for responsável por mais de 50% do impacto total do ciclo de vida em todas as fases do ciclo de vida de um bem ou serviço em qualquer categoria de impacto específica (por exemplo, emissões de GEE, consumo de energia ou água, resíduos), assegurando que a maior parte do impacto é contabilizada.

No resto da presente secção, é utilizada uma abordagem simplificada para desenvolver indicadores provisórios a nível nacional, em que os principais elementos do turismo são mapeados para categorias-chave de impactos ambientais. Deste modo, os indicadores podem ser derivados a partir destes "pontos críticos",

ou seja, quando a contribuição de um determinado
215
A contribuição do elemento turismo para a categoria de impacto é muito mais significativa ou mais relevante do que a de outros elementos do turismo. Nos "warm spots", esta contribuição é significativa mas menos relevante do que nos "hot spots", e nos "cold spots" é quase ou nada relevante. No decurso desta análise, com base na literatura específica sobre impactos ambientais, que é brevemente resumida na subsecção do contexto geral acima, foram identificados vários hotspots em relação às operações hoteleiras, ao transporte origem-destino e aos eventos e actividades. Os prestadores de serviços, embora não tenham um impacto direto, podem servir de motor. Vários pontos críticos e quentes podem ser identificados como áreas prioritárias na cadeia do turismo com potencial para integrar princípios de ciclo fechado. Trata-se da exploração e construção de instalações de alojamento e de actividades de restauração e bar, onde esse potencial pode ser encontrado em todas as categorias de impacto, com exceção da biodiversidade. O potencial de integração de princípios de ciclo fechado na cadeia alimentar vai desde a utilização de energias renováveis até à conservação da água, passando pela construção com princípios de ciclo fechado, pela utilização de cadeias alimentares de ciclo fechado, pelo aumento da reutilização e da reciclagem e, em resultado de algumas destas medidas, pela redução das emissões. Podem ser identificadas potencialidades semelhantes para diferentes actividades. No sector dos transportes, o maior potencial reside na poupança de energia através da redução das distâncias e da melhoria da eficiência energética, bem como na mudança para fontes de energia renováveis, o que resulta numa redução das emissões.

A etapa final consiste em identificar indicadores preliminares e medir a sua evolução, a fim de determinar se a economia do turismo está atualmente em conformidade com os princípios do ciclo fechado. Se for caso disso, esses indicadores podem sobrepor-se aos indicadores de desenvolvimento sustentável do turismo. Ao discutir os indicadores, as subsecções seguintes apresentam indicadores preliminares para monitorizar a economia circular no turismo, indicando a origem de cada indicador ou a base de dados correspondente. Cada indicador é discutido na perspetiva da situação e das tendências nos países membros da CEE, da comparabilidade e da disponibilidade dos dados. Devido a limitações de dados, por vezes apenas são comparados alguns Estados membros da CEE de cada sub-região (União Europeia, Europa Ocidental, Europa Oriental, Europa do Sudeste e Ásia Central) para mostrar como a economia circular evoluiu na última década. Na maioria dos casos, embora nem sempre, foi evitado o enviesamento em relação à União Europeia devido à falta de dados.

O desenvolvimento de indicadores é dificultado por uma série de desafios. Atualmente, os países membros da CEE não dispõem de indicadores que forneçam informações claras sobre a aplicação dos princípios do ciclo fechado no sector do turismo, pelo que é necessário compilar e acordar uma lista de indicadores relevantes. Relativamente a vários aspectos comuns do ciclo fechado, as definições de classificação variam de Estado para Estado. Apesar das normas recomendadas para a manutenção das contas satélite do turismo e, por exemplo, das Recomendações Internacionais para as Estatísticas do Turismo, os dados do turismo tendem a ser incompletos e difíceis de comparar. Os dados também variam em termos de disponibilidade e qualidade entre os países da região pan-europeia. As lacunas mais significativas dizem respeito aos dados sobre os modos de transporte, as durações dos transportes e quase todos os fluxos turísticos internos em termos de número de viagens, chegadas, dormidas, passageiros-quilómetros e modos de transporte utilizados. Por último, as estatísticas pormenorizadas necessárias para um acompanhamento rigoroso em circuito fechado não estão, em geral, disponíveis. A digitalização é promissora como fonte adicional de dados e para uma medição e monitorização melhores e mais uniformes, mas isso depende da disponibilidade de dados uniformes, de alta qualidade e actualizados sobre a economia circular do turismo.

A redução dos resíduos é um dos pré-requisitos mais importantes para a transição para uma economia circular, e o turismo é uma das principais fontes de produção de resíduos a nível local. Inicialmente, as chegadas de turistas aumentam significativamente a produção de resíduos sólidos urbanos (per capita), até um ponto de viragem em que um aumento das chegadas de turistas contribui para uma diminuição dos resíduos urbanos per capita, devido ao efeito tecnológico de contrabalanço associado às mudanças nas caraterísticas das empresas de turismo que surgem quando as chegadas de turistas aumentam. Para alcançar uma economia circular do turismo, deve ser dada especial atenção aos países com elevada atividade turística e elevadas taxas de utilização de resíduos. Os exemplos dos Países Baixos, da Noruega e da Turquia mostram que as taxas nacionais de eliminação de resíduos urbanos (ou seja, não utilizados para compostagem, reciclagem ou recuperação de energia) variam muito de país para país. Nos Países Baixos, 2,6% do total dos resíduos urbanos são eliminados, na Noruega 9,7% e na Turquia 88,4%. E enquanto nos Países Baixos a percentagem de eliminação de resíduos diminuiu para metade desde 2010, na Noruega aumentou, principalmente devido ao crescimento dos resíduos. Para determinar o impacto real do turismo na dinâmica de produção de resíduos em cada país, devem ser recolhidas informações sobre indicadores mais específicos em todos os países. Multiplicar o volume de resíduos pela percentagem do turismo no PIB nacional348 dá uma ideia aproximada dos resíduos gerados pelo turismo. Este valor pode ser considerado uma aproximação grosseira do rácio entre o número de turistas e os residentes e as despesas turísticas, que foram identificados como factores de produção de resíduos urbanos. Para obter estatísticas mais pormenorizadas, a OMT propõe a aplicação do seu programa estatístico para a medição de indicadores de turismo sustentável (SP-STI) e as informações sobre o turismo podem exigir um contributo direto da indústria do turismo, por exemplo, com uma estimativa da quantidade de resíduos sólidos gerados por chegada de turistas. O Sistema Europeu de Indicadores de Turismo (ETIS) propõe medir a percentagem de resíduos reciclados por turista em relação ao total de resíduos reciclados produzidos por residente permanente por ano. Em políticas futuras, as receitas do turismo poderiam ser utilizadas para investir em instalações de reciclagem (incluindo compostagem, e já existem projectos-piloto deste tipo) ou para limitar a capacidade máxima de turismo, se necessário para gerir a quantidade de resíduos, as empresas de turismo poderiam ser incentivadas a reduzir ativamente a produção de resíduos, proibindo a utilização de bens e embalagens descartáveis e não recicláveis e incentivando os restaurantes e hotéis a oferecer gratuitamente hh

Há fortes indícios de que os turistas em férias consomem significativamente mais água do que em casa e em comparação com os habitantes locais. O consumo de água no sector do turismo está intimamente ligado à produção de energia e à preparação de alimentos, sendo preferível restringi-lo nos alojamentos turísticos, onde ocorre a maior parte do consumo. Para fechar o ciclo da água, é necessário tentar satisfazer toda a procura a partir de fontes de água renováveis, incluindo a utilização da água em circuito fechado. Por conseguinte, as fontes de água fósseis (águas subterrâneas e glaciares) não devem ser utilizadas. Como os principais fluxos turísticos ocorrem durante a estação quente e seca, muitos destinos turísticos (de verão) sofrem de escassez de água. Nos destinos em que existem preocupações quanto à disponibilidade de água para apoiar as actividades turísticas, não é suficiente registar o consumo de água apenas no sector do turismo. É igualmente necessário manter registos do abastecimento de água e registar a sua evolução. O indicador provisório proposto para avaliar o grau de dependência do abastecimento de água no turismo baseia-se no trabalho de Gössling et al. e consiste em dois subindicadores (nacionais): a percentagem de água consumida no sector do turismo e a percentagem de fontes renováveis no abastecimento total de água (reservas). Estes indicadores variam na região pan-europeia;

a percentagem de água consumida no sector do turismo é frequentemente elevada nos países mediterrânicos, enquanto a percentagem de fontes renováveis no abastecimento de água varia. A percentagem de água proveniente de fontes renováveis depende do grau de escassez de água e, por conseguinte, varia muito de país para país. A utilização de indicadores nacionais pode ocultar a escassez de água às escalas regional e local. Com base nas tendências actuais,

218

A procura de água doce nos destinos turísticos está a aumentar, exercendo pressão sobre os recursos renováveis, e a escassez de água está a tornar-se um problema crescente devido às alterações climáticas. A fim de colmatar o fosso entre os pontos de vista existentes no meio académico e a prática da indústria, recomenda-se a utilização de indicadores de gestão da água mais abrangentes que tenham em conta a situação da água numa determinada zona, o processo de planeamento da infraestrutura e o seu funcionamento. Estes poderiam estar ligados aos princípios da economia circular, nomeadamente indicadores como o consumo de água renovável por noite de alojamento (época alta), painéis solares térmicos e fotovoltaicos instalados por cama, consumo de energia por noite de alojamento. As futuras medidas políticas poderão centrar-se na aplicação obrigatória de tecnologias de poupança de água e na formulação de um plano de utilização da água para as regiões áridas, tendo em conta a necessidade de atribuição de água ao turismo, à agricultura e à população local. Além disso, estudos demonstraram que a informação dos turistas sobre as consequências do consumo excessivo de água e as questões relacionadas com a escassez de água pode ter um impacto positivo na redução do consumo de água. Já existem exemplos, por exemplo, o município de Valência, em Espanha, mede a pegada hídrica do turismo. Além disso, os métodos avançados de obtenção de água podem tornar-se indispensáveis para o turismo nas próximas décadas.

Consumo de energia no sector da hotelaria e restauração O sector da hotelaria e restauração é responsável por 21% das emissões relacionadas com o turismo e é o principal consumidor de energia nos destinos turísticos, excluindo os transportes.

O consumo de energia dos turistas e dos habitantes locais pode variar muito, nomeadamente em função da classe de alojamento e das instalações do alojamento. Por outro lado, as emissões associadas ao consumo de energia podem ser reduzidas através da utilização de energias renováveis e de tecnologias de poupança de energia.

Por conseguinte, a percentagem de energia proveniente de fontes renováveis no consumo final total de energia nos destinos turísticos pode servir de indicador do ciclo fechado do consumo de energia não proveniente dos transportes no sector do turismo. O painel de controlo dos ODS da CEE inclui dados sobre fontes de energia renováveis para cada Estado membro da CEE360. Para definir melhor o consumo de energia do sector do turismo, o sistema ETIS propõe medir o consumo anual de energia renovável em comparação com o consumo total de energia de um destino turístico por ano.

Uma limitação quando se comparam zonas ou países é o facto de a percentagem de energias renováveis no cabaz energético variar muito de país para país. Por exemplo, na Islândia, 81,1 por cento

da produção de energia provém de fontes renováveis, enquanto o Turquemenistão utiliza 99,9% de fontes não renováveis. A percentagem média de fontes de energia renováveis no cabaz energético dos países membros da CEE é de 21,5%. A história do desenvolvimento do aprovisionamento energético define o status quo; consoante os países, registaram-se tendências positivas e negativas na utilização de fontes de energia renováveis. As políticas futuras devem ter como objetivo estimular a mudança para fontes de energia renováveis, incluindo em destinos turísticos remotos, e incluir requisitos ou incentivos adequados para a introdução de tecnologias de poupança de energia em novas instalações ou na modernização.

O consumo de energia nos transportes turísticos e o seu papel nas alterações

climáticas
O transporte turístico depende quase inteiramente dos combustíveis fósseis e é a principal fonte de emissões de CO2 provenientes do turismo, sendo que as aeronaves têm também um impacto significativo nas alterações climáticas, que não o CO2, e um "forçamento radiativo" ou efeito de aquecimento causado pelos GEE na atmosfera. O trajeto entre a residência turística permanente e o destino de férias turísticas representa a maior parte do itinerário turístico e, consequentemente, do consumo de energia e das emissões. Para identificar medidas de ciclo fechado neste hotspot, é importante saber qual o modo de transporte utilizado pelos turistas para chegar e regressar: avião, automóvel, navio de cruzeiro ou um modo de transporte mais sustentável, como a bicicleta, o autocarro ou o comboio. Quanto mais os turistas utilizarem estes modos de transporte mais ecológicos e percorrerem distâncias mais curtas, mais energia pode ser poupada e as emissões evitadas. Em comparação com o transporte aéreo, as oportunidades de descarbonização dos transportes através da utilização de energias renováveis são também muito maiores noutros modos de transporte. A escolha do modo de deslocação está relacionada com a disponibilidade de modos de transporte e com as preferências psicológicas dos cidadãos de um país.
Uma vez que os indicadores de consumo de energia necessários para o transporte turístico não são produzidos por rotina, sugere-se que se analise a percentagem de viagens domésticas e a percentagem de viagens internacionais por via aérea. Um número crescente de países está a participar voluntariamente no Regime de Compensação e Redução das Emissões de Carbono para a Aviação Internacional (CORSIA). Com algumas ressalvas, no caso dos grandes países, as viagens turísticas domésticas tendem a ter emissões mais baixas do que as viagens ao estrangeiro devido a distâncias mais curtas e a uma menor utilização do transporte aéreo. Em 2019, 73,3 % das viagens efectuadas nos Estados-Membros da CEE foram domésticas, sendo esta percentagem fortemente dependente da dimensão do país, o número de viagens domésticas efectuadas na União Europeia foi 0,4 % superior às viagens efectuadas fora da União Europeia.
48,6 % do turismo recetor nos países membros da CEE foi efectuado por via aérea, com 49,3 % das viagens turísticas fora da União Europeia a serem efectuadas por via aérea, em comparação com 46,1 % . Entre 2012 e 2019, o turismo emissor que utiliza o transporte aéreo aumentou 34,8 % nestes países, com as viagens aéreas a representarem 61,5 % do aumento total do turismo emissor.
As futuras medidas políticas devem, na maioria dos casos, incentivar o investimento em infra-estruturas para modos de transporte com baixas emissões, como o transporte ferroviário, em vez do transporte aéreo, e na expansão do turismo interno. Além disso, deve ser promovido o conceito de turismo inteligente do ponto de vista climático, que visa reorientar os investimentos promocionais internacionais a favor de opções menos intensivas em carbono, como as estadias mais longas. A construção e a manutenção de instalações turísticas (por exemplo,

alojamento) consomem muitos recursos, um desafio que pode muito bem ser abordado com base nos princípios de uma economia circular. Uma vez que estes aspectos ainda não foram medidos. A fim de tornar a construção e a manutenção das instalações turísticas mais circulares, sugere-se a utilização parcial de materiais de construção reciclados e de mobiliário recuperado, o aluguer de maquinaria dispendiosa em contratos de arrendamento a longo prazo e a utilização de materiais e acabamentos interiores facilmente reparáveis; no entanto, estes aspectos são difíceis de utilizar como indicadores, uma vez que, em alguns casos, os processos circulares na construção são utilizados para fins de marketing.

Os planos de turismo sustentável são extremamente importantes e permitem alinhar as estratégias de destino com os objectivos nacionais de desenvolvimento sustentável e aumentar o nível de aplicação dos princípios de ciclo fechado no turismo para além da mera redução do impacto. Além disso, alguns processos internacionais - como os definidos no Protocolo da CEE sobre a Avaliação Ambiental Estratégica - ajudarão a reduzir os impactos e, por conseguinte, a reduzir o desafio de assegurar a aplicação de princípios de ciclo fechado. A integração das políticas de desenvolvimento sustentável e de economia circular nos planos políticos nacionais de turismo pode ser avaliada para medir a sustentabilidade do turismo e o grau de circularidade no sector. A OMT e o PNUA elaboraram modelos de consumo e produção sustentáveis para o turismo e caracterizaram o âmbito dos relatórios sobre consumo e produção sustentáveis.

De acordo com o relatório, as questões da biodiversidade e da utilização sustentável dos solos estão presentes nos relatórios de desenvolvimento do turismo sustentável de todo o mundo.

No entanto, as políticas de eficiência hídrica não são abrangidas e os princípios de ciclo fechado são mencionados apenas uma vez. Outras lacunas identificadas no estudo dizem respeito à integração da eficiência energética, das emissões e da gestão de resíduos. A situação é semelhante no que respeita à sustentabilidade. Apenas em 55% dos casos se encontram orientações específicas sobre a forma como as questões de sustentabilidade devem ser abordadas na prática nas políticas nacionais. A fim de implementar processos de ciclo fechado nos destinos turísticos, as políticas futuras devem incentivar o financiamento de organizações de marketing que se baseiem não só nos princípios do desenvolvimento sustentável, mas também em sistemas de ciclo fechado e oportunidades nos seus planos de desenvolvimento turístico, aprendendo com as experiências turísticas com elementos de ciclo fechado. Além disso, os decisores políticos devem identificar os obstáculos ao desenvolvimento de uma economia circular do turismo e propor quadros políticos para os ultrapassar, bem como a cooperação inter-agências, em particular entre as autoridades do turismo e do ambiente, mas também com outras entidades, incluindo as autoridades dos transportes e da energia. A aviação internacional é identificada como um dos sectores difíceis de alinhar com os objectivos climáticos, apesar de a aviação da União Europeia fazer parte do regime de comércio de

licenças de emissão da União Europeia. A produção de electrocombustíveis baseia-se num processo bem conhecido de transformação de energia em líquidos: a produção de combustível para aviões a jato (Jet A), que utiliza CO2, água e uma quantidade significativa de energia renovável. A fonte de CO2 pode provir da grande indústria, mas eventualmente pode ser capturado diretamente do ar. Neste último caso, torna-se possível fechar completamente o ciclo do carbono (daí o termo por vezes utilizado "parafina de ciclo fechado"). Em comparação com outros combustíveis de aviação amigos do ambiente, a produção de electrocombustíveis requer menos 80% de terra, muito pouca água e não prejudica as matérias-primas, a natureza ou a agricultura. A produção de electrocombustíveis para a indústria da aviação (internacional) é um exemplo transnacional ideal de aplicação dos princípios da economia circular ao turismo, que também contribui diretamente para os objectivos internacionais de atenuação das alterações climáticas, em conformidade com o Objetivo de Desenvolvimento Sustentável 13 (Combate às Alterações Climáticas).
Estão atualmente em desenvolvimento vários projectos. Nos Países Baixos, a Shinkero, em cooperação com o Porto de Amesterdão, o Aeroporto de Schiphol, a KLM e a Skyenergy, está a planear uma instalação comercial que utiliza CO2 residual e hidrogénio limpo no Porto de Amesterdão. Juntamente com a KLM, o aeroporto de Schiphol e a SCV Energy, a Skyenergy está também a construir uma fábrica de electrocombustíveis em Delfzijl, nos Países Baixos. A iniciativa da Zenid com a Uniper, o Aeroporto de Roterdão-Haia, a Clymeworks, a Skyenergy e o Programa de Inovação do Aeroporto de Roterdão-Haia envolve a construção de uma fábrica de demonstração em Roterdão para produzir parafina limpa utilizando CO2 capturado do ar como matéria-prima. O consórcio norueguês Norsk e-fuel planeia construir uma instalação comercial de produção de combustível de aviação renovável à base de hidrogénio. A KLM anunciou que um voo de passageiros foi efectuado utilizando parafina sintética parcialmente limpa produzida a partir de CO2, água e energia renovável do sol e do vento.
No entanto, o processo de produção exige uma quantidade muito grande de energia, o que pode aumentar ainda mais o fosso entre a procura de eletricidade renovável e a sua oferta, cujas tentativas de aumento têm sido até agora infrutíferas, e o combustível resultante será duas a seis vezes mais caro do que o Jet. Os combustíveis eléctricos não podem entrar no mercado sem um imposto muito substancial sobre a parafina produzida a partir de combustíveis fósseis e/ou subsídios, ou sem um requisito obrigatório de utilização de misturas de combustíveis com um aumento gradual da percentagem de combustíveis eléctricos, até 100 por cento em 2050. Este requisito seria a forma mais direta e fiável de reduzir as emissões da aviação para zero até 2050, com os custos associados suportados pelas companhias aéreas e, consequentemente, pelos passageiros (princípio do poluidor-pagador). Os requisitos de utilização de misturas de combustíveis já estão incluídos nas políticas nacionais de transporte aéreo da

Alemanha, dos Países Baixos, da Noruega e da Suécia. A União Europeia propôs um novo pacote regulamentar "Fit for 55", que inclui um requisito de mudança para misturas de combustível contendo combustíveis de aviação sustentáveis. Em 2018, surgiu nos Países Baixos o The Circular Hotels Leaders Group. O grupo, que atualmente inclui 12 hotéis localizados principalmente em Amesterdão, já deu muitos passos no sentido da sustentabilidade ambiental ou está prestes a fazê-lo. O grupo está a explorar operações comerciais em circuito fechado e mostra que a cooperação, para além do conhecimento, pode abrir novas oportunidades neste domínio. Estas incluem, mas não se limitam a, aquisições conjuntas e a partilha de fluxos de resíduos para utilizações benéficas. Um dos exemplos mais conhecidos é o do Hotel Jakarta.

Em Haarlem e Roterdão, nos Países Baixos, foram criados grupos semelhantes no sector da restauração (Circular Restaurants Leaders Group) para aproveitar a experiência deste grupo hoteleiro. Cada grupo em Haarlem e Roterdão é composto por cerca de 20 restaurantes que também estão a trabalhar em soluções de ciclo fechado. Evitar o desperdício alimentar é um desafio importante, mas não é o único objetivo. Um ponto importante deste projeto é o aprovisionamento em circuito fechado (desde ingredientes locais sustentáveis a vestuário sem resíduos e alternativas às palhinhas de plástico), as embalagens, os menus, a organização da cozinha, a gestão dos resíduos e o contacto com os hóspedes.

Em Espanha, a Fundação Impulsa Baleares, seguindo as recomendações do Quadro One Planet para a Recuperação do Turismo Responsável, criou o seu próprio quadro estratégico de princípios de ciclo fechado para o sector da hotelaria. Este quadro foi concebido para permitir a adoção e o acompanhamento das melhores práticas no sector, para estimular a criação de ligações de ciclo fechado ao longo da sua cadeia de produção e, assim, contribuir para colmatar as lacunas na aplicação dos princípios globais relacionados com a sustentabilidade ambiental e o turismo a nível local. O quadro também propõe um conjunto de critérios que permitem às empresas hoteleiras acompanhar os seus progressos na aplicação dos princípios de ciclo fechado, utilizando 81 indicadores-chave de desempenho diretamente ligados a 125 linhas de negócio para incentivar a adoção de melhores práticas de ciclo fechado.

Indicadores selecionados de sustentabilidade ambiental e economia circular, Jakarta Hotel, Amesterdão

1. Construção

- O Building Research Establishment's Environmental Assessment Method (BREEAM) - classificado como "excelente" O BREEAM é um método de certificação de um ambiente construído sustentável.

2. Consumo de energia

- Existem 1700 m2 de painéis solares instalados no telhado e no lado solar do edifício.
- O jardim de inverno arrefece todo o espaço no interior do complexo em 5 °C,

pelo que o ar condicionado raramente é necessário.

- A água do canal Ei que circunda o hotel foi utilizada para arrefecer o edifício em todos os seus pisos.
- Uma bomba de calor geotérmica utiliza o calor natural para aquecer a água do hotel.

3. Utilização dos recursos hídricos

- Sistema de irrigação com água da chuva e água doméstica para regar o jardim e as plantas.
- Chuveiros e torneiras economizadores de água para reduzir o consumo de água pelos hóspedes.
- Todas as garrafas de água de plástico (exceto as dos mini-bares) foram substituídas por máquinas de filtragem de água que purificam a água da torneira.

4. Canais de abastecimento e eliminação de alimentos

- O restaurante e a padaria do hotel utilizam principalmente ingredientes locais. Os resíduos alimentares são prensados em blocos densos que são utilizados como composto.

5. Produtos de plástico descartáveis

- Posição firme em relação aos artigos de plástico de utilização única, não são vendidas garrafas de plástico.
- Reencher os frascos de produtos de higiene pessoal em vez de utilizar versões de viagem.

A ilha dinamarquesa de Bornholm está empenhada na sustentabilidade ambiental e na neutralidade carbónica. Com base nos Objectivos de Desenvolvimento Sustentável, o município definiu oito objectivos de desenvolvimento. Esta estratégia para o desenvolvimento deste destino turístico, que não faz qualquer referência específica aos objectivos de uma economia circular, está próxima de ser um exemplo de um possível desenvolvimento de um destino turístico baseado em princípios circulares no seu âmbito alargado, abordagem sistemática e objetivo de alcançar a neutralidade de carbono. A estratégia foi desenvolvida pelo município, por uma organização de marketing turístico e por uma série de actores locais, o que permitiu

para conseguir uma transição bem sucedida nos últimos 13 anos. Este exemplo mostra como as estratégias de longo prazo, desenvolvidas em conjunto pelas principais partes interessadas, podem ter um grande impacto e apoiar a transição para uma economia circular.

Os objectivos de Bornholm para um desenvolvimento sustentável e neutro em termos de carbono:

1. Empresas: fazer da sustentabilidade ambiental um bom negócio.
2. Sustentabilidade ambiental baseada em provas: documentar e acompanhar a transição ecológica.
3. Neutralidade carbónica (em 2025 na produção de energia, em 2032 todos os resíduos se tornam um recurso, em 2035 uma sociedade com emissões zero).

4. Mobilidade: tornar os transportes terrestres respeitadores do ambiente.
5. Habitação: tornar a habitação sustentável parte da nossa identidade cultural.
6. Alimentação: assumir uma posição de vanguarda nos produtos alimentares biológicos dinamarqueses.
7. Natureza: Assegurar que a proteção dos recursos naturais é de importância vital para todos.
8. Inclusão social: garantir que todos os habitantes de Bornholm façam parte da "ilha verde brilhante".

A governação ambiental diz respeito à tomada de decisões sobre o ambiente e os recursos naturais e às formas de interação entre os diferentes intervenientes, quer se trate do Estado, do sector privado ou da sociedade civil, a diferentes níveis, que, para efeitos da presente avaliação, se limitam aos níveis regional, sub-regional e nacional. Os princípios fundamentais da governação ambiental incluem a participação, o Estado de direito, a transparência, a capacidade de resposta, o consenso, a equidade e a inclusão, a eficiência, a eficácia e a responsabilidade. O principal interesse neste domínio são as decisões, frequentemente tomadas por consenso, que promovem o desenvolvimento sustentável do ponto de vista ambiental. Dado que a Nona Conferência Ministerial "Ambiente para a Europa" se realiza em simultâneo com uma reunião dos ministros do Ambiente e da Educação, e dada a importância da educação para uma tomada de decisões partilhada e informada, o presente capítulo analisa também a educação para o desenvolvimento sustentável (EDS).

A Agenda 2030 para o Desenvolvimento Sustentável pode também ser vista como um quadro para a boa governação, uma vez que esta é fundamental para a realização dos 17 Objectivos de Desenvolvimento Sustentável. No entanto, é mais difícil e incompleto identificar indicadores de boa governação ambiental com base na Agenda 2030. Não só os indicadores abordam a governação ambiental de forma limitada, como também existe uma grave falta de dados sobre indicadores relevantes.

Os compromissos para promover a igualdade de género e o empoderamento das mulheres são uma parte fundamental da Agenda 2030 e dos Objectivos de Desenvolvimento Sustentável, cuja adoção universal demonstra o reconhecimento global da importância da igualdade de género e do empoderamento das mulheres para alcançar o desenvolvimento sustentável. Por conseguinte, uma governação ambiental eficaz deve também considerar e analisar as implicações das políticas e programas ambientais em termos de género.

B. Organismos intergovernamentais

1. Níveis regional e sub-regional A reunião ambiental regional de mais alto nível é a Conferência Ministerial "Ambiente para a Europa", preparada pelo Comité de Política Ambiental da CEE; os resultados da Conferência tornam-se o contributo substancial da região para o trabalho da Assembleia do Ambiente das Nações Unidas:

a) A Task Force do Programa de Ação para a Economia Verde e o Ambiente, criada no âmbito do processo ministerial "Ambiente para a Europa" e apoiada pela OCDE, que se concentra no apoio aos países da Europa Oriental, do Cáucaso e da Ásia Central no alinhamento dos seus objectivos ambientais e económicos;
b) O Comité Executivo do Fundo Internacional para a Salvaguarda do Mar de Aral, que promove a cooperação entre os governos da Ásia Central em matéria de recursos hídricos e de gestão ambiental. Um dos seus órgãos subsidiários é a Comissão Interestatal para o Desenvolvimento Sustentável;
c) Organismos da União Europeia, incluindo a Agência Europeia do Ambiente (AEA), cuja tarefa consiste em fornecer informações independentes e fiáveis sobre o ambiente através da sua Rede Europeia de Informação e de Observação do Ambiente (Eionet), que liga os países membros (membros da União Europeia, bem como a Islândia, o Liechtenstein, a Noruega, a Suíça e a Turquia) e os países cooperantes (Balcãs Ocidentais). Com a dissolução do Centro Regional do Ambiente para a Europa Central e Oriental, restam apenas dois centros (sub)regionais: para o Cáucaso e para a Ásia Central.
2. Órgãos do Tratado
Os acordos multilaterais em matéria de ambiente da região (AMA) também proporcionam um fórum para a governação ambiental através dos seus órgãos de tratados, incluindo órgãos de direção, grupos de trabalho e organismos responsáveis pela aplicação ou cumprimento desses acordos. Estes acordos incluem os tratados ambientais da CEE, bem como, por exemplo, a Convenção de Barcelona, o Acordo sobre a Conservação dos Pequenos Cetáceos do Mar Báltico e do Mar do Norte, a Convenção-Quadro para a Proteção e o Desenvolvimento Sustentável dos Cárpatos e a Convenção Alpina, que visa a proteção e o desenvolvimento sustentável dos Alpes. Embora o número de participantes exceda o nível de 50% indicado no relatório regional GEO-6, o facto de ser parte contratante nestes acordos e de participar nas reuniões dos seus órgãos diretivos não é suficiente para garantir uma melhor governação ambiental.
No entanto, a eficácia desses acordos pode ser medida através de mecanismos de aplicação e cumprimento, de avaliações da realização dos seus objectivos e de relatórios periódicos no âmbito dos acordos. Por exemplo, uma das obrigações das partes na Convenção da Água é celebrar acordos de cooperação transfronteiriça no domínio da água. Este compromisso está em conformidade com o indicador 6.5.2 dos Objectivos de Desenvolvimento Sustentável "Proporção de bacias hidrográficas transfronteiriças abrangidas por acordos de cooperação em matéria de águas transfronteiriças em vigor - utilização da água"
No caso da Convenção de Espoo e do seu Protocolo relativo à Avaliação Ambiental Estratégica, o número de casos em que os seus procedimentos de avaliação ambiental foram aplicados a projectos, planos e programas é um bom indicador da sua eficácia e de uma melhor gestão, mas muitas das partes nestes acordos não dispõem de bases de dados centralizadas e não existe qualquer

obrigação legal de apresentar relatórios sobre a sua aplicação prática. Outro indicador da eficácia da Convenção de Espoo pode ser aferido pelo trabalho do Comité para a Aplicação da Convenção, tendo sido solicitados esclarecimentos que foram considerados satisfatórios em todos os casos, e duas das 33 partes no Protocolo foram também abordadas pelo Comité depois de ter concluído que a legislação de uma das partes não estava em conformidade com o Tratado. No caso da Convenção do Ar, uma das principais obrigações é a comunicação dos inventários nacionais de emissões. Os inventários de emissões apresentados pelas partes na Convenção revelam reduções das emissões de poluentes atmosféricos na região em mais de 90 por cento dos casos.

A comunicação regular pelos países dos seus inventários de emissões permite a avaliação das tendências de redução das emissões e do impacto das estratégias de controlo das emissões para apoiar a política e a tomada de decisões. A este respeito, o relatório de avaliação científica da ECE descreve em pormenor as reduções das concentrações atmosféricas de partículas dispersas (PM) nas zonas das estações de medição na Europa e nos Estados Unidos em cerca de um terço e no Canadá em 4% entre 2000 e 2023, o que resultará na prevenção de cerca de 600 000 mortes prematuras por ano. O Protocolo sobre Registos de Emissões e Transferências de Poluentes exige que as partes estabeleçam e mantenham PRTR nacionais acessíveis ao público.

C. Instituições e legislação nacionais

A nível nacional, o peso do organismo nacional de política ambiental reflecte a prioridade dada à proteção do ambiente na política (nos pequenos Estados da Europa Ocidental, devido ao pequeno número de ministérios, os ministérios abrangem frequentemente diferentes áreas, incluindo a proteção do ambiente). Um indicador da legislação nacional sobre governação ambiental é a existência de leis nacionais sobre a avaliação do impacto ambiental (AIA) e a avaliação ambiental estratégica (AAE).

D. Sociedade civil

O papel da sociedade civil na governação ambiental é geralmente definido por três temas: participação do público na tomada de decisões, acesso à informação e acesso à justiça em matéria de ambiente. Estes são os três elementos-chave da Convenção de Aarhus e o indicador global dos Objectivos de Desenvolvimento Sustentável sobre o acesso à informação (16.10.2, número de países com garantias constitucionais, legislativas e/ou políticas de acesso dos cidadãos à informação adoptadas e em vigor), que se aproxima bastante do número de partes na convenção.

O indicador 16.7.2 dos Objectivos de Desenvolvimento Sustentável (proporção da população que considera a tomada de decisões inclusiva e reactiva, por sexo, idade, deficiência e grupo populacional) forneceria um quadro semelhante para a componente de participação pública da tomada de decisões, mas os dados são atualmente muito escassos. O acesso à justiça é ainda mais difícil de registar. Os países devem continuar a desenvolver mecanismos específicos para recolher, coordenar, cotejar e processar informações de várias fontes estatísticas, necessárias para monitorizar o acesso à justiça por parte dos membros do público em questões ambientais. Os países devem também incluir nos seus sistemas nacionais de monitorização indicadores para a meta 16.3 dos Objectivos de Desenvolvimento Sustentável ("promover o Estado de direito a nível nacional e internacional e assegurar a igualdade de acesso à justiça para todos") com dados desagregados relacionados com casos ambientais. Entre os indicadores úteis de acesso à justiça em matéria de ambiente podem incluir-se o número de tribunais ambientais ou de tribunais com divisões ambientais ou o número de advogados ambientais per capita.

O número de defensores do ambiente que foram mortos ou assediados e perseguidos (em defesa dos direitos humanos, das suas terras e do ambiente) poderia ser utilizado para acompanhar os progressos no cumprimento do Objetivo de Desenvolvimento Sustentável 16.10 ("garantir o acesso do público à informação e proteger as liberdades fundamentais, em conformidade com a legislação nacional e os acordos internacionais"), mas na região pan-europeia esse número é felizmente reduzido.

A Convenção de Espoo e o seu Protocolo relativo à Avaliação Ambiental Estratégica promovem o acesso à informação através da notificação pública obrigatória de projectos, planos e programas susceptíveis de terem um impacto significativo no ambiente e prevêem a participação do público e a devida consideração dos membros do público na tomada de decisões e no planeamento dessas questões.

Ao mesmo tempo, subsistem desafios na aplicação de certas disposições relativas ao acesso à justiça e à participação do público. Os obstáculos comuns à aplicação plena e efectiva da Convenção incluem frequentemente uma sensibilização insuficiente das autoridades públicas, restrições financeiras e falta de recursos humanos e de instrumentos técnicos, ou a má qualidade desses recursos, combinados com uma coordenação insuficiente entre várias autoridades ambientais, autoridades públicas, ONG e o . Alguns países referiram ter efectuado alterações legislativas significativas para transpor as disposições da Convenção para a legislação nacional.

No entanto, o processo de aplicação continua a variar de país para país, dependendo, nomeadamente, das tradições jurídicas, das estruturas de governação e das condições socioeconómicas. No que diz respeito ao acesso à informação, apenas algumas Partes na Convenção actualizaram e alteraram a sua legislação nacional, uma vez que a maioria dos países já aplica adequadamente as disposições da Convenção neste domínio. No entanto, subsistem alguns obstáculos no que respeita ao acesso à informação, incluindo dificuldades na distinção entre informação ambiental e não ambiental e na aplicação de um procedimento adequado para tratar os pedidos do público. Garantir os direitos do público à informação ambiental, tendo simultaneamente em conta os direitos relacionados com os segredos comerciais e industriais, a confidencialidade dos dados estatísticos e pessoais, a propriedade intelectual e os direitos de autor, continua a ser um desafio em muitos países. Muitas partes na Convenção de Aarhus registaram atrasos e incumprimento dos prazos no fornecimento das informações solicitadas, em relação à pandemia de COVID-19. Algumas partes continuam a registar problemas com os procedimentos para lidar com as "decisões fictícias" sobre os pedidos de acesso à informação. Algumas partes referiram obstáculos que conduzem ao fornecimento de informações incompletas, como a falta de interoperabilidade das bases de dados e dados incompletos e fragmentados. Do lado positivo, as partes da região comunicaram progressos significativos na disponibilização de informações ambientais em bases de dados electrónicas facilmente acessíveis ao público através de redes de telecomunicações abertas.

Este facto sublinha a importante contribuição do CEIS para uma boa governação ambiental. Neste domínio, continuam a ser desenvolvidas numerosas ferramentas electrónicas eficazes, como bases de dados electrónicas, serviços electrónicos governamentais acessíveis ao público, sítios Web e portais de informação, que são regularmente actualizados e melhorados. Apesar dos progressos realizados neste domínio, são necessários mais esforços nos países das sub-regiões da Europa Oriental, Ásia Central e Sudeste da Europa para estabelecer e manter informações mais eficazes e sistemas de monitorização ambiental em linha. Isto aplica-se, em particular, aos registos de poluição e às emissões.

As Partes no Protocolo relativo à Avaliação Ambiental Estratégica e várias não-Partes comunicaram que quase todas tinham efectuado uma "comunicação pública atempada" do projeto de plano ou programa e do relatório ambiental e que tal tinha sido feito através de avisos oficiais e de meios electrónicos. Além disso, em alguns casos, foi indicado que também foram utilizados outros meios, como a publicação num jornal eletrónico de avisos oficiais e em jornais, bem como o envio de correspondência. A maioria dos inquiridos definiu o "público em causa" com base na localização geográfica do plano/programa proposto e/ou fornecendo informações a todo o público, dando aos seus representantes a oportunidade de se auto-identificarem como o público em causa. Muitos consideraram também a natureza dos impactos ambientais do plano ou programa em causa (importância, extensão, acumulação). A fim de comunicar eficaz e eficientemente o plano regional/local ou o programa regional/local, a informação é divulgada a nível regional e/ou local.

No que respeita à aplicação das disposições da Convenção de Aarhus sobre a Participação do Público na Europa Oriental, na Ásia Central e no Sudeste da Europa, os países comunicaram alterações legislativas recentes. No caso de algumas partes, essas alterações tinham por objetivo estabelecer um quadro jurídico para a participação do público nos processos de AIA e AAE e na emissão de licenças ambientais, ao passo que noutras a tónica foi colocada na melhoria das disposições pertinentes existentes. Tendências semelhantes na Europa de Leste, na Ásia Central390 e no Sudeste da Europa foram comunicadas pelas partes no Protocolo relativo à Avaliação Ambiental Estratégica durante a terceira revisão da aplicação do Protocolo, entre 2016 e 2018.391 A Convenção de Aarhus e a Convenção de Aarhus sobre a Diversidade Biológica, no entanto, ainda não foram aplicadas. No entanto, as partes da Convenção de Aarhus destas sub-regiões assinalaram muitos obstáculos à implementação efectiva da participação pública. As Partes da sub-região da União Europeia, a Islândia, a Noruega, a Suíça, o Reino Unido e a União Europeia continuam a melhorar os procedimentos de participação do público nos processos de tomada de decisão específicos de uma atividade e a alargar o leque de decisões e fases de tomada de decisão que exigem a participação do público.

Em termos de procedimentos de AIA, as Partes na Convenção de Aarhus estão a garantir cada vez mais a participação no procedimento de pré-avaliação, na fase de delimitação do âmbito e na fase do projeto de decisão de AIA antes da sua adoção. As Partes no Protocolo relativo à Avaliação Ambiental Estratégica comunicaram que tinham dado ao público a oportunidade de apresentar comentários e opiniões sobre projectos de planos e programas em várias áreas económicas que constituem a base para a obtenção de autorização para o desenvolvimento de projectos que exigem uma AIA, e que o público estava cada vez mais envolvido nas fases de pré-avaliação, delimitação do âmbito e elaboração do relatório ambiental. Os cidadãos interessados podem fazê-lo, em primeiro lugar, apresentando observações à autoridade ou coordenador competente e participando em audições públicas.

Outros tipos de decisões que afectam o ambiente e em que as partes na Convenção de Aarhus envidaram esforços para garantir a participação do público incluem decisões de construção e planeamento, licenças ambientais integradas, decisões sobre medidas de proteção ambiental, decisões sobre a autorização de projectos que possam ter impactos significativos nos sítios Natura 2000, decisões sobre a proteção da natureza e da paisagem, decisões sobre a gestão florestal, licenciamento ambiental, decisões sobre o prolongamento da vida operacional da rede Natura 2000 e decisões sobre a utilização da rede Natura 2000.

Nos termos do Protocolo relativo à Avaliação Ambiental Estratégica, todas as partes são obrigadas a garantir que os comentários recebidos através da participação do público sejam devidamente tidos em conta aquando da adoção de um plano ou programa. O mesmo se aplica às partes da Convenção de Espoo para projectos que possam ter impactos adversos significativos. Outros instrumentos relevantes incluem o documento de orientação política das Nações Unidas de 2021 "Transformar as indústrias extractivas para o desenvolvimento sustentável", que se centra na garantia de uma gestão sustentável dos recursos naturais.

As duas questões mais frequentemente citadas pelas partes foram as seguintes:

-Regulamentar os direitos das ONG ambientais de procurar soluções judiciais ou administrativas em processos ambientais (legitimidade);

- obstáculos financeiros.

As Partes estão conscientes destas dificuldades e a informação fornecida sobre o trabalho efectuado mostra o seu interesse real em promover a aplicação desta componente da Convenção. Algumas Partes alteraram a sua legislação em resultado da evolução da jurisprudência ou com base em recomendações do Comité de Cumprimento da Convenção de Aarhus.

Foram identificadas quatro tendências positivas durante o atual ciclo de relatórios, nomeadamente:

a) Melhorar a admissibilidade dos litígios em matéria de ambiente, representando interesse público;

b) Um aumento do número de casos em que os tribunais e outros organismos de controlo verificam a legalidade substantiva de decisões, acções ou omissões contestadas;

c) Tomar medidas para eliminar ou reduzir os obstáculos financeiros; (d) Promover a sensibilização e a especialização do sistema judicial e de outros profissionais do direito no domínio da proteção do ambiente.

Todas as Partes indicaram nos seus relatórios que a sua legislação prevê os princípios da não-discriminação, da igualdade perante a lei e da proteção contra a punição, a perseguição e o assédio das pessoas que exercem os seus direitos ao abrigo da Convenção. Ao mesmo tempo, porém, a prática de criminalização, perseguição e assédio dos defensores do ambiente varia consideravelmente entre as Partes. A investigação disponível mostra que as mulheres são frequentemente excluídas do processo de tomada de decisões no domínio do ambiente, o que acontece a todos os níveis:

- a um nível de relação pessoal;
- em casa;
- em empresas privadas;
- a nível da administração local e nacional. E. Setor privado

Um indicador do envolvimento do sector privado é o número de empresas que publicam relatórios de sustentabilidade ambiental (indicador 12.6.1 dos Objectivos de Desenvolvimento Sustentável). Um indicador simples é o facto de uma empresa de um país publicar um relatório mínimo, mas a ideia perde o sentido devido ao pequeno número de relatórios. À medida que os relatórios forem melhorando, poderão ficar disponíveis dados mais significativos. Outro indicador relacionado com a governação do sector privado é o número de países que dispõem de leis e regulamentos sobre a obrigatoriedade de relatórios de sustentabilidade das empresas

A quantidade bastante limitada de relatórios sobre os aspectos ambientais, sociais e de governação (ESG) pode, em certa medida, ser explicada pelo facto de, na maioria dos países da região pan-europeia, as pequenas e médias empresas (PME) estarem excluídas dos instrumentos obrigatórios de apresentação de relatórios, uma vez que as PME constituem a maioria das empresas.

A Diretiva relativa aos relatórios não financeiros (DNFO) da União Europeia exige que certas grandes empresas cotadas em bolsa divulguem informações sobre questões ambientais, sociais e de recursos humanos, tais como a luta contra a corrupção, o suborno e os direitos humanos. A futura diretiva relativa à divulgação de informações sobre a sustentabilidade das empresas, que alterará ou substituirá a DNFO, deverá ser um fator de mudança para os Estados-Membros da União Europeia, exigindo que todas as grandes empresas cotadas na União Europeia introduzam normas obrigatórias de divulgação de informações sobre a sustentabilidade ambiental, ao abrigo do Protocolo sobre Registos de Emissões e Transferências de Poluentes, que assinala a falta de capacidade técnica das empresas para monitorizar as suas emissões e transferências de poluentes.

O relatório do inquérito de 2020 sobre as lições aprendidas com a aplicação do Protocolo sobre Registos de Emissões e Transferências de Poluentes395 indica que os PRTR evoluíram significativamente desde a adoção do Protocolo em 2003. Os PRTR desempenham um papel importante na garantia da transparência e da participação do público nos processos de tomada de decisões no domínio do ambiente.

F. Questões de género

A integração da perspetiva de género é importante tanto para os homens como para as mulheres. A importância da integração da perspetiva de género nas políticas e nos programas decorre do facto de as necessidades, as responsabilidades e os papéis dos homens e das mulheres serem diferentes. Se as políticas e os programas forem desenvolvidos sem analisar o seu impacto nos homens e nas mulheres, podem ter consequências negativas, especialmente para as mulheres. Além disso, a perspetiva masculina está tão enraizada na sociedade que as políticas, os programas e as infra-estruturas são frequentemente centrados nos homens, mesmo quando é adoptada uma abordagem neutra em termos de género. Em resultado desta abordagem dita "cega em relação ao género", as políticas e os programas são exclusivamente masculinos.

Na governação ambiental, é importante conseguir uma capacidade de resposta às questões de género, a fim de atender às necessidades e interesses de homens e mulheres em pé de igualdade e de atenuar os efeitos negativos de políticas, estratégias ou programas discriminatórios. Além disso, estas abordagens garantem que as políticas ambientais são equitativas e que os benefícios são distribuídos de forma justa.

Como parte de uma transição justa para uma sociedade sustentável, as políticas devem ser concebidas tendo em mente as mulheres, com a necessidade de estas participarem na tomada de decisões. Isto é particularmente relevante para as funções que serão automatizadas no futuro e para os papéis na economia informal, onde as mulheres representam uma proporção significativa. As abordagens à integração da perspetiva de género na governação ambiental devem também reconhecer as diferenças nas experiências das mulheres. A discriminação com base, por exemplo, no racismo, no estatuto social, na idade ou na deficiência resulta em experiências de vida diferentes para as mulheres. Por conseguinte, deve ser evitada uma abordagem única da integração da perspetiva de género.

Embora não exista uma visão comum da integração da perspetiva de género na governação ambiental na região pan-europeia, alguns subprogramas da CEE desenvolveram orientações e incorporaram perspectivas de género no seu trabalho. Por exemplo, as orientações do Comité da Habitação e do Ordenamento do Território foram revistas, recomendando a análise do género nas políticas de habitação e desenvolvimento urbano. A Iniciativa de Normas Sensíveis ao Género da ECE preparou uma Declaração sobre Normas Sensíveis ao Género e Desenvolvimento de Normas, que convida todos os organismos de normalização a integrar perspectivas de género nos seus procedimentos, a fim de promover a igualdade de género. Além disso, a décima nona sessão do Comité Diretor do Programa Pan-Europeu de Transportes, Ambiente e Saúde, em outubro de 2021, decidiu que devem ser realizados mais trabalhos sobre a integração da perspetiva de género e integrados no plano de trabalho A complexidade da análise da governação ambiental numa perspetiva de género deve-se, em particular, à falta de dados de base e desagregados que demonstrem como as políticas ambientais afetam as mulheres. No entanto, mesmo os dados não desagregados são escassos para os indicadores de governação de género. Por exemplo, os dados sobre o indicador 5.C.1 dos Objectivos de Desenvolvimento Sustentável, que fornece uma indicação da proporção de países com mecanismos para acompanhar e divulgar a despesa pública com a igualdade de género e o empoderamento das mulheres, estão disponíveis em apenas 34% dos países, enquanto os dados sobre o indicador 5.1.1 dos Objectivos de Desenvolvimento Sustentável, sobre a presença ou ausência de um quadro jurídico para promover, monitorizar e aplicar a igualdade de género e a não discriminação, estão disponíveis em menos países.

G. Análise dos progressos e identificação de medidas futuras As análises interpares do desempenho ambiental da CEE e da OCDE (EPR) proporcionam um mecanismo para análises regulares e imparciais dos progressos na governação ambiental. As análises também fornecem recomendações para melhorar o desempenho e a gestão ambiental e descrevem o processo de acompanhamento das recomendações efectuadas na análise anterior.

EPR realizadas na região pan-europeia desde o início deste trabalho, há mais de 25 anos. Ao longo dos últimos 25 anos, as metodologias da ECE e da OCDE evoluíram. No último e quarto ciclo de revisões da ECE, será oferecida aos países interessados a possibilidade de incluírem uma opção de nexo não-exus (por exemplo, água - alimentos - energia - ecossistemas, ar - transportes - saúde ou água - solo - resíduos). A abordagem do nexo basear-se-ia no princípio da integração da governação e da gestão em todas as componentes do nexo para formular recomendações destinadas a reforçar a coerência das políticas, as sinergias e os benefícios mútuos, bem como a identificar concessões (ou compromissos) e a reduzi-los ao longo do tempo. Espera-se igualmente que esta abordagem contribua para a transição para uma economia verde e para uma maior eficiência dos recursos. A aplicação das recomendações sobre interações não-vácuo exigirá uma maior ação conjunta e esforços colectivos por parte das instituições e partes interessadas relevantes.

Recomendações da análise do desempenho ambiental e aplicadas pelos Estados-Membros analisadas por muitos países analisadas três vezes 235
a intervalos de 5-15 anos. Cada revisão por país analisa a aplicação das recomendações da revisão anterior. Por exemplo, em 2023, a taxa de execução global estimada para os dois países sujeitos à terceira revisão, o Cazaquistão e a Macedónia do Norte, era de 70%. No Cazaquistão, 28 (80%) das 35 recomendações da revisão anterior (em 2008) foram implementadas, parcialmente implementadas ou estão em curso. Na Macedónia do Norte, 29 (63%) das 46 recomendações da revisão anterior (em 2011) foram implementadas, parcialmente implementadas ou estão a ser implementadas.

Em ambos os países, a plena aplicação das recomendações da sua segunda revisão ainda não foi alcançada em 2023. A falta de capacidade e de recursos, bem como as lacunas na legislação, no desenvolvimento institucional e na organização administrativa, e as frequentes mudanças no quadro institucional e/ou na orientação das políticas públicas foram identificadas como os principais obstáculos ao trabalho destes países na aplicação das recomendações da REP. As REP da CEE do quarto ciclo abrangerão temas semelhantes aos das revisões do terceiro ciclo e centrar-se-ão na governação e nas finanças ambientais, na cooperação nacional-internacional, no estado das componentes ambientais e no estado do ambiente. A análise dos resultados das metas relevantes dos Objectivos de Desenvolvimento Sustentável e da economia verde continua a ser importante. A pedido do país em análise, a cobertura da economia verde poderia ser alargada para abordar a economia circular, o pilar das alterações climáticas seria alargado e continuaria a centrar-se, nomeadamente, nos impactos das alterações climáticas em sectores prioritários, na integração da adaptação às alterações climáticas em sectores prioritários, na redução dos gases com efeito de estufa e no desenvolvimento hipocarbónico. Os EPR do quarto ciclo continuarão a abordar questões relacionadas com os direitos humanos e o ambiente, incluindo a integração das necessidades dos grupos vulneráveis. O conteúdo substantivo dos EPR do quarto ciclo continuará a ser decidido numa base flexível, tendo em conta as necessidades específicas de cada país em análise. A avaliação da aplicação das recomendações dos EPR anteriores continuará a ocupar um lugar de destaque.

A educação para o desenvolvimento sustentável (EDS) dota as pessoas de conhecimentos e competências que lhes permitem levar uma vida saudável e produtiva, em harmonia com a natureza e tendo em conta os valores sociais, a igualdade entre homens e mulheres e a diversidade cultural. Esta educação também capacita as pessoas para desempenharem um papel ativo na governação ambiental.

A estratégia da ECE para a educação para o desenvolvimento sustentável serve de quadro para a EDS na região pan-europeia. É enviado periodicamente um questionário aos países membros da ECE para recolher informações sobre o estado da EDS em cada região.
País. Seis questões são monitorizadas em função de um conjunto de 51 critérios. A Assembleia Geral também adoptou uma resolução sobre a EDS no contexto geral da Agenda 2030 para o Desenvolvimento Sustentável. Apelou à comunidade internacional para que proporcionasse uma educação de qualidade, inclusiva e equitativa a todos os níveis, para que todas as pessoas possam ter acesso a oportunidades de aprendizagem ao longo da vida que as ajudem a adquirir os conhecimentos e as competências necessárias para aproveitar as oportunidades de participar plenamente na sociedade e contribuir para o desenvolvimento sustentável. Embora as políticas e os AMA existentes, as instituições, o sector privado e a sociedade civil estejam a contribuir para a proteção do ambiente e tenham sido feitos progressos em algumas áreas da região, a avaliação da situação e das tendências e as recomendações políticas contidas nos capítulos temáticos apontam para a necessidade de reforçar ainda mais a governação ambiental e as políticas existentes na região e de fazer os ajustamentos necessários para colmatar lacunas e desigualdades significativas.
A governação ambiental, a legislação ambiental e o panorama político na região pan-europeia evoluíram e tornaram-se mais integrados e coerentes desde a Oitava Conferência Ministerial "Ambiente para a Europa" (Batumi, Geórgia), em especial em resultado de desenvolvimentos no âmbito de mecanismos-chave como a Agenda 2030 para o Desenvolvimento Sustentável, o Acordo de Paris e outros acordos multilaterais no domínio do ambiente (AMA). Este panorama baseia-se numa interface ciência-política muito necessária, com elementos-chave de monitorização, avaliação e aquisição de conhecimentos, e é possibilitado por parcerias e cooperação entre as partes interessadas e os países da região pan-europeia.
A avaliação ambiental identificou lacunas de conhecimento em vários domínios, incluindo a qualidade do ar, a água doce, os ecossistemas marinhos, a terra e o solo. Além disso, há lacunas de conhecimento e de dados no domínio dos produtos químicos e dos resíduos, incluindo os resíduos electrónicos, e a maioria dos países não tem objectivos políticos comuns em matéria de biodiversidade, eficiência dos recursos e prevenção de resíduos, nem no desenvolvimento de infra-estruturas sustentáveis 237
e a economia circular. O acompanhamento e a medição dos indicadores ambientais ainda estão atrasados em relação à maioria dos outros sectores e a informação desagregada é escassa. A avaliação concluiu também que é possível melhorar o planeamento ambiental integrado e melhorar as políticas integradas, nomeadamente no que diz respeito ao ambiente e à saúde, em especial nos países da parte oriental da região.

Além disso, o sistema de governação ambiental na região pan-europeia continua parcialmente fragmentado em termos de aplicação de políticas, reforço institucional e harmonização legislativa, tal como evidenciado pela participação incompleta dos países nos acordos multilaterais existentes, bem como na sua aplicação e apresentação de relatórios.

O acompanhamento dos progressos e a avaliação da eficácia das políticas na região continuam a ser um desafio devido à falta de: a) dados e informações;

(b) Estabelecer procedimentos normalizados para avaliar se a política é adequada ao seu objetivo.

Os indicadores selecionados na avaliação fornecem apenas uma indicação limitada dos progressos realizados e das mudanças esperadas para os próximos anos. A disponibilidade e acessibilidade de dados atempados, relevantes e fiáveis são essenciais para garantir a tomada de decisões informadas, a transparência e a participação do público. A falta de dados de referência, especialmente para avaliar a sustentabilidade das infra-estruturas e a aplicação dos princípios da economia circular ao turismo sustentável, ilustra a necessidade de integrar melhor a dimensão ambiental dos Objectivos de Desenvolvimento Sustentável e as dimensões socioeconómicas do desenvolvimento sustentável.

Para além de reforçar a participação nos acordos multilaterais existentes e nos mecanismos políticos internacionais, incluindo a Iniciativa Batumi para uma Economia Verde (BIG-E), é necessário: (a) desenvolver políticas e estabelecer objectivos quantitativos coerentes para abordar melhor as questões emergentes, incluindo a economia circular e as infra-estruturas sustentáveis, a fim de apoiar a transição para o desenvolvimento sustentável na região, e (b) assegurar uma melhor aplicação das políticas no terreno, por exemplo, através da intensificação de regimes-piloto bem sucedidos, da mobilização e da mobilização do sector privado, e (c) assegurar que as políticas sejam mais plenamente aplicadas no terreno.

O reforço da base de conhecimentos de apoio às estratégias ambientais é outra condição crítica para melhorar a gestão ambiental. Uma maior utilização de dados geoespaciais e de novas tecnologias, incluindo os grandes volumes de dados, a inteligência artificial e, em especial, a aprendizagem automática, bem como uma maior digitalização, aumentarão a eficiência e a eficácia da integração das estratégias, desde que sejam bem geridas. A existência de parcerias sólidas, tanto a nível interno como transfronteiriço, será fundamental e terá de ser reforçada. Como mostra uma avaliação recente na publicação Objectivos de Desenvolvimento Sustentável: How well the 2030 Agenda is being implemented, até 2030 a região da CEE terá cumprido apenas 23 das 169 metas dos Objectivos de Desenvolvimento Sustentável e apenas 7 metas relacionadas com o ambiente e as alterações climáticas. Em relação a 57 metas, os progressos devem ser acelerados e, em relação a 9 metas, a tendência atual deve ser invertida. Não existem dados suficientes para avaliar o cumprimento de 80 objectivos. Por conseguinte, é essencial maximizar a utilização dos instrumentos e iniciativas existentes para apoiar os Objectivos de Desenvolvimento Sustentável nos próximos anos. Se necessário, medidas adicionais e objectivos mais ambiciosos, por exemplo, em matéria de resíduos electrónicos ou de eficiência dos recursos, podem acelerar a execução da agenda política.

As seguintes linhas de ação foram identificadas como criando condições favoráveis para uma transição bem sucedida para uma economia verde e circular e para o desenvolvimento sustentável na região.

A. Melhoria das estratégias, da execução e do reforço das actividades

1. Promover a participação em acordos multilaterais no domínio do ambiente e a harmonização das políticas e da legislação A fragmentação das políticas na região deve ser reduzida, a fim de promover e participar nos acordos multilaterais no domínio do ambiente existentes e apoiar os países na garantia da coerência e da harmonização da legislação.

2. Acelerar a aplicação do Quadro Estratégico Pan-Europeu para uma Economia Verde É necessária uma maior participação no Quadro Estratégico Pan-Europeu para uma Economia Verde e na Iniciativa Batumi para uma Economia Verde. Os governos e as entidades públicas e privadas devem intensificar as suas actividades através de compromissos voluntários sob a forma de medidas de economia verde e incluir, entre outros, compromissos para com a economia circular e o desenvolvimento de infra-estruturas sustentáveis, nomeadamente através da promoção de soluções baseadas na natureza. As medidas-piloto bem sucedidas, incluindo as ilustradas nos estudos de caso apresentados na presente avaliação, podem ser alargadas ou reproduzidas.

3. Desenvolver e adotar políticas comuns harmonizadas na região pan-europeia sobre temas emergentes, incluindo a economia circular e as infra-estruturas sustentáveis

Para enfrentar os desafios emergentes relacionados com as crescentes pressões sobre os ecossistemas e a saúde, o desenvolvimento e a adoção de quadros políticos sistémicos em toda a região em apoio a uma economia verde e à transição para o desenvolvimento sustentável serão fundamentais para acompanhar o ritmo da mudança num mundo cada vez mais complexo e para enfrentar os desafios emergentes. As possíveis áreas de sinergia incluem a adoção de políticas sistémicas comuns com objectivos partilhados relacionados com a economia circular, as infra-estruturas sustentáveis e a eficiência dos recursos. As políticas devem ser sensíveis às questões de género.

4. Reforçar os mecanismos de acompanhamento da eficácia das políticas e da legislação, incluindo a nível internacional O acompanhamento dos progressos e a avaliação da eficácia das políticas na região continuam a ser um desafio, sendo frequentemente necessários procedimentos normalizados para avaliar se as políticas estão a atingir os seus objectivos e para colmatar as lacunas de dados e de informação.

B. Investir numa transição justa e reorientar o financiamento, em especial para as infraestruturas sustentáveis, a economia circular e as soluções baseadas na naturezaA pandemia conduziu a uma recessão económica mundial sem precedentes, com elevadas perdas de vidas e de emprego em alguns setores. Expôs lacunas em termos de conhecimentos, capacidades, acesso a serviços básicos e igualdade de género. No entanto, a pandemia também criou uma oportunidade para corrigir a exploração de recursos, o aumento das emissões de gases com efeito de estufa e outras injustiças que afectaram negativamente os ecossistemas e o bem-estar humano. Os países devem aproveitar esta oportunidade para investir numa transição ecológica justa.

1. Investir e reorientar o financiamento para apoiar uma transição justa Os governos e os intervenientes privados devem investir e reorientar o financiamento para apoiar as infra-estruturas sustentáveis, a economia circular e, em especial, as soluções baseadas na natureza. Embora a transição exija grandes investimentos, a região pan-europeia colherá enormes benefícios em termos de redução das pressões e dos impactos nos ecossistemas e na natureza, bem como dos benefícios para a saúde e das novas oportunidades económicas daí resultantes. Sempre que possível, deve ser dada prioridade aos investimentos em FER no interesse do reforço da sustentabilidade, com uma construção e um funcionamento respeitadores do clima.
2. Reforçar a participação e o acesso à informação na governação ambiental Uma governação ambiental eficaz baseia-se numa ampla participação, incluindo a participação do público, e numa governação pluralista, que são condições básicas para uma transição justa. Além disso, são necessários processos participativos no planeamento, aplicação e avaliação da eficácia das acções destinadas a assegurar uma transição justa, com destaque para a participação dos grupos vulneráveis e o acesso à justiça, conforme necessário, para garantir soluções e apoio óptimos. O acesso e a disponibilidade de informações atempadas e fiáveis são essenciais.
3. Investir no desenvolvimento das capacidades e na educação para o desenvolvimento sustentávelA transição para o desenvolvimento sustentável exige o desenvolvimento e o investimento nas capacidades e na educação das autoridades responsáveis, do sector privado e da sociedade civil.

C. Reforçar a interface ciência-política e tirar partido da tecnologia e da inovação

A região pan-europeia alberga muitas organizações científicas, universidades, centros de investigação e indivíduos excepcionais, com capacidade para inovar e colmatar lacunas de conhecimentos e dados. Para apoiar os objectivos actuais e futuros da política ambiental, é necessário reforçar o diálogo entre a ciência e a política, bem como a monitorização do ambiente e os progressos na aplicação das políticas. A inovação e a tecnologia, incluindo a observação da Terra, os grandes volumes de dados apoiados pela análise da inteligência artificial e o desenvolvimento da digitalização e da ciência cidadã, oferecem grandes oportunidades para a região pan-europeia acelerar o processo de expansão da base de conhecimentos para complementar a monitorização existente.

1. Maior utilização da tecnologia e da inovação para apoiar o pensamento

sistémico, A tomada de decisões pode beneficiar de uma interface ciência-política mais estreita, apoiada pela inovação e por tecnologias baseadas em dados. A digitalização em todos os domínios, no respeito dos direitos individuais, será fundamental para melhorar a compreensão dos processos e interações complexos entre as necessidades humanas, os impactos ambientais e sociais e as fronteiras planetárias.

2 Utilização dos conhecimentos existentes e de novas fontes potenciais A utilização dos conhecimentos, ferramentas e sistemas existentes é benéfica não só de um ponto de vista económico, mas também por razões de sustentabilidade. Os programas de análise do desempenho ambiental da CEE e da OCDE, o SEIS, várias avaliações do PNUA e os relatórios da AEA "European Environment: State and Prospects" são exemplos de produtos e ferramentas de conhecimento existentes na região pan-europeia. O seu maior desenvolvimento e harmonização com as necessidades políticas emergentes devem ser apoiados. Utilização da ECE revista

As Orientações para a Aplicação de Indicadores Ambientais e o Conjunto de Indicadores Ambientais da ECE, em conformidade com os princípios do SEIS, e as Recomendações actualizadas sobre o Reforço da Utilização Eficaz dos Meios de Comunicação Electrónicos, adoptadas pela Reunião das Partes na Convenção de Aarhus, contribuirão para uma boa definição de políticas. Ao mesmo tempo, uma melhor monitorização e comunicação de informações ambientais facilitará a comunicação de informações sobre os indicadores dos Objectivos de Desenvolvimento Sustentável.

D. Desenvolver e reforçar iniciativas de parceria e cooperação a nível regional e sub-regional Para atingir os Objectivos de Desenvolvimento Sustentável e outros objectivos políticos globais e regionais, os governos, o sector privado, o meio académico e os cidadãos devem unir esforços. Na região pan-europeia, várias formas de cooperação, parcerias, intercâmbio de informações institucionais e envolvimento dos cidadãos contribuíram para melhorar a proteção ambiental em determinadas áreas. No entanto, subsistem desafios em muitos domínios, incluindo a criação de parcerias sobre temas políticos emergentes.

1. Reforçar as parcerias existentes para enfrentar os desafios regionais

Os governos devem promover a cooperação a todos os níveis para resolver os problemas ambientais transfronteiriços, incluindo a gestão integrada dos recursos hídricos, a prevenção de acidentes industriais e químicos, a avaliação do impacto ambiental e a criação de sistemas de informação ambiental em conformidade com os princípios e as disposições básicas do CEIS.

2. Desenvolver novas parcerias sobre temas políticos emergentes Os governos e outros actores devem considerar o desenvolvimento de novas parcerias sobre temas políticos emergentes e urgentes, incluindo a economia circular, as infra-estruturas sustentáveis, a eficiência dos recursos e a gestão dos resíduos.

Lista das referências utilizadas

1 Adderley, B., J. Reduzir o custo da captura de dióxido de carbono pós-combustão até 2030. 2016. Battiston, S. Accounting for finance - key to climate mitigation pathways. Science, pp.918-920

2 Adderley, B., J. Carey, J. Gibbins, M. Lukjaud e R. Smith, 2016. Captura de dióxido de carbono após combustão

3 Battiston, S., Monasterolo, I., Riahi, C., e van Ruijven, B.J., 2021. Contabilização das finanças - chave para o desenvolvimento de trajectórias de atenuação das alterações climáticas. Science, 372(6545), pp.918920.

4 Brutschin, E. 2021. Avaliação multivariada da viabilidade de cenários de baixo carbono. Environmental Research Letters, 16(6), .064069. Reduzir os custos até 2030 e mais além, Faraday Discussion on CCS.

5 Bauer, C., Trayer, K., Multivariate assessment of the feasibility of low-carbon scenarios (Avaliação multivariada da viabilidade de cenários de baixo carbono). Environmental Research Letters, 16(6), p.064069.pp.66-75.

6 Bühler R., Pucher J., editores (2021a). Cycling for sustainable cities. Cambridge, MA: MIT Press (mitpress.mit.edu/books/cycling-sustainable-cities).

7 Buhler R., Pucher J. (2021b). Impactos do COVID-19 no ciclismo, 2019-2020. Transp Rev. 4:1-8. doi:10.1080/01441647.2021.1914900.

8 Buehler R, Pucher J, Bauman A (2020). Atividade física de caminhada e ciclismo para viagens diárias nos Estados Unidos, 2001-2017: Variação demográfica, socioeconômica e geográfica. J Transp Health. 16:100811. doi:10.1016/j.jth.2019.100811.

9 Bundesministeriums für Verkehr und digitale Infrastruktur [Ministério Federal Alemão dos Transportes e das Infra-estruturas Digitais] (2017). Mobilität in Tabellen [Mobilidade em tabelas] [sítio Web]. Berlim: Bundesministeriums für Verkehr und digitale Infrastruktur (https://mobilitaet-in- tabellen.dlr.de/mit/login.html?brd ,) (em alemão).

10 Bundesamt für Statistik [Departamento Federal de Estatística da Suíça] (2012). Mikrozensus Mobilität und Verkehr 2010 [Microcenso Mobilidade e Transportes 2010]. Neuchâtel, Bundesamt für Statistik (https:// www.bfs.admin.ch).

11 Bundesamt für Statistik [Departamento Federal de Estatística da Suíça] (2015). Strassenverkehrsunfälle: beteiligte Objekte nach Objektart [Acidentes de viação: objectos envolvidos e tipos de acidentes] [sítio Web]. Neuchâtel: Bundesamt für
Statistik (https://www.pxweb.bfs.admin.ch/pxweb/en/px-x-1106010100_105/- /px- x-1106010100_105.px/) (em alemão).

12 Bundesamt für Statistik [Departamento Federal de Estatística da Suíça] (2017). Tagesdistanz, Tagesunterwegszeit und Anzahl Etappen mit Velo und E-Bike nach Verkehrszweck [Distância diária percorrida, tempo de viagem diário e número de segmentos em que foram utilizadas bicicletas e bicicletas eléctricas em função do objetivo da viagem].
[sítio Web]. Neuchâtel: Bundesamt für Statistik. (https://www.bfs.admin.ch/
13 Buning RJ, Lulla V (2021). Uso de bicicletas por visitantes: rastreando o comportamento espaço-temporal do visitante usando big data. J Sustain Tour. 29(4):711-731. doi:10.1080/09669582.2020.1825456.
14 Bunn F, Colleir T, Frost C, Ker K, Roberts I, Wentz R (2003). Traffic calming for road traffic injury prevention: a systematic review and meta-analysis. Inj Prev. 9(3):200-204. doi:10.1136/ip.9.3.200.
15 Cabral L, Kim AM, Shirgaokar M (2019). Conectividade de ciclismo de baixa carga: Avaliação da construção da rede em Edmonton, Canadá. Case Stud Transp Policy. 7(2):230-238. doi:org/10.7939/r3-ef3w-9397.
16 Cairns J, Warren J, Garthwaite K, Greig G, Bambra S (2015). Conduzir devagar: Uma revisão geral do impacto das zonas de 20 mph e dos limites de velocidade na saúde e nas desigualdades em saúde. J Public Health (Oxf). 37(3):515-520. doi:10.1093/pubmed/ fdu067.
17 Cairns S et al. (2008). The sensible choice: Assessing the potential to achieve traffic reduction through soft measures. Transp Rev 28(5):593-618. doi:10.1080/01441640801892504.
18 Calvo M, Marquez R (2020). Como Sevilha se tornou uma cidade de ciclistas [sítio Web]. Vision Zero Cities Journal (https:// medium.com/vision-zero-cities-journal/how-seville-became-a-city-of-cyclists-fba864b4be66).
19 Cameron TA (2010). Euthanasia of the value of statistical life (Eutanásia do valor da vida estatística). Rev Environ Econ Policy, 4(2):161-178. doi:10.1093/ reep/req010.
20 Carlson JA, Steel C, Bejarano CM, Beauchamp MT, Davis AM, Sallis JF, et al (2020). Programas de ônibus escolares ambulantes: fatores de implementação, resultados de implementação e resultados dos alunos, 2017-2018. Prev Chronic Dis.17.
doi:10.5888/pcd17.200061.
21 Carlson K., Ermagun A., Murphy B., Owen A., Levinson D. (2019). Segurança em números para ciclistas em cruzamentos urbanos. Transp Res Rec. 2673(6):677-684. doi:10.1177%2F0361198119846480.
22 Castro A, Haupp-Berghausen M, Dons E, Standaert A, Laeremans M, Clark A et al (2019). Atividade física de utilizadores de bicicletas elétricas em comparação com utilizadores de bicicletas convencionais e não-ciclistas:

Insights de dados de saúde e transporte de um inquérito online em sete cidades europeias. Transp Res Interdiscip Perspect, 1:100017. doi:10.1016/j.trip.2019.100017.
23 Castro A, Kalmeier C, Getschi T (2018). Taxas de mortalidade de ciclistas e peões ajustadas à exposição nos países europeus. Londres: Federação Internacional dos Transportes, Paris: Organização para a Cooperação e Desenvolvimento Económico (https://www.itf-oecd.org/ exposure-adjusted-road-fatality-rates-cycling-and-walking-european-countries).
24 Castro A, Künzli N, Götschi T (2017). Benefícios para a saúde da exposição reduzida a PM10 e NO2 após a implementação de um plano de limpeza do ar na aglomeração de Lausanne-Morge. Int J Hyg Environ Health. 220(5):829-839. doi:10.1016/j. ijheh.2017.03.012.
24 Celis-Morales CA, Lyall DM, Welsh P, Anderson J, Steell L, Guo Y, et al (2017). Associação entre deslocações pendulares activas e incidentes de doenças cardiovasculares, cancro e mortalidade: um estudo de coorte prospetivo. BMJ. 357.
doi:10.1136/bmj.j1456.
25 Cherp, A. 2021. Dinâmica nacional do crescimento da energia eólica e solar versus crescimento necessário para cumprir os objectivos climáticos globais. Nature Energy, 6(7), pp.742-754.
26 Chen C-F, Huang C-Y (2021). Uma investigação do impacto da partilha de bicicletas para o turismo na experiência do turista e suas implicações. Curr Issues Tour. 24(1):134-148 doi:10.1080/13683500
27 Chimba D, Mbuya C (2019). Modelação do impacto das estratégias de acalmia de tráfego.
Relatórios do Centro de Investigação sobre Transportes. 42 (https:// scholarworks.wmich.edu/transportation-reports/42).
28 Projeto CHIPS (2022). Grau de separação do transporte rodoviário [sítio Web]. Lille: Interreg Northwest Europe (https://cyclehighways.eu/index.php?id=225).
29 Choi K, Park HJ, Dewald J (2021). O impacto de uma combinação de opções de transporte nos valores das propriedades residenciais: o efeito sinérgico da capacidade de caminhar. Cities. 111:103080. doi:10.1016/j.cities.2020.103080.Departamento de Trânsito e Espaço Público Cidade de Amesterdão (2017). Plano de bicicletas a longo prazo. Amesterdão: Cidade de Amesterdão
(https://bikecity.amsterdam.nl/documents/14/Long-term_Bicycle_Plan_2017-2022_web.pdf).

30 Colmer J (2020). Qual é o significado da vida (estatística)? Análises de custo-benefício na época do COVID-19. Oxf Rev Econ Policy. 36:S56-S63. doi:10.1093/oxrep/graa022.
31 Combs TS, Pardo CF (2021). Dados de mobilidade da COVID-19 Changing Streets: Insights de um conjunto de dados global e agenda de investigação para o planeamento e política de transportes. Transp Res Interdiscip Perspect, 9:100322. doi:10.1016/j.trip.2021.100322.
32 Conrow L, Mooney S, Wentz EA (2021). A relação entre os preços das casas, infraestrutura de ciclismo e volume de viagens. Urban Stud, 58(4):787-808. doi:10.1177%2F0042098098020926034.
33 Cooper A., Page A., Bourne J. (2020). Como o coronavírus fez de 2020 o ano da bicicleta elétrica. Londres: The Conversation (https://theconversation.com/how- coronavirus-made-2020-the-year-of-the-electric-bike-143158).
34 Cooper AR, Tibbits B, England C, Procter D, Searle A, Sebire SJ, et al (2018). O potencial das bicicletas elétricas para melhorar a saúde das pessoas com diabetes tipo 2: um estudo de viabilidade. Diabet Med. 35(9):1279-1282. doi:10.1111%2Fdme.13664.
35 Creutzig F, Roy J, Lamb WF, Azevedo IML, deBruine WB, et al (2018). Rumo a soluções baseadas na procura para a mitigação das alterações climáticas. Nat Clim Change. 8:4, 8(4):260-263. doi:10.1038/s41558-018-0121-1.
36 MUNICÍPIO (2021). Diretrizes para a conceção de ciclovias. Países Baixos: CROW Platform. (https://crowplatform.com/product/design-manual-for-bicycle-traffic/) 37 Cuenot F, Fulton L, Staub J (2012). Perspectivas sobre as mudanças modais no transporte de passageiros a nível mundial e o seu impacto no consumo de energia e nas emissões de CO2. Energy Policy. 41:98106. doi:10.1016/j.enpol.2010.07.017.
38 Davies A (2005). Transportes e saúde - qual é a relação? A study of conceptions of health held by chairmen of highways committees in England. Transp Policy. 12(4):324-333. doi:10.1016/j.tranpol.2005.05.005.
39 Davies A. L., Aubrey D. (2020). Igualdade de restrição: Reformulando a segurança rodoviária por meio da ética do transporte motorizado privado. J Transp Health. 19:100970.
doi:10.1016/j.jth.2020.100970.
40 DEKRA (2019) Ermittlung der Helmtragequote bei Nutzer/innen von Fahrrädern, Pedelecs und (E)-Scootern in europäischen Hauptstädten [Determinação da prevalência do uso de capacete entre os utilizadores de bicicletas, bicicletas eléctricas e trotinetas eléctricas nas capitais europeias]

Estugarda: DEKRA (https://www.dekra- roadsafety.com/media/47-studie-helmtragequote-hauptstaedte.pdf) (em alemão).

41 Delso J, Martín B, Ortega E (2018). Viagens de carro potencialmente substituíveis: Avaliando uma potencial mudança modal para modos de transporte ativos em Vitoria-Gasteiz. Sustentabilidade. 10(10):3510. doi:10.3390/su10103510.

42 Ministério dos Transportes (2018). Orientações sobre a análise dos transportes. Londres: Governo do Reino Unido (https://www.gov.uk/guidance/transport-analysis-guidance-tag).

43 Department for Transport (2019). Acidentes rodoviários registados no Reino Unido: relatório anual de 2019. Londres: Governo do Reino Unido (https://www.gov.uk/government/statistics/reported-road-casualties-great-britain- annual-report-2019).

44 Departement für Umwelt, Verkehr, Energie und Kommunikation [Departamento Federal do Ambiente, dos Transportes, da Energia e das Comunicações] (2018). Bundesbeschluss Velowege [Lei federal sobre ciclovias] [sítio Web]. Berna. (https://www.uvek.admin.ch/uvek/de/home/uvek/abstimmungen/velo-vorlage.html).

45 Dill J, McNeil N (2013). Quatro tipos de ciclistas? Transp Res Rec. 2387:129138. doi:10.3141%2F2387-15.

46 Dill J, Smith O, Howe D (2017). Promovendo o transporte ativo entre os departamentos estaduais de transporte nos Estados Unidos. 5:163-171. doi:10.1016/j.jth.2016.10.003.

47 Dinu M, Pagliai G, Macchi C, Sofi F (2019). Deslocações pendulares activas e vários indicadores de saúde: uma revisão sistemática e uma meta-análise. Sports Med. 49:437452. doi:10.1007/s40279-018-1023-0.

48 Direção-Geral da Mobilidade e dos Transportes (2021a). 1.8 Ruas para ciclistas [sítio Web]. Bruxelas: Comissão Europeia (https://transport.ec.europa.eu/transport-themes/clean-transport-urban-transport/cycling/guidance-cycling-projects-eu/cycling-measures/18-cycle-streets_en).

49 Direção-Geral da Mobilidade e dos Transportes (2021b). 1.7 Zonas de utilização mista [sítio Web]. Bruxelas: Comissão Europeia (https://transport.ec.europa.eu/transport-themes/clean-transport-urban-transport/cycling/guidance-cycling-projects-eu/cycling-measures/17-mixed-use-zones_en)

50 Direção-Geral da Mobilidade e dos Transportes (2021c). 1.5 Crossroads [sítio Web]. Bruxelas: Comissão Europeia

(https://transport.ec.europa.eu/transport-themes/clean-transport-urban-transport/cycling/guidance-cycling-projects-eu/cycling-measures/15-intersections_en).

51 Dons E, Rojas-Rueda D, Anaya-Boig E, Avila-Palencia I, Brand C, ColeHunter T, et al (2018). Escolha do modo de transporte e índice de massa corporal: Evidências transversais e longitudinais de um estudo à escala europeia. Environ Int. 119:109-116. doi:10.1016/j. envint.2018.06.023.

52 Doorley R, Pakrashi V, Szeto WY, Ghosh B (2020). Conceber redes de bicicletas para maximizar os impactos na saúde, no ambiente e no tempo de viagem: uma abordagem de otimização. Int J Sustain Transp. 14(5):361-374. doi:10.1080/155 68318.2018.1559899.

53 Doorley R, Pakrashi V, Ghosh B (2015). Quantificação dos impactos na saúde das viagens activas: Avaliação de Metodologias. Transp Rev.35(5):559-582. doi:10.1080/01441647.2015.1037378

54 Dora S (1999). Another route to health: the implications of transport policy. BMJ. 318(7199):1686. doi:10.1136%2Fbmj.318.7199.1686

55 Dora C., Phillips M., Gabinete Regional da OMS para a Europa (2000). Transport, Environment and Health, editado por Carlos Dora e Margaret Phillips. Copenhaga: Gabinete Regional da OMS para a Europa. (https://apps.who.int/iris/ handle/10665/107336).

56 Elvik R (2001). Urban traffic calming schemes at the neighbourhood scale: a meta-analysis of safety effects. Accid Anal Preven. 33(3):327-336. doi:10.1016/s0001- 4575(00)00046-4

57 Elwick R (2009). Risk nonlinearity and the advancement of sustainable transport. Accid Anal Preven. 41(4):849-855. doi:10.1016/j.aap.2009.04.009.

58 Eren E, Uz VE (2020). Inquérito sobre partilha de bicicletas: Factores que influenciam a procura de partilha de bicicletas. Sustainable Cities and Society. 54:101882. doi:10.1016/j.scs.2019.101882.

59 cidades Euro (2020). COVID-19 - Diálogo urbano sobre medidas de mobilidade - Destaques. Bruxelas: Eurocities (https://eurocities.eu/latest/covid-19-city- dialogue-on-mobility-measures-highlights/).

60 Agência Europeia do Ambiente (2020). Comboio ou avião? Copenhaga: Agência Europeia do Ambiente

(https://www.eea.europa.eu/publications/transport-and-environment-report-2020).
61 Comissão Europeia (2016). Emissões nos transportes [sítio Web]. Bruxelas: Comissão Europeia. (https://ec.europa.eu/clima/policies/transport_en).
62 Comissão Europeia (2019). O Pacto Ecológico Europeu [sítio Web]. Bruxelas: Comissão Europeia (https://ec.europa.eu/info/strategy/priorities-2019- 2024/european-green-deal_en).
63 Federação Europeia de Ciclismo (2014). MUDANÇA: QUEM PAGA A FACTURA? Bruxelas: Federação Europeia de Ciclismo (https://ecf.com/groups/commuting-who-pays-bill).
64 Federação Europeia de Ciclismo (2016a). ELECTROMOBILIDADE PARA TODOS Incentivos financeiros para a utilização da bicicleta eletrónica. Bruxelas: Federação Europeia de Ciclismo (https://ecf.com/groups/report-electromobility-all-financial-incentives-e-cycling). 65 Federação Europeia de Ciclismo (2016b). Cycling delivers on global goals. Bruxelas: Federação Europeia de Ciclismo (https://ecf.com/groups/cycling-delivers- global-goals).
66 Ministério Federal da República da Áustria (2018). Declaração "Iniciar uma nova era: mobilidade limpa, segura e acessível para a Europa". Reunião informal dos Ministros do Ambiente e dos Transportes, Graz, Áustria - 29-30 de outubro de 2018.
(https://civitas.eu/news/european-ministers-adopt-graz-declaration-for-clean-)
67 Feleke R, Scholes S, Wardlaw M, Mindell JS (2018). Risco comparativo de mortalidade para diferentes modos de mobilidade por idade, sexo e privação.Transp Health.8:307-320. doi:10.1016/j.jth.2017.08.
68 Ferenchak NN, Marshall W (2018). Tendências de segurança dos ciclistas por idade, 1985-2015. 97ª Reunião Anual do Transportation Research Board, Washington, DC, 1-11 de janeiro de 2018. In: Base de dados TRID, TRIS e ITID (https://trid.trb.org/view/1494803).
69 Fiorello D, Martino A, Zani L, Christidis P, Navajas-Cawood E (2016). Dados sobre a mobilidade em 28 Estados-Membros da UE: resultados de um grande inquérito CAWI. Transp Res Proc. 14:1104-1113. doi:10.1016/j.trpro.2016.05.181. Licença: Creative Commons CC-BY-NC-ND.
Fishman E (2016). Bikeshare: uma revisão da literatura recente. Transp Rev, 36(1):92-113. doi:10.1080/01441647.2015.1033036.
70 Fishman E., Washington S., Haworth N. (2013). Bike sharing: uma síntese

da literatura. Transp Rev, 33(2):148-165. doi:10.1080/01441647.2013.775612.
71 Flanagan E., Lachapelle W., El-Geneidy A. (2016). Riding in tandem: Os investimentos em infra-estruturas para bicicletas reflectem a gentrificação e o privilégio em Portland, Illinois e Chicago, Illinois? Resp Transp Econ. 60:14-24. doi:10.1016/j.retrec.2016.07.027
72 Flemming C (2019). Os Países Baixos pagam às pessoas para irem de bicicleta para o trabalho [sítio Web]. Genebra: Fórum Económico Mundial https://www.weforum.org/agenda/2019/02/the-netherlands-is-giving-tax-breaks-to- cycling-commuters-and-they-re-not-the-only-ones).
73 Projeto FLOW (2016). O papel dos peões e ciclistas na redução do congestionamento: um portefólio de medidas. Bruxelas (http://h2020-flow.eu/uploads/tx_news/FLOW_REPORT_-. _Portfolio_of_Measures_v_06_web.pdf).
74 Forster P (2020). Para que o Reino Unido atinja a neutralidade carbónica, os próximos cinco anos são cruciais - eis o que tem de acontecer. Londres: The Conversation (https://theconversation.com/for-a-carbon-neutral-uk-the-next-five-years-are-critical-heres-what-must-happen-151708).
75 Furth PG, Mekuria MC, Nixon H (2016). Conectividade de rede para ciclismo de baixo estresse. Transp Res Rec. 2587:41-49. doi:10.3141%2F2587-06.
76 Fyhri A, Sundf0r HB, Bj0rnskau T, Laureshyn A (2017). Segurança em números para ciclistas - Insights de um estudo interdisciplinar de mudanças sazonais em interação e conflito. 105:124-133. doi:10.1016/j.aap.2016.04.039.
77 Garcia L, Johnson R, Johnson A, Abbas A, Goel R, Tatah L (2021). Impactos na saúde das mudanças nos padrões de viagem na Grande Accra Área metropolitana, Gana. Environ Int. 155:106680. doi:10.1016/j.envint.2021.106680.
78 Garrard J, Handy S, Dill J (2012). Women and cycling. Em Pucher, J e Buehler, R (eds), City Cycling, MIT PRESS. 211-234.
79 Garrard J, Rose G, Lo SK (2008). Promoting cycling for women: the role of cycling infrastructure (Promover a utilização da bicicleta pelas mulheres: o papel das infra-estruturas cicláveis). Prev Med. 46(1):55-59. doi:10.1016/j.ypmed.2007.07.010.
80 Gascon M, Götschi T, de Nazelle A, Gracia E, Ambros A, Márquez S et al (2019). Correlatos de caminhabilidade para viajar em sete cidades europeias: O projeto PASTA. Environ Health Perspect. 127(9). doi:10.1289/EHP4603.

81 Gehrke SR, Akhavan A, Furth PG, Wang Q, Reardon TG (2020). Uma ferramenta de acessibilidade centrada no ciclista para apoiar a conetividade das redes regionais de bicicletas. Transp Res D Transp Environ. 85:102388. doi:10.1016/j.trd.2020.102388.
82 de Geus B, De Bourdeaudhuji I, Jannes C, Meeusen R (2008). Factores psicossociais e ambientais associados à utilização da bicicleta como meio de transporte entre a população ativa. Health Educ Res. 23(4):697-708. doi:10.1093/her/cym055.
83 Giallouros G, Kouis P, Papatheodorou SI, Woodcock J, Tainio M (2020). Efeitos a longo prazo da restrição de andar de bicicleta e a pé em dias de elevada poluição atmosférica na mortalidade por todas as causas: um estudo de avaliação do impacto na saúde. Environ Int. 140:105679. doi:10.1016/j.envint.2020.105679.
84 Goel R, Goodman A, Aldred R, Nakamura R, Tatah L, Totaro-Garcia LM, et al (2021). Cycling behaviour in 17 countries on 6 continents: level of cycling, who cycles, who cycles, for what purpose and how far? Transp Rev, 42(1):1-24.
doi:10.1080/01441647.2021.1915898.
85 Goodman A, Fridman Rojas I, Woodcock J, Aldred R, Berkoff N, Morgan M, et al (2019). Cenários de viagens de bicicleta para a escola na Inglaterra e impactos associados à saúde e ao carbono: Aplicação da Ferramenta de Propensão ao Ciclismo. J Transp Health. 12:263-278. doi:10.1016/j. jth.2019.01.008.
86 Goodman A, Cheshire J (2014). Inequalities in London's bike sharing system: implications of extending the scheme to poorer neighbourhoods but subsequent price doubling. J Transp Geogr. 41:272-279. doi:10.1016/j.jtrangeo.2014.04.004.
87 Goodman A, Sahlqvist S, Ogilvie D (2014). Novas rotas para caminhadas e ciclismo e aumento da atividade física: resultados de um e dois anos do estudo iConnect UK. A J Pub Health. 104(9):e38-e46. doi:10.2105%2FAJPH.2014.302059.
88 Gössling S, Schröder M, Späth P, Freytag T (2016). Urban space allocation and sustainable transport. Transp Rev, 36(5):659-679.
doi:10.1080/01441647.2016.1147101.
89 Gössling S, Choi AS, Dekker K, Metzler D (2019). Custos sociais do tráfego de automóveis, bicicletas e peões na União Europeia. Ecol Econ. 158:65- 74.doi:10.1016/j.ecolecon.2018.12.016.
89 Gössling S, Choi AS (2015). Cruzamentos de transportes em Copenhaga: uma comparação dos custos do automóvel e da bicicleta. Ecol Econ.

113:106-113.
doi:10.1016/j.ecolecon.2015.03.006.
90 Götschi T (2011). Costs and benefits of investing in cycling in Portland, Oregon. J Phys Act Health, 8(Suppl 1):S49-S58. doi:10.1123/jpah.8.s1.s49.
91 Götschi T, de Nazelle A, Brand C, Gerike R, PASTA Consortium (2017). Rumo a uma estrutura conceitual abrangente do comportamento ativo de viagens: uma revisão e síntese das estruturas publicadas. Curr Environ Health Rep. 4(3):286-295. doi:10.1007/s40572- 017-0149-9.
92 Götschi T, Kahlmeier S, Castro A, Brand C, Cavill N, Kelly P, et al (2020). Avaliação abrangente dos impactos das deslocações activas: Alargar o âmbito da Ferramenta de Avaliação Económica da Saúde (HEAT) às deslocações a pé e de bicicleta. Int J Environ Res Public Health. 17(20). doi:10.3390/ ijerph17207361.
93 Götschi T, Garrard J, Giles-Corti B (2016). Cycling as part of everyday life: A Review of Health Perspectives. Transp Rev. 36(1):45-71.
doi:10.1080/01441647.2015.1057877.
94 Götschi T, Hadden Loh T (2017). Avanço da modelação do impacto na saúde à escala do projeto para o transporte ativo: um inquérito aos utilizadores e cálculo do impacto na saúde de 14 percursos nos EUA. J Transp Health. 4:334-347. doi:10.1016/j.jth.2017.01.005.
95 Grabow ML, Spak SN, Holloway T, Stone B, Mednick AC, Patz JA (2011). Qualidade do ar e benefícios para a saúde relacionados com o exercício da redução das deslocações de automóvel no Midwestern United States. Environ Health Perspect. 120(1):68-76.
doi:10.1289/ehp.1103440.
96 Griffiths S (2020). Por que seus hábitos de internet não são tão limpos quanto você pensa - BBC Future. Londres: British Broadcasting Corporation (https://www.bbc.com/future/article/20200305-why-your-internet-habits-are-not- as-clean-as-you-think).
97 Gudz EM, Fang K, Handy S (2016). Quando uma dieta promove um ganho: impacto de uma dieta rodoviária no ciclismo em Davis, Califórnia. Transp Res Rec. 2587(1):61-67.
doi:10.3141%2F2587-08.
98 Guerra E, Zhang H, Hassall L, Wang J, Cheyette A (2020). Quem e onde se desloca para o trabalho de bicicleta? Uma análise comparativa multinível das viagens urbanas pendulares nos EUA e no México. Transp Res D Transp Environ. 87:102554. doi:10.1016/j.trd.2020.102554.
99 Guthold R, Stevens GA, Riley LM, Bull FC (2018). Tendências globais na inatividade física de 2001 a 2016: análise agrupada de 358 estudos de base

populacional com 1-9 milhões de participantes. Lancet Glob. Health. 6(10):e1077-e1086. doi:10.1016/S2214-109X(18)30357-7.

100 Guthold R, Stevens GA, Riley LM, Bull FC (2020). Tendências globais na inatividade física entre adolescentes: análises agrupadas de estudos de base populacional com 1-6 milhões de participantes. Lancet Child Adolesc. Health. 4(1):23-35. doi:10.1016/S2352-4642(19)30323-2.

101Haas T, Sander H (2020). Descarbonização dos transportes na União Europeia: normas de eficiência das emissões e perspectivas de um Pacto Ecológico Europeu. Sustainability. 12(20):8381. doi:10.3390/su12208381.

102 Hamer M, Chida Y (2008). Active commuting and cardiac vascular risk: A meta-analytic review. Prev Med. 46(1):9-13. doi:10.1016/j.ypmed.2007.03.006.

103 Hendriksen IJ, Simons M, Galindo Garre F, Hildebrandt VH (2010). A associação entre ciclismo e ausência por doença. Prev Med. 51(2):132-135. doi:10.1016/j.ypmed.2010.05.007.

104 Hillman CH, Erickson KI, Kramer AF (2008). Be smart, train your heart: the effects of exercise on the brain and cognition (Sê inteligente, treina o teu coração: os efeitos do exercício no cérebro e na cognição). Nat Rev Neurosci 2008 9:1, 9(1):58-65. doi:10.1038/nrn2298.

105 Hosford K, Firth C (2021). O impacto da tarifação rodoviária nos transportes e na equidade na saúde: uma revisão. Transp Rev. 6:766-787. doi:10.1080/01441647.2021.1898488.

106 Howland S, McNeil N, Broach J, Macarthur J, Dill J (2018). Partilha de bicicletas e equidade em comunidades de cor com baixos rendimentos: que oportunidades existem para incluir os adultos mais velhos? 97ª Reunião Anual do Transportation Research Board, Washington DC, 1-11 de janeiro de 2018. In: Base de dados TRID, TRIS e ITID (https://trid.trb.org/view/1496588).

107 Huertas JA, Palacio A, Botero M, Carvajal GA, van Laake T, Higuera-Mendieta D, et al (2020). Classificação baseada em níveis de estresse de transporte: uma abordagem de cluster para Bogotá, Colômbia. Transp Res Part D Transp Environ. 85:102420. doi:10.1016/j.trd.2020.102420.

108 Hunter RF, Garcia L, de Sa TH, Zapata-Diomedi B, Millett C, Woodcock J, et al (2021). Impacto das políticas de resposta COVID-19 no comportamento dos peões nas cidades dos EUA. Nat Commun. 2021, 12:3652. doi.org/10.1038/s41467-021-23937-9.

109 Agência Internacional de Energia (2020). Global EV Outlook 2020 Estamos a entrar na década da condução eléctrica? Paris: Agência Internacional da Energia (https://www.iea.org/reports/global-ev-outlook-

2020, acedido em 6 de outubro de 2021).
110 Agência Internacional da Energia (2021). Changes in transport behaviour during the Covid-19 crisis - Analysis [website]. Paris: Agência Internacional da Energia.
(https://www.iea.org/
112 Fórum Internacional dos Transportes, Organização de Cooperação e de Desenvolvimento Económicos (2021). Reverter a dependência do automóvel. Paris: Fórum Internacional dos Transportes, Copenhaga: Organização de Cooperação e de Desenvolvimento Económicos (https://www. itf-oecd.org).
113 Jacobsen PL (2003). Safety in numbers: more pedestrians and cyclists - safer walking and cycling. Inj Prev. 9(3):205-209. doi:10.1136/ip.9.3.205
114 Jaffe E (2015). The complete business case for converting street parking into bike lanes [sítio Web]. Nova Iorque: Bloomberg
(https://www.bloomberg.com/news/articles/2015/every-study-ever-conducted-on- the-impact-converting-street-parking-into-bike-lanes-has-on-businesses)
115 Jarrett J, Woodcock J, Griffiths UK, Chapabi Z, Edwards P, Roberts I, et al (2012). The impact of increased active travel in urban areas in England and Wales on National Health Service costs (O impacto do aumento das deslocações activas em áreas urbanas em Inglaterra e no País de Gales nos custos do Serviço Nacional de Saúde). Lancet. 379(9832):2198-2205. doi10.1016/s0140- 6736(12)60766-1.
116 Johansson C, Lövenheim B, Schantz P, Wahlgren L, Almström P, Markstedt A et al (2017). Poluição do ar e impactos na saúde da mudança de carro para bicicleta. Sci Total Environ. 584-585:55-63.
doi:10.1016/j.scitotenv.2017.01.145.
117 Johansson R (2009). Vision Zero - concretizar a política de segurança rodoviária. Saf Sci. 47(6):826-831. doi:10.1016/j.ssci.2008.10.023.
118 Johnson T. (2002). Guidance on Selected Algorithms, Distributions, and Databases Used in Exposure Models Developed by the Office of Air Quality Planning and Standards [Orientação sobre Algoritmos, Distribuições e Bases de Dados Selecionados Utilizados em Modelos de Exposição Desenvolvidos pelo Gabinete de Planeamento e Normas da Qualidade do Ar]. Washington D.C.: Agência de Proteção do Ambiente dos Estados Unidos (https://www.epa.gov/fera/guide-selected-algorithms-distributions-and-databases- used-exposure-models-developed-office-air).
119 Kahlmeier S, Racioppi F, Cavill N, Rutter H, Oja P (2010). Saúde em Todas as Políticas na Prática: Diretrizes e ferramentas para quantificar os efeitos na saúde das deslocações de bicicleta e a pé. J Phys Act Health.

7(s1):S120-S125.
doi:10.1123/jpah.7.s1.s120.
120 Kahlmeier S, Castro A, Brand C (2017). Health Economic Assessment Tool (HEAT) for Walking and Cycling Methods and User Guide for Physical Activity, Air Pollution Injuries and Carbon Exposure Assessment. Copenhaga: Gabinete Regional da OMS para a Europa (https://apps.who.int/iris/handle/10665/344136).
121Khashir B.O.,/ Khashir B.O. Gestão financeira na economia mundial Livro de texto com o grifo de UMO - Krasnodar:, LLC "Publishing House-Yug". KubGTU, 2010. 326c.
122Khashir B.O.,/ Khashir B.O. Investment attractiveness of regional economic development projects of the forest sector. Actas da VI Mezinternationalni vedeko-prakticheskii konferentsii "Vedetskii porok na rozmezi tisitsileti 2010" Dill 8. Ekonomicke vedy/ Izdatelstvo "Obrazovanie i nauka" s.r.o. Praha. 2010. C.18-21.
123Khashir B.O., Krivonosov P.B. Caraterísticas da composição das raças e reconstrução das zonas de lazer do Distrito Federal Sul Materiais da VII mezinarodnaya vedetsko-prakticheskaya konferencija "Predni vedetschke novinki -2011". Dil 2 Ciências Económicas. Editora "Educação e Ciência" s.r.o. Praga 2011. C.17-21.
124Khashir B.O., Khadzhuova S.K. Metodologia de avaliação complexa de recursos recreativos florestais. Materiais da VII Mesinaroydni vedeko-prakticheskaya konferentsii "Predni vedeke novinki -2011" Dil 2 Ciências Económicas. Editora "Educação e Ciência" s.r.o. Praga 2011. C.61-64.
125Khashir B.O., / Khashir B.O. Metodologia de avaliação tecnológica da sustentabilidade territorial de paisagens florestais recreativas. Materiais para a VII Conferência Científica Internacional "Novini na nauchnia progress-2011" Ikonomiki "Byal GRAD-BG "OOD Sofia 2011". C.32-35
126Khashir B.O.,/ Khashir B.O. Trends of regional forest management and use in the world economy. Guia de estudo com o grfom UMI. - Krasnodar:, LLC "Publishing House-Yug" KubGTU, 2012. 200c.
127Khashir B.O.,/ Khashir B.O., Shakhanova D.A. Mercado e abordagens de potencial de recursos para a gestão estratégica do complexo florestal. Revista científica "Revisão Científica" M:, № 6, 2013. C. 160-163.
128Hashir B. O.,/ Hashir B. O., Apsalyamova S. O. Aspectos médicos do valor nutricional e terapêutico dos produtos vegetais da floresta. Revista científica "Revisão Científica" M:, vol. 6, 2013. C. 15-18
129Khashir B.O., / Khashir B.O. Utilização efectiva dos recursos florestais. Coleção de artigos científicos "Economia e eficiência da organização da produção" v.18. Bryansk. BGITA. 2013. C.23-27

130Khashir B.O.,/ Khashir B.O., Shakhanova D.A. Analyses and prospects for the development of regional forest policy strategy. XIV Conferência Internacional Científica e Técnica da Internet "Les-2013" Bryansk. 2013. C.
142-146
131Khashir B.O.,/ Khashir B.O., Apsalyamova S.O. Formação de sistemas económicos, médicos e sociais na esfera da gestão florestal eficaz. LLC "Editora - Svetoch". Krasnodar 2014 296 p.
132Khashir B.O.,/ Khashir B.O. Abordagens conceptuais para melhorar o sistema de regulação do desenvolvimento sustentável do sector florestal da economia regional. Revista científica "Scientific Review" M:, vol.
1, 2014. C. 173-178.
133Khashir B.O.,/ Khashir B.O., Apsalyamova S.O. Aspectos da aplicação efectiva de projectos de investimento na indústria florestal. Edição científica "Lesotechnicheskiy zhurnal". Voronezh. VGLTA. Vol. 4 No. 1 (13). 2014 C. 236243
134Khashir B.O.,/ Khuazhev O.Z. Tendências do processo de funcionamento e desenvolvimento dos sistemas económicos de gestão dos recursos florestais. Edição científica "Lesotechnicheskiy zhurnal". Voronezh. VGLTA. Vol. 4 No. 1 (13). 2014. C. 243-253.
135Khashir B.O., Khut R.A. Conceptual approaches to improving the system of regulation of sustainable development of the forest sector of the regional economy. Materiais da conferência científica e prática internacional "I Fórum Florestal Europeu da Juventude". Voronezh. VGLTA. Vol. 4 No. 1 2014. C. 243- 253
136Khashir B.O.,/ Khashir B.O., Kufanova S.K. Formação do mecanismo de regulação do desenvolvimento económico sustentável do sector florestal. Materiais da conferência internacional científico-prática "I Fórum Florestal Europeu da Juventude". Voronezh. VGLTA. Vol. 8 No. 1 (15).
2014. C. 283- 293
137Khashir B.O.,/ Khashir B.O. Aspectos socioeconómicos da previsão, reprodução dos recursos naturais e garantia da segurança médico-ecológica no desenvolvimento do sector florestal. LLC "Editora "Ecoinvest", Krasnodar. 2015.14 p.l.
253
138Khashir B.O.,/ Khashir B.O. Mecanismos organizacionais e económicos de atratividade de investimento das empresas do sector florestal LLC "Publishing House "Ecoinvest", Krasnodar. 2015. 10 p.l.
139Hashir B.O.,/ Hashir B.O. Economic Mechanisms of Competitiveness in Nature Management, Environmental Protection and Medical-Ecological Safety. BBRA - Biociências, Pesquisa em Biotecnologia Ásia (Índia, ISSN 09731245, Scopus) Vol. 12(2), 2015. P. 1345-1349.
140Hashir B.O.,/ Hashir B.O. Green economy of ecosystems in forestry

services / Economia verde dos ecossistemas em serviços florestais, BBRA - Biosciences, Biotechnology Research Asia (Índia, ISSN 0973-1245, Scopus) setembro de 2015. Vol. 12(Spl. Edn. 2), p. 643-649

141Khashir B.O.,/ Khashir B.O. Mecanismos organizacionais e económicos de acompanhamento dos indicadores dos processos que asseguram o desenvolvimento sustentável do sector florestal. /
Mecanismos organizacionais e económicos para monitorizar processos que garantam o desenvolvimento sustentável do sector florestal. BBRA - Biosciences, Biotechnology Research Asia (Índia, ISSN 0973-1245, Scopus) Vol. 12(2), 2015. P. 1345-1349

142Hashir B.O.,/ Hashir B.O. Legal aspects of ecosystem services of effective forest management / Aspectos jurídicos dos serviços ecossistémicos associados a uma gestão florestal eficaz. Jornal de gestão ambiental e turismo. Universidade de Craiova, Roménia Volume VI Edição 1(11) ASERS Publishing, 2015. P.53-61

143Hashir B.O.,/ Hashir B.O. Economic aspects of payments for forest ecosystem services/ Economic value of forest ecosystem services Journal of Environmental Management and Tourism. Universidade de Craiova, Roménia Volume VI Edição 1(11) ASERS Publishing, inverno de 2015. P. 291-297

144Khashir B.O.,/ Khashir B.O. Avaliação da atratividade do investimento da empresa do sector florestal. Revista científica "Revisão Científica" M:, № 17, 2015. C. 425-433

145Khashir B.O.,/ Khashir B.O. Modelos dinâmicos de previsão de lucros na produção de produtos florestais. Edição científica "Lesotechnicheskiy zhurnal". Voronezh. VGLTA. Vol. 5 No. 2 (18) 2015. C.254263

146Khashir B.O.,/ Khashir B.O. Formação do conceito de desenvolvimento estratégico da silvicultura. LLC "Editora "Ecoinvest", Krasnodar. 2016. 12p.l

147Khashir B.O.,/ Khashir B.O. "Green" economy in the formation of socio-economic services of medico-ecological systems of effective forest management. LLC "Editora "Ecoinvest", Krasnodar. 2016. 12p.l.

148Khashir B.O.,/ Khashir B.O. Tendências de desenvolvimento de formas socioeconómicas de segurança médico-ecológica na esfera dos serviços de gestão eficaz da natureza. RIO "KUGTU" Krasnodar.2016. 12.5 p.l.

149 Khashir B.O., / Khashir B.O. Aspects of medico-ecological safety at effective nature management. RIO "KubGTUt" Krasnodar. 2016. 12.5 p.l.

150Khashir B.O.,/ Khashir B.O. Aspectos institucionais da previsão e da organização da gestão florestal. Jornal de gestão ambiental e turismo. Universidade de Craiova, Roménia Volume VI Edição 1(11) ASERS

Publishing House, 2016. T. 7. № 2 (14). C. 195-205.
151Khashir B.O.,/ Khashir B.O. Tendências do desenvolvimento moderno do sector florestal da economia. / Tendências do desenvolvimento moderno do sector florestal da economia. Qualidade - acesso ao sucesso. Bucareste. Roménia. T.17, №154. outubro de 2016. C. 55-60
152Hashir B.O.,/ Hashir B.O. Legal and policy framework for the development of effective forest management / Quadro jurídico e político para uma gestão eficaz das florestas. Man In India, 96 (10) Nova Deli. Índia. 2016. C. 3605-3625
153Hashir B.O.,/ Hashir B.O. Methodology for forecasting scenarios of effective forest management / Metodologia para a previsão de cenários de gestão florestal eficaz. International Journal of Entrepreneurial Knowledge (IJEK) Ostrava. República Checa. 13(6). 2016. C. 2541-2558 ISSN 0972-9380
154Khashir B.O.,/ , Apsalyamova S.O., Khuazhev O.Z., Zyza V.P. Institutional aspects of forecasting and organisation of forest management. Jornal de Gestão Ambiental e Turismo. Scopus. 2016 C. 53-61. www.asers.eu/journals/jemt/
155Khashir B.O. S.O. Apsalyamova, O.Z. Khuazhev, A.N. Drozdov, Y.V. Leshova. Tendências do desenvolvimento moderno do sector florestal da economia. Qualidade - o caminho para o sucesso. Bucareste. Roménia. T.17, №154. outubro. Scopus. 2016. C. 55-60
156Khashir B.O.,/ Apsalyamova S.O., Khuazhev O.Z. Metodologia de previsão de cenários de gestão florestal eficaz. Revista Internacional de Investigação Económica (IJER). Scopus. 2016. C. 83-85 http://serialsjournals.com
157Khashir B.O.,/ S.O. Apsalyamova, O.Z. Khuazhev Fundamentos jurídicos e políticos de uma gestão florestal eficaz. O Homem na Índia. Scopus. 2016. C. 3605-3625 http://serialsjournals.comBAK
158Khashir B.O.,/ Khashir B.O. Formação do conceito de desenvolvimento socioeconómico do sector florestal. Revista científica "Economia e Empreendedorismo" M: Volume 1, (parte 2) (66-2) 2016. C. 966-1005.
159Khashir B.O.,/ Khashir B.O. Avaliação do impacto dos processos de investimento nos sistemas naturais. Revista Científica "Economia e Empreendedorismo" M: No. 3 4.2 (68-2) 2016 (Vol. 10 Vol. 3-2) P 494-499
160Hashir B.O.,/ Hashir B.O. Parâmetros tecnológicos economicamente eficientes de gestão florestal Revista Científica de Economia e Empreendedorismo M: No. 6 (71) 2016 (Volume 10 Número 6) P 575-579.
161Hashir B.O.,/ Hashir B.O. Aspectos do cultivo economicamente eficiente

de produtos florestais não madeireiros. Revista científica "Economia e Empreendedorismo" M: No. 6 (71) 2016 (Volume 10 Número 6) P 336-341
162Khashir B.O.,/ Khashir B.O. Avaliação do impacto dos processos de investimento nos sistemas naturais. M. Revista científica "Economia e Empreendedorismo". 2016. C. 1216-1224. www.intereconom.com
163Hashir B.O.,/ Hashir B.O., Parâmetros tecnológicos para uma gestão florestal economicamente eficiente. M. Revista científica "Economia e Empreendedorismo", 2016. C. 1224-1230. www.intereconom.com
164Khashir B.O.,/ Khashir B.O. Formação do conceito de desenvolvimento socioeconómico do sector florestal. M. Revista científica "Economia e Empreendedorismo". 2016. C. 1230-1238. www.intereconom.comabCTBO".
165Khashir B.O., Khashir B.O. Aspects of effective formation of information base of forest management. Materiais da conferência científica e prática internacional "Direcções actuais da investigação científica do século XX1: Teoria e prática" Voronezh. VGLTU. No. 1 (21) (Volume 4, Edição 1) 2016 P.217-222
166Khashir B.O.,/ Khashir B.O. Tendências do planeamento eficaz da organização florestal. Materiais da conferência internacional científico-prática "Direcções actuais da investigação científica do século XXI: Teoria e prática" Voronezh. VGLTU. No. 1 (21) (Volume 4, Edição 1) 2016 P.222-227
167Khashir B.O.,/ Khashir B.O. Tendências e direcções de desenvolvimento do complexo florestal regional. Coleção de artigos científicos "Problemas actuais do complexo florestal" Bryansk. BGITA. 2016. C.26-29
168Khashir B.O./Khashir B.O. Aspectos da utilização racional das florestas. Coleção de artigos científicos "Problemas actuais do complexo florestal" Bryansk BGITA 2016 P.29-32
169Khashir B.O., /22 Khashir B.O. Tendências e direcções de desenvolvimento do complexo florestal regional. Bryansk. BGITA. 2016. C. 72-75. www.science-bsea.bgita.ru
170Khashir B.O.,/ Khashir B.O., Kolomeyets Y.V. Tendências do planeamento eficaz da organização florestal. Voronezh. VGLTU. 2016. C. 12 -16. www conf_vglta.vrn.ru
171Khashir B.O.,/ Khashir B.O., Apsalyamova S.O., Drozdov A.N., Khuazhev O.Z. Legal bases of sustainable management and use of forests based on world experience. RIO "KubGTU. 2017. 230 c.
172Khashir B.O.,/ Khashir B.O., Apsalyamova S.O., Khuazhev O.Z. Formação do conceito regional de desenvolvimento estratégico da segurança médico-ecológica no âmbito dos serviços de gestão florestal sustentável. Krasnodar. RIO "KubGTU". 2017. 187c.
173Khashir B.O.,/ Khashir B.O., Khuazhev B.A., Apsalyamova S.O., Khuazhev O.Z. Formas conceptuais de previsões nacionais e mundiais de sistemas médico-ecológicos de estilo de vida saudável com base numa gestão florestal eficaz.

Krasnodar. RIO "KubGTU". 2017. 179c.
174Khashir B.O.,/ Khashir B.O., Khuazhev B.A., Apsalyamova S.O., Khuazhev 0.3. Formação de programas científicos e de investigação de serviços médicos e socioeconómicos na criação de sistemas de vida saudável, com base numa gestão florestal eficaz. Krasnodar. RIO "KubGTU". 2017. 218c.
175Khashir B.O.,/ B.O. Kashir, S.O. Apsalyamova, O.Z. Khuazhev, A.N. Drozdov, Y.V. Leshova. Tendências do desenvolvimento moderno do sector florestal da economia. Qualidade - o caminho para o sucesso. Bucareste. Roménia. Vol. 17, outubro. Web of Science 2017. C. 155-160
176Khashir B.O.,/ B.O. Kashir, S.O. Apsalyamova, O.Z. Khuazhev, Institutional aspects of forecasting socio-economic systems in the organisation of forest management in the Russian Federation. Jornal da Academia de Gestão Estratégica. Volume 16, número especial 1, publicado por Jordan Whitney Enterprises, Inc, P.O Box 1032, Weaverville, NC 28787, EUA. Scopus. 2017 C. 218-227 www alliedacademies.org
177Khashir B.O.,/ B.O. Kashir, S.O. Apsalyamova, O.Z. Huazhev Desenvolvimento estratégico de tecnologias recreativas na silvicultura. E-SdPTCONICIT - Espacios (ISSN07981015-Caracas Venezuela -Scopus), 2 (10) economia 2017. 606748 C.11-17 www.revistaespacios.com
178Khashir B.O.,/ B.O. Kashir, S.O. Apsalyamova, O.Z. Khuazhev Desenvolvimento de produção e processamento eficientes de produtos florestais. EEC-EM - Ecologia, Ambiente e Conservação (0971765X-India-Scopus), 2017. 23 (3), 657461 C. 1774-1780 www envirobiotechjournals.com/
179Khashir B.O.,/ B.O. Kashir, S.O. Apsalyamova, O.Z. Khuazhev. Aspectos da previsão dos mercados russo e mundial de produtos florestais. JARLE-ASERS Publishing House - Jornal de Investigação Avançada em Direito e
Economics(ISSN2068696X-Romania-Scopus) 2017. C.53-61. www.asers.eu
180Khashir B.O.,/Khamnp B.O., Bondarenko T.I., Zyza V.P., Styagun A.B. Experiência russa e mundial de organização economicamente eficiente da gestão florestal. M. Revista científica "Economia e Empreendedorismo". №6. 2017. C. 339-345. www.intereconom.com
181Khashir B.O.,/ Khashir B.O., Bondarenko T.N., Kravtsova J.V., Zyza V.P. Certificação do sistema de gestão florestal sustentável. M. Revista científica "Economia e Empreendedorismo". №6. 2017. C. 990-995. www.intereconom.com
182Hashir B.O.,/Khamnp B.O., Bolik A.V., Shilovich O.B., Bgane Y.K.

Estrutura do comércio mundial de produtos florestais. M. Revista científica "Economia e Empreendedorismo". №6. 2017. C. 1044-1051. www.intereconom.com
183Khashir B.O.,/ Khashir B.O., Styagun D.I., Styagun A.V. Tendências de produção no mercado de materiais de placa florestal. M. Revista científica "Economia e Empreendedorismo". №6. 2017. C. 436-444. www.intereconom.com
184Khashir B.O.,/ Khashir B.O., Bondarenko T.N., Zyza V.P., Styagun A.V. Tendências da organização economicamente eficiente da economia russa e mundial
257
sobre gestão florestal. M. Revista científica "Economia e Empreendedorismo". №6. 2017. C. 158-1164. www.intereconom.com 185 Hashir B.O.,/ Hashir B.O., Bolik A.V., Shilovich O.B., Bgane Y.K. Sistema de posse florestal e distribuição de madeira em terras públicas. M. Revista científica "Economia e Empreendedorismo". №6. 2017. C. 1025-1029. www.intereconom.com
186Khashir B.O.,/ Khashir B.O., Bolik A.V., Shilovich O.B., Kravtsova J.V. Ecologically sustainable forest management. M. Revista científica "Economia e Empreendedorismo". № 6. 2017. C. 1005-1013. www.intereconom.com
187Khashir B.O.,/ Khashir B.O., Martynova T.A., Cherminskaya L.G. "Verde", experiência económica mundial de pagamento por serviços ecossistémicos. M. Revista científica "Economia e Empreendedorismo". №7. 2017. C. 1211-1217. www.intereconom.com
188Khashir B.O.,/ Khashir B.O., Thagapso M.B., Khalyapina O.G. Formação do sistema de pagamento por serviços ecossistémicos no processo de transição para uma economia "verde". M. Revista científica "Economia e Empreendedorismo". №7. 2017. C. 1224-1230. www.intereconom.com
189Khashir B.O.,/ Khashir B.O., Khuazhev B.A., Apsalyamova S.O., Khuazhev 0.3. Regime jurídico da posse da floresta, pagamentos por serviços ecossistémicos e médico-ecológicos. M. Revista científica "Economia e Empreendedorismo". № 9. 2017. C. 915-921. www.intereconom.com
190Khashir B.O.,/ Khashir B.O., Khuazhev B.A., Apsalyamova S.O., Khuazhev 0.3. Variantes da gestão de serviços bancários e de compensação de natureza médico-ecológica. Revista científica "Economia e Empreendedorismo". M. № 9. 2017. C. 939-945. www.intereconom.com 191 Khashir B.O.,/ Khashir B.O., Khuazhev B.A., Apsalyamova S.O., Khuazhev 0.3. Tendências de desenvolvimento de serviços médicos e ecológicos pagos na utilização efectiva da floresta. Revista científica "Economia e
Empreendedorismo." M. № 9. 2017. C. 976-981. www.intereconom.com 192 Khashir B.O.,/ Khashir B.O., Chitanava N.B., Ostapenko O.A.. Ameaças externas e

internas à segurança económica do Estado e orientações para a sua redução. Revista científica "Economia e Empreendedorismo". M. №10. 2017. C. 1031-1033. www.intereconom.com

193 Khashir B.O.,/ Khashir B.O., Saprunova E.V., Khalyapina O.G., Galitskaya Y.N. Aspects of economically efficient, plantation cultivation of non-timber forest products. M. Revista científica "Economia e Empreendedorismo". M. № 10. 2017. C. 224-230. www.intereconom.com 194 Khashir B.O.,/ Khashir B.O. Aspectos sociais do papel da população cujo sustento depende das florestas. Materiais da conferência internacional científica e prática na Internet "Economia e eficiência da organização da produção" Bryansk. BGITA. NÃO. 25 2017. C. 65-71. www.science-bsea.bgita.ru

195 Khashir B.O.,/ Khashir B.O. Investigação do mercado de produtos florestais não lenhosos. Materiais da conferência internacional científica e prática na Internet "Problemas actuais do complexo florestal" Bryansk. BGITA. NO. 48 2017. C. 109-113. www.science-bsea.bgita.ru

196 Khashir B.O.,/ Khashir B.O. Aspectos jurídicos da organização da gestão florestal. Materiais da conferência internacional científica-prática na Internet "Direcções actuais da investigação científica do século XXI: teoria e prática". Voronezh. VGLTU. 2017. C. 132 -138. www conf_vglta.vrn.ru

197 Khashir B.O.,/ Khashir B.O., Apsalyamova S.O., Khuazhev 0.3. Formas inovadoras de gestão florestal médico-ecológica eficaz. Problemas modernos de saúde pública e estatísticas médicas. LLC "BelMedlnvest" Volume 4 M 2017 P.17-32

198 Khashir B.O.,/ Khashir B.O. Aspectos da utilização racional das florestas. Bryansk BGITA 2017. P.12-15. www.science-bsea.bgita.ru

199 Khashir B.O., / Khashir B.O. Aspects of effective formation of information base of forest management. Voronezh. VGLTU. 2016. C. 13 -18. www conf_vglta.vrn.ru

200 Khashir B.O.,/ Khashir B.O. Market research of non-wood forest products. Bryansk. BGITA. 2017. C. 109-113. www.science-bsea.bgita.ru

201 Khashir B.O.,/ Khashir B.O. Formas de aumentar a produtividade do trabalho no complexo florestal da região. Materiais da conferência científica Krasnodar. KubGTU 2017 P.423-427

202 Khashir B.O., Apsalyamova S.O., Khuazhev O.Z. Aspects of development of the sphere of services of medico-ecological systems of agro-forestry economically effective nature management. Krasnodar. OOO "Editora - "Print-Terra". 2018. 209 c.

203 Khashir B.O.,/ Khashir B.O., Apsalyamova S.O., Khuazhev O.Z. Socio-economic monitoring of medico-ecological service management systems in the implementation of the concept of sustainable management of natural resources of the agro-.forestry sector of the economy of the Russian Federation. Krasnodar. LLC "Editora - "Print-Terra". 2018. 189 c.

204 Hashir B.O.,/ Hashir B.O., Huaj O.Z., Aps S.O. Segurança médico-ecológica no desenvolvimento da gestão da natureza. Palmarium Academic Publishing - OmniScriptum Group. Riga. Letónia. 2018. 302 pp. www.omniscriptum.com 205 Khashir B.O.,/ Khashir B.O., Huazh O.3., Styagun A.B., Bondarenko T.P., Styagun D.I., Zyza V.P., Lesnikova N.E. Tendências de desenvolvimento económico de sistemas sociais de gestão florestal eficaz. Revista científica "Economia e Empreendedorismo". M. № 12. 2018. C. 508-514. www.intereconom.com

206 Khashir B.O.,/ Khashir B.O., Huazh O.Z., Styagun A.V., Bondarenko T.I., Styagun D.I., Zyza V.P., Lesnikova N.E. Social aspects of "green economy" on forest ecosystem management. Revista científica "Economia e Empreendedorismo". M. № 12. 2018. C. 205-211. www.intereconom.com

207 Khashir B.O.,/ Khashir B.O., Khuazhev 0.3. Bases metodológicas de monitorização de sistemas de realização do conceito de gestão sustentável em territórios agro-florestais. Materiais da conferência internacional científica-prática na Internet "Direcções actuais da investigação científica do século XXI: teoria e prática". Voronezh. VGLTU. №37 (1). 2018. C. 106 -115. www conf_vglta.vrn.ru

208 Khashir B.O.,/ Khashir B.O., Khuazhev O.Z. Tendências de desenvolvimento do mecanismo organizacional e económico das produções agro-florestais. Materiais da conferência internacional científica-prática na Internet "Problemas actuais do complexo florestal" Bryansk. BGITA. NO. 27. 2018. C. 21-25. www.science-bsea.bgita.ru

209 Khashir B.O.,/ Khashir B.O., Khuazhev O.Z. Análise estratégica da utilização da floresta na preservação do ambiente natural. Materiais da conferência internacional científica-prática na Internet "Problemas actuais do complexo florestal" Bryansk. BGITA. NO. 27. 2018. C. 25-29. www.science-bsea.bgita.ru

210 Khashir B.O., Khuazhev O.Z. Estratégia de gestão florestal baseada nos planos de desenvolvimento agrário e florestal. Materiais da conferência internacional científica-prática na Internet "Problemas actuais do complexo florestal" Bryansk. BGITA. NO. 27. 2018. C. 32-36. www.science- bsea.bgita.ru .

211 Khashir B.O.,/ Khashir B.O., Khuazhev O.Z. Socio-economic and natural-resource potential of development of agrarian, forest-steppe areas of Krasnodar Krai. Oitavo Simpósio Internacional "Estepes do Norte da Eurásia (Fórum das Estepes da RGO)". Orenburg. IS Ural Branch da Academia Russa de Ciências. 2018. C.1048-1051. www.orensteppe.org.

212 Hashir B. O.,/ Hashir B. O., Aps S. O., Huaj O. Z. Desenvolvimento da atividade física no sistema de gestão da natureza. Palmarium Academic Publishing - OmniScriptum Group. Riga. Letónia. 2019. 197c. www.omniscriptum.com

213 Khashir, B.O.; Apsalyamova, S.O.; Kade, A.K.; Huazh, O.Z.; Zyza, V.P. Mapping as a part of medical-ecological services. /Mapeamento médico-ambiental como componente do complexo de serviços médico-ambientais. Revista Internacional de Engenharia e Tecnologia Avançada (IJEAT) ISSN:2249-8958, SCOPUS Fator de Impacto -5.97 Volume 9 Issue-1, Bhopal (M.P.), Índia. outubro

de 2019.
214 Khashir, B.O.; Apsalyamova, S.O.; Huazh, O.Z.; Shtygun, A.V. Medico-ecological assessment of carcinogenic risk formation from air pollution in megacities/ Avaliação médico-ecológica da formação de riscos carcinogénicos decorrentes da poluição atmosférica em megacidades. Revista Internacional de Engenharia e Tecnologia Avançada (IJEAT) ISSN:2249-8958, fator de impacto SCOPUS -5.97 Volume 9 Issue-1, Bhopal (M.P.), Índia. outubro de 2019.
215 Khashir B.O.,/Khamnp B.O., Zyza V.P., Apsalyamova S.O., Huazh O.Z. Formação de sistemas socioeconómicos de desenvolvimento do emprego na silvicultura. Revista científica "Economia e Empreendedorismo". M. № 1 (102). 2019. C. 573-579. www.intereconom.com
216 Khashir B.O.,/ Khashir B.O., Apsalyamova S.O., Huazh O.Z., Bolelova M.M. Tendências no desenvolvimento de formas socioeconómicas de emprego na silvicultura. Revista científica "Economia e Empreendedorismo". M. № 1 2019 C. 1212-1218. www.intereconom.com
217 Khashir B.O.,/ Apsalyamova S.O., Khashir B.O. Desenvolvimento do mecanismo de gestão estratégica do complexo. Coleção de artigos científicos. Edição 54. - Bryansk: BGITU, 2019. C. 282- 286. ISSN 2310-9335 www.science-bsea.bgita.ru
218 Khashir B.O.,/ Khashir B.O. Mecanismos sociais de remuneração do trabalho em empregos verdes na silvicultura. Coletânea de artigos científicos. Edição 54. - Bryansk: BGITU, 2019. C. 286-290. ISSN 2310-9335 www.science-bsea.bgita.ru
219 Khashir B.O.,/ Khashir B.O., Khuazhev 0.3. Aspectos da modernização das condições de trabalho e parte rentável do negócio florestal. Coleção de trabalhos científicos. Edição 54. - Bryansk: BGITU, 2019. C. 290- 293. ISSN 2310-9335 www.science- bsea.bgita.ru
220 Khashir B.O.,/ Khashir B.O., Khuazhev 0.3. Tendências de desenvolvimento do uso efetivo da floresta. Coleção de artigos científicos. Número 54. - Bryansk: BGITU, 2019. C. 293- 297. ISSN 2310-9335 www.science-bsea.bgita.ru 221 Khashir B.O.,/ Khashir B.O., Khuazhev 0.3. Investimento e mecanismos institucionais de regulação do uso do solo na zona de floresta-estepe. Materiais da conferência científica internacional "Zapovednoe delo: realizações, problemas e perspectivas", №15. Orenburg, IS Ural Branch da Academia Russa de Ciências, 2019 P. 332-337. www.orensteppe.org.
222Khashir B.O.,/ Khashir B.O., Apsalyamova S.O., Huazh 0.3. Gestão sustentável do desenvolvimento de sistemas médico-ecológicos inovadores do cluster de serviços florestais agro-industriais. Palmarium Academic Publishing - OmniScriptum Group. Riga (Letónia)-Saarbrucken (Alemanha). 2020. 209 pp. www.omniscriptum.com
223Khashir B.O.,/ Khashir B.O., Apsalyamova S.O., Huazh 0.3 Monitorização dos sistemas de gestão para a implementação do conceito de gestão sustentável dos recursos naturais. Palmarium Academic Publishing - OmniScriptum Group. Riga

(Letónia)-Saarbrucken (Alemanha). 2020. 194c.
www.omniscriptum.com
224Khashir B.O.,/ Khashir B.O., Apsalyamova S.O., Huazh 0.3 Aspectos jurídicos da gestão de resíduos de produção e consumo com o sistema de gestão da natureza. Khashir B.O., Huazh O.Z., Apsalyamova S.O. Legal aspects of production and consumption waste management with the system of nature management. Jour of Adv Research in Dynamical & Control Systems, Vol. 12, Issue-06, Kansas City, EUA. 2020. p.1275-1282 ISSN 1943023x. www jardcs.org
225Khashir B.O.,/ Khashir B.O., Apsalyamova S.O., Huazh 0.3 Aspectos dos serviços médico-ecológicos no sistema de gestão eficaz da natureza B.O..
Hashir, O.Z. Huazh, S.O. Apsalyamova Aspects of medico-environmental services in the system of natural water bodies. Revista internacional de investigação farmacêutica Volume 12. Número 4. Bengaluru - Salem. Índia. 2020. p. 702-712. ISSN 0975 - 2366. www.ijpronline.com
226Hashir B.O.,/ B.O. Hashir, O.Z. Huaj, S.O. Apsalyamova SERVIÇOS MÉDICOS E ECOLÓGICOS NO SISTEMA DE GESTÃO EFICAZ DOS RECURSOS NATURAIS Journal of Critical Reviews ISSN- 2394-5125 Vol 7, Issue 13, Kuala Lumpur, Malásia. 2020. p.2894-2899. www jcreview.com
227Hashir B.O.,/ B.O. Hashir, O.Z. Huaj, S.O. Apsalyamova CRITÉRIOS E INDICADORES DE SERVIÇOS MÉDICOS E ECOLÓGICOS NA GESTÃO REGIONAL DOS RECURSOS NATURAIS Journal of Critical Reviews ISSN- 2394-5125 Vol 7, Issue 13, Kuala Lumpur, Malásia. 2020. p. 2887-2893 www jcreview.com
228Khashir B.O.,/ Khashir B.O., Basamygina I.N., Zyza V.P., Huazh O.Z., Apsalyamova S.O. Trends in the global development of the market of forest products and services. Revista científica "Economia e Empreendedorismo". M. № 4 (117). 2020. C. 573-579. www.intereconom.com
229Khashir B.O.,/ Khashir B.O., Basamygina I.N., Zyza V.P., Huazh O.Z., Apsalyamova S.O. Tendências no desenvolvimento de serviços médico-ambientais na criação de empregos verdes no sector florestal. Revista científica "Economia e Empreendedorismo". M. № 4 (117). 2020. C. 579-585. www.intereconom.com
230Khashir B.O.,/ Khashir B.O., Apsalyamova S.O., Huazh 0.3 Monitorização do estado das florestas no sistema de proteção ambiental cpenu.The Scientific Heritage - Global science LP (Praga-Budapeste) #43-3(43). 2020. C.63-69. www.tsh- journal.com
Apsalyamova S., Hashir B., Huaj O. MONITORIZAR o estado das florestas na
SISTEMA DE PROTECÇÃO AMBIENTAL
231Hashir B.O.,/ Hashir B.O., Apsalyamova S.O., Huaj 0.3 Measuring socio-

economic returns of effective forest management. Património científico - ciência global LP (Praga-Budapeste) n.º 43-3(43). 2020. C.55- 62. www.tsh-journal.com
232Khashir B.O.,/ Khashir B.O., Apsalyamova S.O., Huazh 0.3 Tendências no desenvolvimento da diversidade biológica. Materiais do fórum científico internacional "Ciência e Inovações - conceitos modernos". M. Infiniti. 2020. P.7-15 www nauchoboz.ru
233Khashir B.O.,/ Khashir B.O., Apsalyamova S.O., Huazh 0.3 Aspectos do desenvolvimento do ecossistema (bioma) e da diversidade da paisagem natural. Actas do fórum científico internacional "Ciência e Inovações - conceitos modernos". M. Infiniti. 2020. P.15-24 www nauchoboz.ru
234Khashir B.O.,/ Khashir B.O., Apsalyamova S.O., Huazh 0.3 Importância da biodiversidade e dos serviços ecossistémicos no sistema de gestão florestal. Actas do fórum científico internacional "Ciência e Inovações - conceitos modernos". M. Infiniti. 2020. C. 24-32 www nauchoboz.ru
235Khashir B.O.,/ Khashir B.O., Apsalyamova S.O., Huazh 0.3 Serviços médico-ecológicos das funções do ecossistema de apoio à vida humana. Materiais do fórum científico internacional "Ciência e Inovações - conceitos modernos". M. Infiniti. 2020. P.32-40 www nauchoboz.ru 236 Huazh O.Z., Apsalyamova S.O., Khashir B.O. Sistemas médico-ecológicos inovadores de gestão da natureza. - Aspectos de modelos e tecnologias de prevenção no desenvolvimento do conceito de serviços médico-ecológicos de gestão da natureza. Palmarium Academic Publishing - OmniScriptum Group. Riga (Letónia) - Saarbrucken (Alemanha). 2021.186s. www.omniscriptum.com.
237Huazh O.Z., Apsalyamova S.O., Khashir B.O. Atividade física no sistema de serviços médicos ecológicos. - Tendências no desenvolvimento do rastreio no sistema de ecologia médica da gestão da natureza. Palmarium Academic Publishing - OmniScriptum Group. Riga (Letónia) - Saarbrucken (Alemanha). 2021.179 c. www.omniscriptum.com
238Huazh O.Z., Apsalyamova S.O., Khashir B.O. Fundamentos da ecologia médica na formação de um estilo de vida saudável. - Tendências no desenvolvimento do cluster de serviços médicos ecológicos baseado na utilização racional dos recursos naturais. Palmarium Academic Publishing - OmniScriptum Group. Riga (Letónia) - Saarbrucken (Alemanha). 2021.199 c. www.omniscriptum.com
239Khashir B.O., Stygun D.I., Stygun A.V. Aspects of technological modernisation of forestry enterprise (Aspectos da modernização tecnológica da empresa florestal). Journal of Contemporary Issues in Business and Government, Melbourne (Austrália) 2021, Volume 27, Edição 2, Páginas

36383644 WoS. Doi: 10.47750 / cibg. 2021.27.02.374. https://cibg.org.au/
240Hashir B.O., Apsalyanova S.O., Kade A.H.. Otimização de serviços médicos e ambientais utilizando a terapia TPP. Jornal de investigação em medicina complementar. Nashville, EUA. E-ISSN 2577-5669. WoS. doi: 10.5455 / jcmr.2021; 12 (2): P 21-28 www.jocmr.com
241Hashir B.O., Huazh O.Z., Apsalyamova S.O., KaScreening of regional health and environmental recreational services. Jornal de investigação em medicina complementar. Nashville, EUA. E-ISSN 2577-5669. WoS. doi: 10.5455 / jcmr.2021; 12 (2): P 21-28 www.jocmr.com
242Hashir B.O., Huaj O.Z., Apsalyamova S.O., Kadeh A.H., Trends in screening health and environmental services in TPP therapy system. Jornal de investigação em medicina complementar. Nashville, EUA. E-ISSN 2577-5669. WoS. doi: 10.5455 / jcmr.2021; 12 (2): P 21-28 www.jocmr.com
243Khashir B.O., Huazh O.Z., Stiagun D.I., Stiagun A.V., Huazhev A.A. Tendências de desenvolvimento do capital humano nas condições de digitalização da economia. Revista "Modern Problems of Business and Management". Melbourne (Austrália) 2021, Volume 27, Edição 2, P. 3645-3654. WoS. DOI: 10.47750 / cibg.2021.27.02.375 https://cibg.org.au/
244Hashir B.O., Huaj O.Z., Apsalyamova S.O., Kade A.H. Aspectos do bem-estar e dos serviços ambientais utilizando a terapia TPP. Jornal de investigação em medicina complementar. Nashville, EUA. E-ISSN 2577-5669. WoS. doi: 10.5455 / jcmr. 2021; 12 (2): P 21-28 www jocmr.com.
245 Khashir B.O., Huaj O.3., Khashir B.O., Apsalyamova S.O. Khashir E.A. Formação de cenários para o desenvolvimento da neutralidade de carbono no sistema de gestão da natureza. Revista científica "Economia e Empreendedorismo". M. № 10. 2022. C. 970- 976. www.intereconom.com
246 Khashir B.O., / Huazh O.Z., Khashir B.O., Apsalyamova S.O., Khashir E.A. Tendências no desenvolvimento da neutralidade de carbono no sistema de gestão da natureza. Revista científica "Economia e Empreendedorismo". M. № 10. 2022. C. 426-433. www.intereconom.com 247 Khashir B.O.,1 Khashir E.A., Apsalyamova S.O., Huazh O.Z. Integração de tecnologias de poupança de saúde no sistema de gestão da natureza/ Rastreio de tecnologias médicas e ecológicas de proteção da saúde no sistema de desenvolvimento ambiental. Lambert Academic Publishing - OmniScriptum S.R.L. Chisinau (Moldávia) - Londres (Reino Unido). 2023. 220c. www.lap-publishing.com LAP ISBN 978-620-6-78863-8
248 Khashir B.O., Khashir E.A., Apsalyamova S.O.,Huazh O.Z. Formação de sistemas médico-ecológicos de rastreio de doenças não transmissíveis para uma gestão rentável da natureza. UDC 001.1 BBK 1 III Conferência

Internacional Científica e Prática "Perspectivas teóricas e práticas da ciência moderna", 01-02 de agosto de 2023, Estocolmo. Suécia. 64 c. ISBN 978-91-65423-27-5 DOI https://doi.org/10.5281/zenodo. 8221145 Editora: "SK. Conferências Científicas". https://sconferences.com

249 Katsis P, Papageorgiou T, Ntziachristos L (2014). Modelação do efeito da distribuição do comprimento da viagem nas emissões de CO2 de veículos electrificados. 4(1A):57-64. doi:10.5923/s.ep.201401.05.

Kazemzadeh K, Loreshin A, Winslot Hyselius L, Ronchi E (2020). Expandindo o escopo do conceito de nível de serviço do ciclista: uma revisão da literatura. Sustainability. 12(7):2944. doi:10.3390/su12072944.

250 Keith DR, Houston S, Naumov S (2019). Rotatividade da frota e o futuro da economia de combustível. Environ Res Lett. 14(2):021001. doi:10.1088/1748- 9326/aaf4d2. 251 Kelly P, Kahlmeier S, Götschi T, Orsini N, Richards J, Roberts N et al (2014). A systematic review and meta-analysis of reductions in all-cause mortality from walking and cycling and the shape of the dose-response relationship. Int J Behav Nutr Phys Act. 11(1):132. doi:10.1186/s12966-014-0132-x.100

252 Kelly P, Williamson C, Baker G, Davis A, Broadfield S, Coles A et al (2020). Para além das ciclovias e das infra-estruturas de grande escala: uma revisão das iniciativas que os grupos e organizações podem implementar para promover o ciclismo para o projeto Cycle Nation. Bri J Sports Med. 54(23):1405-1415. doi:10.1136/bjsports-2019- 101447.

253 Kraus S, Koch N (2021). A pré-infraestrutura COVID-19 induz um grande e rápido aumento da ciclicidade. Anais da Academia Nacional de Ciências dos Estados Unidos da América, Prot Natl Acad Sci USA. 118(15):e2024399118. doi:10.1073/pnas.2024399118.

254 Krauß S, Ruhl S, Richter T (2016). Geschwindigkeitsverhalten bei Tempo-30- Beschilderungen aus Laermschutzgruenden in den Nachtstunden [Velocidade do tráfego com um limite de 30 km/h para reduzir os níveis de ruído durante a noite].

Straßenverkehrstechnik [Tecnologia de controlo do fluxo de tráfego]. 60(3):159-66 (https://www.baufachinformation. de/geschwindigkeitsverhalten-bei- tempo-30-beschilderungen-aus-laermschutzgruenden-in-den- nachtstunden/z/2016039024028) (em alemão).

255 Kriit HK, Williams JS, Lindholm L, Forsberg B, Sommar JN (2019). Avaliação econômica da saúde de um cenário para promover o ciclismo como transporte ativo em Estocolmo, Suécia. BMJ Open. 9:e030466. doi:10.1136/ bmjopen-2019-030466. 256 Krizek KJ (2018). Medindo o vento em seu cabelo? Desvendando a utilidade positiva do ciclismo. Res Transp

Bus Manag. 29:71-76.
doi:10.1016/j.rtbm.2019.01.001.
257 Kroesen M, De Vos J (2020). As viagens activas tornam as pessoas mais saudáveis ou é mais provável que as pessoas saudáveis sejam viajantes activos? Transp Health 16:100844 doi:10.1016/j.jth.2020.100844
258 Kuhnimhof T, Armoogum J, Buehler R, Dargay J, Denstadli JM, Yamamoto T (2012). Men shape the trend in lower car use among young adults - evidence from six industrialised countries. Transp Rev. 32(6):761-779. do i:10.1080/01441647.2012.736426.
259 L'Agència de Salut Pública de Barcelona (2022) Salut als Carrers. Avaluació dels àmbits Superilles [Saúde nas ruas. Desenvolvimento de super bairros] [sítio Web].
Barcelona: L'Agència de Salut Pública de Barcelona (https://www.aspb.cat/documents/salutalscarrers/) (em catalão).
260 Lamu AN, Jbaily A, Verguet S, Robberstad B, Norheim OF (2020). A expansão da rede de ciclismo é rentável? Uma avaliação económica da saúde dos ciclistas em Oslo. BMC Pub Health, 20:1869. doi:10.1186/s12889-020-09764-5.
261 Lancet Global Burden of Disease (2020). Indicadores globais de saúde: Baixa atividade física - nível de risco 2. Volume 396, 17 de outubro de 2020. Lancet
(https://www.thelancet.com/pb-assets/Lancet/gbd/summaries/risks/low-physical- activity.pdf).
262 Lee I-M, Shiroma EJ, Lobelo F, Puska P, Blair SN, Katzmarzyk PT, et al (2012). O impacto da hipodinâmica nas principais doenças não transmissíveis em todo o mundo: análises da carga de doenças e da expetativa de vida. Lancet. 380(9838):219-229. doi:10.1016/S0140-6736(12)61031-9.
263 Lee RJ, Sener IN, Jones SN (2017). Compreender o papel da equidade no planejamento de transporte ativo nos Estados Unidos. Transp Rev. 37(2):211-226.
doi:10.1080/01441647.2016.1239660.
264 Lewis A, Moller SJ, Carslaw D (2019). Non-exhaust emissions from road traffic. Reino Unido: Defra (https://uk-air.defra.gov.uk/assets/documents/reports/cat09/1907101151
265
265 Leyland L-A, Spencer B, Beale N, Jones T, van Reekum CM (2019). Efeitos do ciclismo na função cognitiva e no bem-estar em adultos mais velhos. PLoS One. 14(2):e0211779. doi:10.1371%2Fjournal.pone.0211779.
266 Li, W., & Joh, K. (2016). Investigando os benefícios económicos

sinérgicos da melhoria da acessibilidade ciclável do bairro e da acessibilidade dos transportes públicos com base em transacções imobiliárias: Urban Stud. 54(15), 3480-3499. doi: 10.1177/0042098016680147.
267 Lieske SN, van den Nouwelant R, Han JH, Pettit C (2021). Uma nova abordagem de modelagem de preços hedônicos para estimar o impacto da infraestrutura de transporte nos preços dos imóveis. Urban Stud. 58(1):182-202.
doi:10.1177%2F0042098019879382.
268 Lilly C (2022) Electric car market statistics. Bristol: O próximo automóvel "verde" www.nextgreencar.com
269 Lim SS, Vos T, Flaxman AD, Danaei G, Shibuya K, Adair-Rohani H, et al (2012). Comparative risk assessment of the burden of disease and injury associated with 67 risk factors and clusters of risk factors in 21 regions during 1990-2010: a systematic review for the Global Burden of Disease. 2010. Lancet. 380(9859):2224-2260. doi10.1016/S0140- 6736(12)61766-8.
270 Litman, T. (2013). Transportes e saúde pública. Annu Rev Pub Health. 34(1):217-233. doi:10.1146/annurev-publhealth-031912-114502.
271 Lowry M, Loh TH (2017). Quantificação da conetividade da rede de bicicletas. Prev Med. 95 Suppl:S134-S140. doi:10.1016/j.ypmed.2016.12.007.
272 Lowry MB, Furth P, Hadden-Loh T (2016). Priorização de novas instalações para bicicletas para melhorar a conetividade da rede de baixa carga. Transp Res Part A Policy Pract.
86:124-140. doi:10.1016.
273 Lozzi G, Rodrigues M, Marcucci E, Teoh T, Gatta V, Pacelli V (2020). Investigação para a Comissão TRAN - COVID-19 e mobilidade urbana: impacto e perspetivas. Bruxelas: Parlamento Europeu, Departamento Temático das Políticas Estruturais e de Coesão (https://www. europarl.europa.eu/thinktank/en/document/IPOL_IDA(2020)652213).
274 Lusk AC, (2011). Risk of injury when cycling on cycleways and on streets (Risco de lesão ao andar de bicicleta em ciclovias e ruas). Inj Prev. 17: 131-135. doi:10.1136/ip.2010.028696.
275 Ma L, Ye R (2019). A deslocação diária para o trabalho é importante para a produtividade do trabalho? J Transp Geog. 76:130-141. doi:10.1016/j.jtrangeo.2019.03.008.
276 Ma L, Ye R (2021). Andar a pé e de bicicleta para o trabalho torna os trabalhadores mais felizes e mais produtivos. Londres: The Conversation (https://theconversation.com/walking-and-cycling-to-work-makes-commuters- happier-and-more-productive-117819).

277 Maizlish N, Linesch NJ, Woodcock J (2017). Benefícios de saúde e GEE da expansão ambiciosa de ciclismo, caminhada e trânsito na Califórnia. J Transp Health. 6:490-500. doi:10.1016/j.jth.2017.04.011.102
278 Mäki-Opas TE, Borodulin K, Valkeinen H, Stenholm S, Kunst AE, Abel T, et al (2016). The Contribution of Travel- Related Urban Zones, Cycling and Pedestrian Networks and Green Space to Commuting Physical Activity Among Adults - A Cross-Sectional Population-Based Study Using Geographical Information Systems. BMC Public Health. 16(1):760. doi:10.1186/s12889-016- 3264-x.
279 Marqués R, Hernández-Herrador V (2017). Sobre o impacto das redes de ciclovias no risco de ciclismo. O exemplo de Sevilha. Accid Anal Prev. 102:181- 190. doi:10.1016.
280 Marsden G., Frick K. T., May A. D., Deakin E. (2011). Como é que as cidades abordam a inovação política e a aprendizagem política? Um estudo de 30 políticas no Norte da Europa e na América do Norte. Transp Policy. 18(3):501-512. doi:10.1016/j.
tranpol.2010.10.006.
281 Marshall WE, Ferenchak NN (2019). Por que as cidades com altos níveis de ciclismo são mais seguras para todos os usuários da estrada. J Transp Health. 13:100539. doi:10.1016/j.jth.2019.03.004.
282 Matz CJ, Egyed M, Hocking R, Seenundun S, Charman N, Edmonds N (2019). Impactos na saúde humana da poluição do ar relacionada ao tráfego (TRAP): um protocolo de revisão de escopo. Syst Rev. 8(1):1-5. doi.10.1186/s13643-019-1106-5.
283 McNeil N, Dill J, MacArhtur J, Broach J (2018). Bikeshare para todos? Opiniões de residentes de cor em comunidades de baixo rendimento. 97ª Reunião Anual do Transportation Research Board, Washington, DC, 1-11 de janeiro de 2018 In: Base de dados TRID, TRIS e ITID (https://trid.trb.org/view/1495936).
284 Melendez S (2021). As empresas subsidiam as bicicletas eléctricas à medida que os trabalhadores regressam aos escritórios. Nova Iorque: Fast Company. (https://
www.fastcompany.com/90659189/subsidized-e-bikes-back-to-the-office-commute).
285 Mizdrak A, Blakely T, Cleghorn CL, Cobiac LJ (2019). O potencial do transporte ativo para melhorar a saúde, reduzir os custos dos cuidados de saúde e reduzir as emissões de gases de efeito estufa: um estudo de modelagem. PLoS ONE. 14(7):e0219316.
doi:10.1371%2Fjournal.pone.0219316.

286 Mobilitätsagentur Wien [Agência de Mobilidade de Viena] (2022). Schulstraße [Ruas da Escola] [sítio Web]. Viena: www.wienzufuss.at/schulstrasse287 Mobilitätsagentur Wien Mobility ( ) (em alemão).
Molloy J, Schatzmann T, Schomann B, Chervenkov S, Hintermann B, Axhausen KV (2021a). Efeitos observados da primeira onda de Covid-19 no comportamento de viagem na Suíça com base em um grande painel GPS. Transp Pol. 104:43-51.
doi:10.1016/j.tranpol.2021.01.009.
288 Molloy JB, Castro Fernandez A, Götschi T, Tchervenkov C, Tomic U, Hintermann B, et al (2021b). A national mobility pricing experiment using GPS tracking and online surveys in Switzerland: Response rates and survey method results. Arbeitsberichte Verkehrs- und Raumplanung. 1555.
doi:10.3929/ethz-b-000441958.
289 Muller N., Rojas-Rueda D., Cole-Hunter T., de Nazel A., Dons E., Gericke R. et al. (2015). Avaliação do impacto na saúde do transporte ativo: uma revisão sistemática. Prev Med. 76:103-114.
doi:10.1016/j.ypmed.2015.04.010.
290 Muller N, Rojas-Rueda D, Salmon M, Martinez D, Ambros A, Brand C et al (2018). Avaliação do impacto na saúde da expansão da rede de ciclismo nas cidades europeias. Prev Med. 109:62-70.
doi:10.1016/j.ypmed.2017.12.011. Número de licença RightsLink: 5157590818857
291 Muller N, Rojas-Rueda D, Heris H, Chirach M, Andres D, Ballester J, et al (2020). Mudando o desenho urbano das cidades em favor da saúde: o modelo do superbloco. Env Int. 134:105132.
doi:10.1016/j.envint.2019.105132
292 Mulley C, Tyson R, McCue P, Rissel C, Munro C (2013). Avaliar o valor das deslocações activas: Incorporar os benefícios para a saúde dos transportes sustentáveis nos sistemas de avaliação dos transportes. Resp Transp Bus Manag. 7:27-34.
doi:10.1016/j.rtbm.2013.01.001.
293 Mytton OT, Panter J, Ogilvie D (2015). Associações longitudinais de viagens ativas para o trabalho com bem-estar e ausência de doença. Prev Med. 84:19-26.
doi:10.1016/j.ypmed.2015.12.010.
294 Nanda A (2020). Super bairros: as zonas sem carros de Barcelona podem prolongar a vida e melhorar a saúde mental. Londres: The Conversation (https://theconversation.com/superblocks-barcelonas-car-free-zones-could-

extend- lives-and-boost-mental-health-123295).
295 Associação Nacional de Funcionários Municipais de Transportes (2019). Não desista na encruzilhada. [sítio Web]. Nova Iorque: Associação Nacional dos Funcionários dos Transportes Municipais (https://nacto.org/publication/dont-give-up-at-the-intersection). de Nazelle A, Bode O, Orjuela
296 Departamento de Transportes da Cidade de Nova Iorque (2013). Os benefícios económicos das ruas sustentáveis. Nova Iorque: Departamento de Transportes da Cidade de Nova Iorque (https://www.nyc.gov/).
297 Nabavi Niaki M, Saunier N, Miranda-Moreno LF (2016). Metodologia para quantificar lacunas na rede de bicicletas: um estudo de caso nos bairros de Montréal. Trabalho apresentado na 95ª Reunião Anual do Transportation Research Board, Washington, DC.
(https://www.researchgate.net/publication/324201128_Methodology_to_quantify_
discontinuities_in_a_cycling_network_Case_study_in_montreal_boroughs).
298 Nicola S, Behrmann E (2018). Declínio da propriedade de automóveis: 'Peak Car' e o fim de uma indústria [website]. Mumbai: BloombergQuint (https://www.bloombergquint.com/business/-peak-car-and-the-end-of-an-industry). 299 Nilsson JH (2019). Turismo urbano de bicicleta: dependências de caminhos e inovação na Grande Copenhaga. J Sustain Tour. 27(11):1648-1662.
doi:10.1080/09669582.2019.1650749.
300 Organização para a Cooperação e Desenvolvimento Económico (2016). Zero Mortes na Estrada e Lesões Graves: Liderando uma Mudança de Paradigma para um Sistema Seguro [website]. Paris: Organização para a Cooperação e o Desenvolvimento Económico
(https://www.oecd.org/publications/
zero-road-deaths-and-serious-injuries-9789282108055-en.htm).
301 Orozco LGN, Battiston F, Iñiguez G, Szell M (2019). Estratégias orientadas por dados para o crescimento ideal de redes de bicicletas. R Soc Open Sci. 7(12):201130-201130.
doi:10.1098/rsos.201130
302 Otero I, Nieuwenhuijsen MJ, Rojas-Rueda D (2018). Impactos na saúde dos sistemas de partilha de bicicletas na Europa. Env Int. 115:387-394.
doi10.1016/j.envint.2018.04.014.
303 Panik RT, Morris EA, Voulgaris CT. (2019). Mais caminhadas e ciclismo significam menos atividade física? Evidências dos Estados Unidos e dos Países Baixos. J Transp Health. 14:100590.

doi:10.1016/j.jth.2019.100590.Gro Petrunoff N, Rissel C, Wen LM (2016). Impacto das intervenções de mobilidade ativa baseadas no local de trabalho na condução para o trabalho: uma revisão sistemática. J Transp Health. 3(1):61-76. doi:10.1016/j 304 Pisoni E, Thunis P, Clappier A (2019). Aplicação das relações fonte-recetor SHERPA com base no modelo EMEP MSC-W para avaliar cenários de políticas de qualidade do ar. Atmos Environ X. 4:100047.
doi:10.1016/j.aeaoa.2019.100047.
305 Pojani E, Van Acker V, Pojani D (2018). O carro como um símbolo de status: atitudes dos jovens em relação ao transporte sustentável em uma cidade pós-socialista. Transpo Res Part F Traffic Psychol Behav. 58:210-227. doi:10.1016/j.trf.2018.06.003.
306 Porter AK, Kontou E, McDonald N, Evenson K (2020). Barreiras percebidas ao ciclismo para o trabalho e exercício entre adultos dos EUA: o National Household Travel Survey 2017. J Transp Health, 16:100820. doi:10.1016/j.jth.2020.100820.
307 Pritchard R, Fr0yen Y (2019). Localização, localização, localização: como a deslocalização de escritórios dos subúrbios para o centro da cidade afecta as deslocações a pé e de bicicleta. Eur Transp Res Rev. 11(1):14. doi:10.1186/s12544-019-0348-6.
308 Pritchard R, Fr0yen Y, Snizek B (2019). Nível de serviço dos ciclistas para a escolha de rotas - uma avaliação SIG de quatro indicadores existentes utilizando dados empíricos.
ISPRS Int J Geo-Inf. 8(5):214. doi:10.3390/ijgi8050214.
309 PTV Group Traffic (2016). PTV Vissim e Viswalk: 5 modos de transporte com 200 pessoas cada - foco na utilização do espaço [website]. In: YouTube, PTV Group Traffic (https://www.youtube.com/watch?v=g_ILtWzH3Ko).
310 Pucher J, Buehler R (2012). Urban cycling (Pucher J, Buehler R, eds.). Cambridge, MA; Londres: MIT Press (https://mitpress.mit.edu/books/city-cycling).
311 Putta T, Furth PG (2019). Um método para identificar e visualizar barreiras numa rede de ciclismo de baixa carga. Transp Res Rec. 2673(9):452-460.
doi:10.1177%2F0361198119847617.
312 Raser E, Gaupp-Berghausen M, Dons E, Anaya-Boig E, Avila-Palencia I, Brand C, et al (2018). Comportamento de viagem dos ciclistas europeus: diferenças e semelhanças entre sete cidades europeias (PASTA). J Transp Health. 9:244-252. doi:10.1016/j.jth.2018.02.006.

313 Reid C (2018). As pessoas que andam a pé e de bicicleta gastam mais nas lojas de Londres do que os automobilistas. Jersey City: Forbes. (https://www.forbes.com/sites/carltonreid/2018/11/16/cyclists-spend-40-more-in- londons-shops-than-motorists/?sh=50ec8d36641e).

314 Rérat P (2021). A emergência da e-bike: rumo a uma expansão das práticas ciclistas? Mobilidades, 16(3):423-439. doi:10.1080/17450101.2021.1897236.

315 Rodrigues PF, Alvim-Ferraz MCM, Martins FG, Saldiva P, Sá TH, Sousa SIV (2020). Valorização económica da saúde na transição para o transporte ativo. Environ Pollut. 258:113745. doi:10.1016/j.envpol.2019.113745.

316 Ruffino P, Jarre M (2021). Avaliação de projetos de bicicletas e pedestres. In: Adv in Transp Pol Plann. 7:165-203. doi:10.1016/bs.atpp.2020.08.005.

317 Ruiz-Hermosa A, Álvarez-Bueno C, Cavero-Redondo I, Martinez-Vizcaino V, Redondo-Tébar A, Sánchez-López M (2019). Deslocações activas de e para a escola, desempenho cognitivo e desempenho académico em crianças e adolescentes: uma revisão sistemática

E uma meta-análise de estudos observacionais. Int J Environ Res. 16(10)1839. doi:10.3390/ijerph16101839.

318 Rupprecht S, Brand L, Böhler-Baedeker S, Brunner LM, Rupprecht Consult.

(2019). Orientações para o desenvolvimento e implementação de um plano de mobilidade urbana sustentável (2.ª edição). Plataforma Europeia para os Planos de Mobilidade Urbana Sustentável.

Colónia: Rupprecht Consult.

- Forschung and Beratung GmbH (https://www.eltis.org

319 Saelens BE, Handy SL (2008). Correlatos da marcha no ambiente construído: uma revisão. Med Sci Sports Exerc. 40(7 Suppl):S550-66.

doi:10.1249%2FMSS.0b013e31817c67a4.

320 Sahlqvist S, Goodman A, Cooper AR, Ogilvie D (2013). Alterações na mobilidade ativa e alterações na atividade física recreativa e total em adultos: resultados longitudinais do estudo iConnect. Int J Behav Nutr Phys Act. 10(1):28.

doi:10.1186/1479-5868-10-28.

321 Saunders L (2021). O que são "ruas saudáveis"? [website]. Em: Ruas Saudáveis (https://www.healthystreets.com/what-is-healthy-streets).van Schalkwyk MCI, Mindell JS (2018). Questões actuais sobre os impactos dos transportes na saúde. Br Med Bull. 125(1):67-77. doi:10.1093/bmb/ldx048.

322 Scharnhorst E (2018). Quantified Parking - Comprehensive Parking Inventories for Five Major U.S. Cities, Mortgage Bankers Association [sítio Web]. (https://www.mba.org/2018-press-releases/july/riha-releases-new-report- quantified-parking-comprehensive-parking-inventories-for-five-major-us-cities).
323 Schepers P, Hagenzieker M, Methorst R, van Wee B, Wegman F (2014). Um quadro concetual para a segurança rodoviária e a mobilidade aplicado à segurança dos ciclistas. Accid Anal Preven. 62:331-340. doi:10.1016/j.aap.2013.03.032.
324 Schepers P, Klein Wolt K, Helbich M, Fishman E (2020). Segurança das bicicletas eléctricas em comparação com as bicicletas convencionais: que papel desempenha o estado de saúde dos ciclistas? J Transp Health. 19:100961. doi:10.1016/j.jth.2020.100961.
325 Schroten A, van Wikngaarden L, Brambilla M, Maffii S, Trosky F, Kramer H, et al (2019a). A review of (costs and expenditure on transport infrastructure).
Luxemburgo: Serviço das Publicações da União Europeia (https://op.europa.eu/en/publication-detail/-/publication/7ab899d1-a45e-11e9- 9d01-01aa75ed71a1).
326 Schroten A, Scholten P, van Wikngaarden L, van Essen H, Brambilla M, Gatto M, et al (2019b). Transport taxes and charges in Europe. Luxemburgo: Serviço das Publicações da União Europeia (https://op.europa.eu/en/publication- detail/-/publication/4de76a04-a385-11e9-9d01-01aa75ed71a1).
327 Shoup D (2018). Parking and the City.NY: Taylor and Francis.doi:10.4324/9781351019668.
328 Singleton PA (2019). Andar a pé (e de bicicleta) para o bem-estar: determinantes modais e outros determinantes do bem-estar subjetivo durante as deslocações pendulares. Travel Behav and Soc. 16:249-261. doi:10.1016/J.TBS.2018.02.005.
329 Smith M, Hosking J, Woodward A, Witten K, MacMillan A, Fiels A, Baas P et al (2017). Uma revisão sistemática da literatura sobre influências ambientais na atividade física e no transporte ativo - uma atualização e novas evidências sobre a equidade na saúde. Int J Behav Nutr Phys Act. 14(1):158. doi:10.1186/s12966-017-0613-9.
330 Standen C, Greaves S, Collins AT, Crane M, Rissel C (2019). O valor das viagens lentas: Avaliação económica de projectos de ciclismo utilizando uma medida logarítmica do excedente do consumidor. Transp Res Part A Pol Pract. 123: 255-268.

doi:10.1016/j.tra.2018.10.015.
331 Strain T, Brage S, Sharp SJ, Richards J, Tainio M, Ding D (2020). Usando a proporção de mortes evitadas para uma população para determinar as mortes evitadas pela prevalência existente de atividade física: um estudo descritivo. Lancet Glob Health.
8(7):e920-e930. doi:10.1016/S2214-109X(20)30211-4.
332 Street Plans Collaborative, John S. and James L. Knight Foundation, NACTO, Vision Zero Network (2016). Materiais de Urbanismo Tático e Guia de Design. Nova York: The Street Plans Collaborative (http://tacticalurbanismguide.
com/guides/tactical-urbanists-guide-to-materials-and-design/).
333 Stylianou N, Guibourg C, Briggs H (2019). Calculadora de alimentos para as alterações climáticas: Qual é a pegada de carbono da sua dieta? - BBC News [sítio Web]. Londres: British Broadcasting Corporation (https://www.bbc.com/news/science-environment- 46459714).
334 Sugiyama T, Carver A, Koohsari MJ, Veitch J (2018). Benefícios dos espaços verdes públicos na promoção da saúde da comunidade. Landsc Urban Plan 178: doi:10.1016/j.landurbplan.2018.05.019
335 Sustrans (2014). Guia de design Sustrans. Bristol:
Sustrans (https://www.eltis.org/sites
trainingmaterials/sustrans_handbook_for_cycle-
friendly_design_11_04_14.pdf).
336 Sustrans (2020) What are the economic impacts of increasing space for walking and cycling? [sítio Web]. Bristol: Sustrans (https://www.sustrans.org.uk/our blog/opinion/2020/may/)
what-are-the-economic-impacts-of-making-more-space-for-walking-and-cycling).
337 Conselho Federal Suíço (2018a). Contraproposta direta à "Iniciativa Bicicleta" [sítio Web]. Berna: Conselho Federal Suíço (https://www.admin.
ch/gov/en/start/documentation/votes/20180923/
bundesbeschluss-ueber-die-velowege-sowie-die-fuss--und-wanderweg.html).
338 Conselho Federal Suíço (2018b). Bundesbeschluss über die Velowege [Lei federal sobre as ciclovias] [sítio Web]. Youtube. Berna (https://www.youtube.com.
339 Synek S, Koenigstorfer J (2018). Explorando os determinantes da adoção de bicicletas alugadas por empresas subsidiadas por impostos a partir das perspectivas de empregadores e funcionários alemães. Transp Res A: Policy and Pract. 117:238-260. doi:10.1016/j. tra.2018.08.011.
340 Szarata A, Nosal K, Duda-Wiertal U, Franek L (2017). Impacto das

restrições de carros no centro da cidade na qualidade do espaço público. Transp Res Proc. 27:752-759. doi:10.1016/j.trpro.2017.12.018.
341Tainio M, de Nazelle A, Götschi T, Kahlmeier S, Rojas-Rueda D, Nieuwenhuijsen MJ et al (2016). A poluição do ar pode anular os benefícios para a saúde de andar de bicicleta e a pé? Medicina Preventiva. 87:233-236. doi: 10.1016/j.
ypmed.2016.02.002. Licença: Creative Commons CC-BY.107
342 Tainio M, Andersen ZJ, Nieuwenhuijsen MJ, Hu L, de Nazelle A, An R et al (2021). Poluição do ar, atividade física e saúde: Uma revisão cartográfica das provas. Environ Int. 147:105954. doi:10.1016/j.envint.2020.105954.
343 Teschke K, Harris MA, Reynolds CCO, Winters M, Babul S, Chipman M et al (2012). Infraestrutura rodoviária e risco de lesões em ciclistas: um estudo transversal. Am J Public Health. 102(12):2336-2343. doi:10.2105/AJPH.2012.300762.
344 Governo do Grão-Ducado do Luxemburgo (2015). Declaração sobre a utilização da bicicleta como modo de transporte respeitador do clima. Reunião informal dos Ministros dos Transportes da UE, Luxemburgo, Luxemburgo, 7 de outubro de 2015.
(http://www.eu2015lu.eu/en/actualites/communiques/2015/10/07-info-transports- declaration-velo/07-Info-Transport-Declaration-of-Luxembourg-on-Cycling-as-a-climate-friendly-Transport-Mode---2015-10-06.pdf)
345 Thaler R, Eder M (2007). Klimaaktiv mobil [sítio Web] (em alemão) Viena: Klimaaktiv (https://www.klimaaktiv.at/mobilitaet/).
346 Thaler R., Eder M. (2015a). Plano diretor para o desenvolvimento do ciclismo na Áustria. Viena: Klimaaktiv (https://www.klimaaktiv.at/service/publikationen/mobilitaet/mprad2015englisch.ht ml).
347 Thaler R, Eder M (2015b). Masterplan "Walking on foot" (em alemão) Viena: Klimaaktiv
(https://www.klimaaktiv.at/dam/jcr:de62856d-6fc9-434c-b67c-9a21d0de4253/MP- Gehen_final_forWeb.pdf).
348 PEP (2020). Gestão da mobilidade - Guia das melhores práticas internacionais. Genebra: Comissão Económica para a Europa das Nações Unidas (https://thepep.unece.org/node/805).
349 PEP (2021). Plano diretor pan-europeu para o desenvolvimento do ciclismo. Genebra: Comissão Económica para a Europa das Nações Unidas.
(https://thepep.unece.org/node/825).
350 PEP (2021a). Conjunto de ferramentas de ação para a promoção da

utilização da bicicleta com base nas melhores práticas na região pan-europeia. Genebra: Comissão Económica das Nações Unidas para a Europa (https://thepep.unece.org/node/826).
351PPE (2021b). Recommendations for Green and Healthy Sustainable Transport - Building Forward Better Genebra: Comissão Económica das Nações Unidas para a Europa (https://thepep.unece.org/index.php/node/823). 272
352 PEP (2022). Programa Pan-Europeu de Transportes-Saúde-Ambiente. Genebra: Comissão Económica para a Europa das Nações Unidas (https://thepep.unece.org/).
353 Torres-Barragan CA, Cottrill CD, Beecroft M (2020). Desigualdades espaciais e representações da mídia sobre a segurança dos ciclistas em Bogotá, Colômbia. Transp Res Interdiscip Perspect 7:100208. doi:10.1016/j.trip.2020.100208.
354 Transport for London (2018) Street Appeal London:transport of London. content.tfl.gov.uk
355 (2018). A pegada espacial dos transportes urbanos: quanto espaço é utilizado pelos transportes na cidade? [sítio Web]. Bruxelas: Wavestone . (https://www.transportshaker-wavestone.com/urban-transports-spatial-footprint- much-space-used-transports-city/).
356Tucker B, Mano K (2018). Equidade da bicicleta no Brasil: Acesso a rotas seguras para ciclistas em diferentes bairros do Rio de Janeiro e Curitiba. Int J Sustain Transp. 12(1):29-38. doi:10.1080/15568318.2017.1324585.
357 TOnnesen A, Knapskog M, Uteng TP, 0ksenholt KV (2020). Integrar as deslocações activas e os transportes públicos nos pacotes políticos noruegueses: um estudo do "acesso, saída e transferência" e do seu posicionamento em duas disposições contratuais escalonadas. Resp Transp Bus Manag. 40:100546. doi:10.1016/j.rtbm.2020.100546. 358 Uhr A, Hertach P (2017). Verkehrssicherheit von E-Bikes mit Schwerpunkt Alleinunfälle. Beratungsstelle für Unfallverhütung [Segurança rodoviária das bicicletas eléctricas com ênfase nos acidentes com um único veículo] Berna: Beratungsstelle für Unfallverhütung. DOI 10.13100/bfu.2.340.01 [Centro Consultivo Suíço para a Prevenção de Acidentes] (https://www.bfu.ch/ (https://www.bfu.ch/ media/cvud2vwz/bfu_2-340-01_bfu-report-nr-75-verkehrssicherheit- von-e-bikes-mit-schwerpunkt-alleinunfaelle. pdf).
359 Nações Unidas (2016) Conferência Habitat III, Quito, Equador, 17-20 de outubro de 2016 [sítio Web] (https://habitat3.org/).
360 ONU (2018). World Urbanisation Prospects The 2018 Revision. Nova Iorque: Departamento de Assuntos Económicos e Sociais das Nações Unidas

(https://www.un.org/development publications/ 2018-revision-of-world-urbanisation-prospects.
361 Nações Unidas (2022) Streets for Life [sítio Web]. Como parte da Semana da Segurança Rodoviária. Nova Iorque: Nações Unidas (www. unroadsafetyweek.org/en/streets-for-life).
362 Comissão Económica das Nações Unidas para a Europa (2021). Declaração de Viena: Transformar para uma mobilidade e transporte limpos, seguros, saudáveis e inclusivos para a felicidade e prosperidade para todos. Reunião preparatória da Quinta Reunião de Alto Nível sobre Transportes, Saúde e Ambiente, 25 de janeiro de 2021 (https://thepep.unece.org).
363 Nações Unidas na Europa Ocidental (2022). Cycling for the Global Goals [sítio Web]. Bruxelas: Nações Unidas (https:// unric.org/en/cycling-for-the-global-goals/).
364 Nações Unidas / Convenção-Quadro sobre Alterações Climáticas, 2015. Adoção do Acordo de Paris, 21ª Conferência das Partes, Paris: Nações Unidas.
365 Nações Unidas / Convenção-Quadro sobre Alterações Climáticas, 2021. Pacto Climático de Glasgow, 26ª Conferência das Partes, Glasgow: Nações Unidas.

366 Comissão Económica das Nações Unidas para a Europa, 2019. Quadro de classificação de recursos das Nações Unidas - atualização de 2019. Genebra: Nações Unidas. 367 Comissão Económica das Nações Unidas para a Europa, 2020. Um quadro para alcançar a neutralidade de carbono na região da Comissão Económica das Nações Unidas para a Europa Comissão Económica para a Europa (CEE) até 2050 - nota do Grupo de Trabalho sobre Neutralidade de Carbono. Genebra: Nações Unidas.
368 Comissão Económica das Nações Unidas para a Europa, 2020. Pathways to sustainable energy. Genebra: Nações Unidas.
369 Comissão Económica para a Europa das Nações Unidas, 2020. Energia solar e eólica para a cooperação energética transfronteiriça nos países beneficiários. Genebra: Nações Unidas.
370 Comissão Económica das Nações Unidas para a Europa, 2020. Quadro de Classificação de Recursos das Nações Unidas para Avaliações Comerciais - Atualização. In UNECE (Ed.). (p. 25). Genebra: Nações Unidas.
371 Comissão Económica das Nações Unidas para a Europa, 2020. Sistema de Gestão de Recursos das Nações Unidas: Visão geral dos conceitos, objectivos e requisitos. Genebra: Nações Unidas.
372 Comissão Económica das Nações Unidas para a Europa, 2020. Quadro

de Classificação de Recursos das Nações Unidas. Case study of Finland/Estland, Sweden and Norway - Norcalk limestone and Forsand sand and gravel mines. Genebra: Nações Unidas.
373 Comissão Económica das Nações Unidas para a Europa, 2021. O Triplo Compromisso. Genebra: Nações Unidas.Comissão Económica das Nações Unidas para a Europa, 2021. A Push to Pivot - Delivering the 2030 Agenda and the Paris Agreement. Genebra: Nações Unidas.
374 Comissão Económica para a Europa das Nações Unidas, 2021. Resumo das tecnologias de captura, utilização e armazenamento de carbono. Genebra: Nações Unidas.
375 Comissão Económica das Nações Unidas para a Europa, 2021. Geological CO2 Storage in Eastern Europe, the Caucasus and Central Asia: Initial Potential and Policy Analysis [Armazenamento geológico de CO2 na Europa Oriental, no Cáucaso e na Ásia Central: potencial inicial e análise política]. Genebra: Nações Unidas.Comissão Económica das Nações Unidas para a Europa, 2021. Resumo da tecnologia do hidrogénio. Genebra: Nações Unidas.
376 Comissão Económica das Nações Unidas para a Europa, 2021. Avaliação do ciclo de vida das opções de produção de eletricidade. Genebra: Nações Unidas.
377 Comissão Económica das Nações Unidas para a Europa, 2021. Nuclear Energy Technology Brief. Genebra: Nações Unidas.Comissão Económica das Nações Unidas para a Europa, 2021. Quadro de classificação de recursos das Nações Unidas para avaliações comerciais. Um guia introdutório. Genebra: Nações Unidas.
378 Comissão Económica para a Europa das Nações Unidas, 2022. Construir um sistema energético sustentável na região ECE. Genebra: Nações Unidas.
379 Comissão Económica das Nações Unidas para a Europa, 2022. Projeto de sistema de gestão de recursos das Nações Unidas: Principles and requirements. Genebra: Nações Unidas.
380 Programa das Nações Unidas para o Ambiente, 2021. Relatório sobre o défice de emissões. Nova Iorque: Nações Unidas.
381 Comissão de Estatística das Nações Unidas, 2011. Recomendações internacionais para as estatísticas da energia (IRES). Nova Iorque: Nações Unidas.
382 Nações Unidas, 2021. Transformar as indústrias extractivas para o desenvolvimento sustentável. In U. S. General (Ed.), (p. 18). Nova Iorque: Nações Unidas.
383 U.S. Department of Transportation (2021). Complete Streets [sítio Web].

Washington, DC: Departamento de Transportes dos EUA (https://www.transportation.gov/mission/health/complete-streets).
384 Venter ZS, Barton DN, Gundersen V, Figari H, Nowell MS (2021). De volta à natureza: os noruegueses apoiam o aumento do uso recreativo de espaços verdes urbanos meses após o surto de COVID-19. Landsc Urban Plan, 214:104175.
doi:10.1016/j.lurbplan.2021.104175
385 Voulgaris CT, Taylor BD, Blumenberg E, Brown A, Ralph K (2017). Sinergias entre bairros e comportamento de viagem: uma análise de viagem de 30.000 bairros dos EUA. JTLU. 10(1):437-461. doi: 10.5198/jtlu.2016.840.109 Referências
386 Wanner M, Götschi T, Martin-Diener E, Kahlmeier S, Martin BW (2012). Transporte ativo, atividade física e peso corporal em adultos: uma revisão sistemática. Am J Prev Med. 42(5):493-502. doi:10.1016/j.amepre.2012.01.030.van Wee B, Börjesson M (2015). Como tornar a CBA mais apropriada para a avaliação da política de ciclismo. Transp Policy. 44:117-124.
doi:10.1016/j.tranpol.2015.07.005
387 Wegman F, Aarts L, Bax S (2008). Promover a segurança sustentável. National road safety forecast for the Netherlands 2005-2020 Saf Sci 46(2)323-343 doi:10.1016/j.ssci.2007.06.013
388 Weiss M, Dekker P, Moreau A, Scholz H, Patel MK (2015). Sobre a eletrificação do transporte rodoviário - uma revisão do desempenho ambiental, económico e social dos veículos eléctricos de duas rodas. Transp Res D Transp Environ. 41:348-366. doi:10.1016/j.trd.2015.09.007.
389 Welle B, Li W, Adriazola-Steil CA (2016). O que torna as cidades mais seguras pelo design? A review of evidence and research on practices to improve traffic safety through urban and street design. 95ª Reunião Anual do Transportation Research Board, Washington, DC,
10-14 de janeiro de 2016. In: TRID, base de dados TRIS e ITID (https://trid.trb.org/view/1393567).
390 Gabinete Regional da OMS para a Europa (2014). Reunião de peritos da OMS: Métodos e ferramentas para avaliar os riscos da poluição atmosférica para a saúde a nível local, nacional e internacional. Copenhaga: 391 Gabinete Regional da OMS para a Europa (https://apps.who.int/iris/handle/10665/143712).
392 Gabinete Regional da OMS para a Europa (2015). Factos europeus e relatório sobre a situação mundial da segurança rodoviária 2015. Copenhaga: Gabinete Regional da OMS para a Europa (https://apps.who.int.

393 Winters M, Fischer J, Nelson T, Fuller D, Whitehurst DGT (2018). Equidade no acesso espacial à infraestrutura de ciclismo em cidades canadenses de tamanho médio. Transp Res Rec. 2672(36):24-32. doi.org/10.1177/0361198118791630.
394 Winters M, Buehler R, Götschi T (2017). Políticas para promover viagens activas: Evidence from Reviews of the Literature. Curr Environ Health Rep. 4(3):278-285. doi: 10.1007/s40572-017-0148-x.110
395 Wittwer R, Hubrich S, Wittig S, Gerike R (2018). Desenvolvimento de um novo método para harmonizar os dados do inquérito às viagens domésticas. Transp Res Proc. 32:597- 606.doi:10.1016/j.trpro.2018.10.017.
396 Woodcock J, Tainio M, Cheshire J, O'Brien O, Goodman A. (2014). Os efeitos na saúde do sistema de compartilhamento de bicicletas de Londres: um estudo de modelagem de impacto na saúde. BMJ. 348. doi:10.1136/bmj.g425.
397 Organização Mundial de Saúde (2013). 8ª Conferência Mundial sobre Promoção da Saúde, Helsínquia, Finlândia, 10-14 de junho de 2013 [sítio Web].
(https://www.who.int/teams/health-promotion/enhanced-wellbeing/eighth-global- conference).
398 Organização Mundial da Saúde (2013a). Plano de ação global para a prevenção e controlo das doenças não transmissíveis 2013-2020. Genebra: (https://www.who.int/publications/i/item/9789241506236).
399 Organização Mundial da Saúde (2018). Relatório sobre o estado global da segurança rodoviária 2018.
Genebra: Organização Mundial de Saúde
(https://www.who.int/publications/i/item/9789241565684).
400 Organização Mundial da Saúde (2018a). Rede global de cidades e comunidades amigas da idade. Genebra, (https://www.who.int/publications/i/item/WHO- FWC-ALC-18.4).
401 Organização Mundial da Saúde (2018b). Plano de ação global para a atividade física 2018-2030: pessoas mais activas para um mundo mais saudável. Genebra:
(https://apps.who.int).
402 Organização Mundial de Saúde (2020a). Recomendações da OMS sobre atividade física e comportamento sedentário: uma breve revisão. Genebra: OMS (https://apps.who.
int/iris/bitstream/handle/10665/337001/9789240014909-rus.pdf)
403 Organização Mundial de Saúde (2020b). Cyclist safety: an information resource for decision-makers and practitioners (Segurança dos ciclistas: um

recurso de informação para decisores e profissionais). Genebra: (https://www.who.int/publications/i/item/cyclist-safety-an-information-resource- for-decision-makers-and-practitioners).
404 Organização Mundial de Saúde (2020c). Intervenções pessoais e comunicação de riscos para a poluição atmosférica. Genebra: (https://www.who.int/publications/i/item/9789240000278).
405 Organização Mundial de Saúde (2020e). Manifesto da OMS para uma recuperação saudável da COVID-19. Genebra: (https://www.who.int/publications/m/item/who- manifesto-for-a-healthy-recovery-from-covid-19).
406 Wu Y, Rowangould D, London J (2018). Modelagem da equidade em saúde no planejamento de transporte ativo. Transp Res D Transp Environ. 67: 528-540.
doi.org/10.1016/j.trd.2019.01.011.
407 Yao S, Loo BPY (2016). Segurança em números para ciclistas para além dos dados a nível nacional e municipal: um estudo da não linearidade do risco na cidade de Hong Kong. Inj Prev, 22(6):379-385. doi: 10.1136/injuryprev-2016-041964.
408 Zahabi SAH, Strauss J, Manaugh K, Miranda-Moreno LF (2011). Avaliação dos efeitos potenciais dos limites de velocidade, do ambiente construído e de outros factores na gravidade das lesões de peões e ciclistas em acidentes rodoviários. Transp Res Rec. 2247(1):81-90.
doi:10.3141/2247-10.
409 Zhao Y, Hu F, Feng Y, Yang X, Li Y, Guo C et al (2021). Associação do ciclismo com o risco de mortalidade por todas as causas e doenças cardiovasculares: uma revisão sistemática e meta-análise dose-resposta de estudos de coorte prospectivos. Sports Med, 51(7):1439-1448.
doi: 10.1007/s40279-021-01452-7.
410 Zuo T, Wei H (2019). Priorização de ciclovias para aumentar a conetividade da rede de bicicletas e conectar bicicletas ao transporte: uma abordagem de análise de decisão multicritério. Transp Res Part A Policy Pract. 129:52-71. doi: 10.1016/j.tra.2019.08.003.
411 Comité Consultivo das Diretrizes para a Atividade Física de 2018 (2018). Relatório Científico do Comité Consultivo das Diretrizes para a Atividade Física de 2018. Washington D.C.: Departamento de Saúde e Serviços Humanos dos EUA (https://health. gov/our-work/nutrition-physical-activity/
physical-activity-guidelines/current-guidelines/scientific-report).

GLOSSÁRIO

Uma economia azul é uma economia que inclui uma série de sectores económicos e políticas associadas que, em conjunto, determinam se a utilização dos recursos oceânicos é sustentável.

A neutralidade climática refere-se à ideia de atingir um nível global zero de emissões de gases com efeito de estufa, equilibrando essas emissões de forma a que sejam iguais às emissões que são eliminadas pela absorção natural na Terra.

Resiliência costeira - a capacidade de uma comunidade para recuperar de eventos perigosos como furacões, tempestades costeiras e inundações, em vez de se limitar a reagir aos impactos.

A agricultura **de conservação** é um sistema de agricultura que promove a perturbação mínima do solo (ou seja, o plantio direto), a manutenção de uma cobertura permanente do solo e a diversificação das espécies vegetais. Melhora a biodiversidade e os processos biológicos naturais acima e abaixo da superfície da terra, o que contribui para uma maior eficiência na utilização da água e dos nutrientes e para uma produção agrícola melhor e sustentável.

As matérias-primas **vitais** (MVRN) são matérias-primas importantes para a economia atual e futura e cuja disponibilidade está associada a um risco elevado devido à escassez absoluta, às caraterísticas do mercado ou a uma forte concentração regional. Com base em dois parâmetros principais - importância para a economia e risco de aprovisionamento - foi compilada uma lista de FICR para a União Europeia. A lista específica de matérias-primas que são essenciais e que, por conseguinte, devem ser classificadas como PMA depende da região e do sector.

A descarbonização é a redução das emissões de dióxido de carbono através da utilização de fontes de energia com baixo teor de carbono, resultando em menos emissões de gases com efeito de estufa para a atmosfera.

O balanço energético é a afetação das fontes de energia primária ao consumo final de energia numa determinada região geográfica. **A eutrofização** é o processo pelo qual uma massa de água é enriquecida com nutrientes dissolvidos (por exemplo, fosfatos) que estimulam o crescimento de plantas aquáticas, resultando geralmente na depleção do oxigénio dissolvido.

Os resíduos electrónicos, ou resíduos sob a forma de resíduos de equipamentos eléctricos e electrónicos (REEE), são equipamentos eléctricos e electrónicos que o proprietário elimina, tenciona eliminar ou é obrigado a eliminar. Tal pode dever-se ao facto de o equipamento já não ser satisfatório para o proprietário ou já não ser funcional. A categoria de resíduos electrónicos inclui qualquer aparelho com 278 alimentação eléctrica quando atingem o fim da sua vida útil. Isto inclui grandes aparelhos técnicos, como máquinas de lavar roupa, pequenos aparelhos, como torradeiras, equipamento de TI e de telecomunicações, como computadores e telefones, e equipamento doméstico, como rádios, iluminação e outros dispositivos técnicos. **Os retardadores de chama** são substâncias químicas adicionadas aos materiais ou aplicadas como revestimentos a produtos ou componentes para aumentar a resistência ao fogo dos produtos inflamáveis.

A segurança alimentar é a garantia de que os alimentos não causarão danos ao consumidor e fornecerão o valor nutricional esperado quando preparados e/ou consumidos como previsto.

Existe segurança alimentar quando todas as pessoas têm, em qualquer momento, acesso físico, social e económico a alimentos suficientes, seguros e nutritivos para satisfazer as suas necessidades calóricas e preferências alimentares para uma vida ativa e saudável.

Os combustíveis **fósseis** são combustíveis à base de carbono provenientes de depósitos de hidrocarbonetos fósseis, incluindo o carvão, a turfa, o petróleo e o gás natural.

Os gases com efeito de estufa (GEE) abrangidos pela Convenção-Quadro das Nações Unidas sobre as Alterações Climáticas são o dióxido de carbono (CO2), o metano (CH4), o óxido nitroso (N2O), os hidrofluorocarbonetos (HFC), os perfluorocarbonetos (PFC), o hexafluoreto de enxofre (SF6) e o trifluoreto de azoto (NF3). A pesca **ilegal, não declarada e não regulamentada** (IUU) inclui todas as actividades de pesca, é cometida em violação da legislação das pescas ou ocorre fora do âmbito das leis e regulamentos das pescas.

A simbiose industrial descreve redes sinérgicas entre empresas industriais tradicionalmente separadas. Os participantes gerem conjuntamente recursos materiais ou energéticos e partilham infra-estruturas, capacidades ou know-how. Um elemento comum é a valorização de alto valor de subprodutos e resíduos por outra empresa da rede. A simbiose industrial vai além da gestão tradicional de resíduos, sendo um esforço coordenado de várias entidades para harmonizar as suas actividades e necessidades, a fim de encontrar soluções mutuamente benéficas. A simbiose industrial aumenta a eficiência da utilização dos recursos de uma forma rentável, aumentando assim a rentabilidade das actividades económicas e reduzindo o impacto negativo no ambiente.

Por **retirada de terras do volume de negócios** entende-se as terras anteriormente utilizadas para o cultivo de culturas agrícolas ou 279
zonas de pastagem, mas que já não desempenham funções agrícolas e, ao mesmo tempo, não foram convertidas propositadamente em zonas florestais ou zonas artificiais.

A malnutrição significa essencialmente "má nutrição". Inclui tanto a sobrenutrição como a subnutrição. Refere-se não só à quantidade e à qualidade dos alimentos (ingestão inadequada, excessiva ou desequilibrada), mas também à resposta do organismo a um vasto leque de infecções que resultam numa absorção deficiente de nutrientes ou na incapacidade de os utilizar corretamente para manter a saúde.

Os resíduos sólidos urbanos (RSU) são os resíduos domésticos e os resíduos gerados por outras fontes, de natureza e composição semelhantes aos resíduos domésticos. Incluem-se também os resíduos do comércio e das pequenas empresas. Esta categoria inclui também os resíduos de uma série de serviços municipais, como parques e jardins, limpeza de ruas e contentores de lixo públicos. Os **Contributos Determinados a Nível Nacional** (CDN) são definidos pelas partes no Acordo de Paris, descrevendo os esforços nacionais de cada país para reduzir as emissões a nível nacional e adaptar-se aos impactos das alterações climáticas.

As infra-estruturas naturais referem-se a redes estrategicamente planeadas e geridas de terras, águas e solos naturais, como florestas e zonas húmidas, paisagens de trabalho e outros espaços abertos, que mantêm ou melhoram os valores e funções dos ecossistemas e proporcionam benefícios comuns às pessoas.

As soluções baseadas na natureza (SbN) são medidas de proteção, gestão sustentável e recuperação de ecossistemas naturais ou modificados que contribuem para soluções eficazes e adaptáveis aos problemas sociais, assegurando simultaneamente o bem-estar humano e os benefícios para a biodiversidade. (Fonte: União Internacional para a Conservação da Natureza).

O plantio direto (ou plantio direto) é uma técnica simples de aplicação de sementes no solo sem preparação prévia da terra. O plantio direto é um dos componentes técnicos da agricultura de conservação, mas não é usado apenas pelos defensores da agricultura de conservação.

Comer em excesso é a ingestão diária de calorias numa quantidade consistentemente superior às necessidades energéticas, conduzindo ao excesso de peso ou à obesidade. A obesidade está associada ao risco de desenvolvimento de doenças crónicas, como a hipertensão arterial, a diabetes, etc. Assim, as crianças e os adultos cujo peso corporal é significativamente superior ao seu peso normal durante um longo período de tempo estão a comer em excesso.

Os poluentes orgânicos persistentes (POP) são um grupo de compostos orgânicos que são resistentes à degradação no ambiente, ou seja, demonstram uma elevada estabilidade sob a influência de processos químicos, biológicos e fotolíticos que ocorrem no ambiente. São exemplos os hidrocarbonetos aromáticos policíclicos (PAH), os bifenilos policlorados (PCB) e os retardadores de chama bromados. A maioria dos POP são compostos orgânicos halogenados com elevada solubilidade em gordura e propriedades bioacumulativas e, consequentemente, elevado risco de efeitos nocivos para o ambiente e a saúde humana (por exemplo, cancro, desregulação endócrina, efeitos no sistema imunitário). A maioria dos POP é de origem artificial. São ou foram utilizados, por exemplo, como pesticidas, retardadores de chama
em plásticos e produtos eléctricos, fluidos de permuta de calor ou condensadores. Outras, como as dioxinas, são furanos, subprodutos não intencionais de processos a alta temperatura, incluindo a combustão.

O Registo de Emissões e Transferências de Poluentes (PRTR) é uma base de dados disponível ao público que cria um inventário de poluição através da documentação de produtos químicos ou poluentes libertados de instalações industriais e outras para o ar, água e solo e transportados para fora do local para tratamento. Está a ser considerado um conjunto de actividades e poluentes definidos.

Os hidrocarbonetos aromáticos policíclicos (HAP) são hidrocarbonetos aromáticos cuja estrutura química contém vários anéis aromáticos do grupo dos HAP. A exposição humana aos HAPs provoca cancro, doenças cardiovasculares e perturbações do desenvolvimento fetal. A bioacumulação (acumulação gradual de substâncias num organismo vivo) é um problema particular.

A reciclagem é uma operação de processamento de materiais que extrai matérias-primas secundárias dos resíduos, incluindo o processamento de materiais orgânicos através da compostagem ou da digestão anaeróbia. A taxa de reciclagem é calculada dividindo o peso do material (reciclável) entregue nas instalações de reciclagem pelo peso total do material (reciclável) recolhido (separadamente). A quantidade de resíduos recolhidos (ou de materiais recicláveis recolhidos) não é equivalente à quantidade de resíduos produzidos (ou de materiais recicláveis recebidos) porque alguns dos resíduos produzidos não entram nos sistemas de recolha. A taxa de reciclagem refere-se apenas à quantidade recolhida.

A renovação geral é o processo que consiste em fazer com que um produto cumpra as normas e fique em condições de funcionamento mais satisfatórias ou que tenha um aspeto mais atraente. As medidas habitualmente utilizadas incluem a substituição de componentes obsoletos, como no equipamento informático, e alterações cosméticas para melhorar o aspeto do artigo (por exemplo, pintura, alteração do acabamento da superfície).

Os produtos vendidos no mercado após grandes reparações têm frequentemente uma garantia que cobre a totalidade do produto (ao contrário dos produtos após pequenas reparações). Ao contrário de um produto recondicionado, um produto após uma grande reparação tem normalmente um nível de desempenho que não é equivalente ao da unidade original.

O refabrico é um programa de prolongamento da vida útil de um produto levado a cabo à escala industrial, quer pelo fabricante original, quer por uma empresa de refabrico. Trata-se de repor um produto já usado de acordo com os parâmetros especificados pelo fabricante original, normalmente utilizando uma combinação de peças reutilizadas, renovadas e novas. Um pré-requisito para a reconstrução é a existência de um programa para devolver o produto específico à empresa de reconstrução/reparação. Os produtos são desmontados e os componentes são repostos no seu estado original; o produto remontado é objeto de testes exaustivos. Os produtos remanufacturados são entregues em estado "como novo"; satisfazem as mesmas expectativas dos consumidores que os produtos novos. A garantia é normalmente, no mínimo, igual à do produto original. A Rede Europeia de Remanufactura recolhe exemplos de diferentes indústrias.

Uma pequena reparação é uma operação destinada a corrigir o mau funcionamento de um produto. Pode ser efectuada a título particular ou recorrendo aos serviços de uma empresa adequada. As reparações são geralmente efectuadas sem garantia para o produto no seu todo.

Por reutilização entende-se qualquer situação em que se consegue que um produto que não é resíduo ou os seus componentes sejam novamente utilizados para o seu objetivo inicial, ou seja, para o mesmo objetivo para o qual já foram utilizados pelo menos uma vez. Quando os produtos ou componentes são reutilizados, mas para um fim diferente do seu fim original, dá-se a reutilização. A reutilização faz parte das medidas de prevenção de resíduos. Em contrapartida, a "preparação para a reutilização" faz parte da gestão de resíduos e depende da disponibilidade de infra-estruturas e procedimentos adequados para a recolha e tratamento de resíduos. A preparação para a reutilização refere-se a operações de inspeção, limpeza ou reparação através das quais os produtos ou componentes de produtos que se tornaram resíduos são preparados de modo a poderem ser reutilizados sem qualquer outro pré-tratamento403. A preparação para a reutilização é um regime de valorização de resíduos. Tanto a reutilização como a preparação para a reutilização são programas destinados a prolongar a vida dos produtos. A reprodução, recuperação e reparação são elementos importantes dos programas de reutilização.

A fixação do carbono no solo é um processo biogeoquímico pelo qual o solo absorve e retém carbono. O sequestro de carbono no solo é uma opção de atenuação das alterações climáticas com uma vasta gama de efeitos sinergéticos. Ao aumentar a concentração de carbono no solo através de práticas de lavoura mais eficientes, esta opção beneficia a biodiversidade do solo, a fertilidade e a produtividade do solo e a capacidade do solo para armazenar água. Além disso, o sequestro de carbono no solo estabiliza e aumenta a produção alimentar, invertendo a degradação dos solos e restaurando a "saúde" dos processos ecológicos.

Erosão do solo - em geologia, a erosão é definida como um processo que molda lentamente as encostas, permitindo a formação de uma cobertura de solo em resultado da meteorização das rochas e dos depósitos aluviais e coluviais. A erosão antropogénica, como consequência da exploração irreflectida do ambiente, conduz a um aumento do escoamento superficial e a uma diminuição das camadas aráveis e do rendimento das culturas.

O carbono **orgânico do solo** (SOC) é o carbono contido no solo, expresso em percentagem em peso (gC/kg de solo). As alterações climáticas na temperatura e na precipitação influenciam fortemente o processo de decomposição e a quantidade de SOC armazenada no ecossistema e libertada para a atmosfera. A quantidade de SOC armazenada no ecossistema depende da quantidade e da qualidade da matéria orgânica devolvida à matriz do solo, da capacidade do solo para reter carbono orgânico (dependendo da sua textura e capacidade de troca catiónica) e dos efeitos bióticos da temperatura e da precipitação.

Os sistemas de infra-estruturas sustentáveis (por vezes designados por infra-estruturas verdes) são sistemas planeados, concebidos, construídos, geridos e desactivados de forma a garantir a sustentabilidade económica e financeira, social, ambiental (incluindo a resistência às alterações climáticas) e institucional ao longo do ciclo de vida da infraestrutura. As infra-estruturas sustentáveis podem incluir

infra-estruturas construídas, infra-estruturas naturais ou infra-estruturas híbridas que contenham elementos de ambas.
Consumo final total de energia - consumo de energia primária e secundária na indústria transformadora, construção e extração de minerais não combustíveis, transportes e outros sectores (agricultura, silvicultura e pescas, comércio e serviços públicos, famílias e outros consumidores).
A tripla crise planetária inclui as manifestações inter-relacionadas e sequenciais das alterações climáticas, da perda de biodiversidade e da poluição.
A hierarquia da gestão de resíduos ou hierarquia dos resíduos dá prioridade às opções de gestão de resíduos por ordem de otimização ambiental. A hierarquia de gestão de resíduos utilizada na União Europeia tem cinco níveis: prevenção de resíduos; preparação para reutilização; reciclagem; outras formas de recuperação; e eliminação.
Noutras regiões ou contextos, existem versões alternativas da hierarquia de gestão de resíduos, incluindo a definição de prioridades a mais de cinco níveis. Em todos os casos, a prevenção de resíduos é identificada como a principal prioridade, enquanto a reciclagem é a opção de gestão de resíduos menos favorecida.
Por **resíduos** entende-se qualquer substância ou objeto que o proprietário elimina, pretende eliminar ou é obrigado a eliminar. Não são iguais aos resíduos. No fabrico, estes últimos referem-se a materiais que não foram consumidos propositadamente no processo de produção; esses resíduos podem ou não ser resíduos.
Um subproduto é um material que sobra do processo de produção e que não é classificado como resíduo. A prevenção de resíduos inclui actividades e medidas destinadas a evitar que produtos, substâncias ou materiais se transformem em resíduos. A prevenção de resíduos pode ser conseguida reduzindo a quantidade de materiais utilizados nos produtos, por exemplo, através da conceção ecológica, ou a quantidade de materiais utilizados na prestação de serviços; melhorando a eficiência da utilização dos produtos, por exemplo, partilhando produtos em vez de os comprar; e introduzindo regimes para prolongar a vida útil dos produtos, como a reutilização e as pequenas e grandes reparações406. As mudanças nos estilos de vida dos cidadãos para padrões de consumo mais intangíveis e a desmaterialização da economia, por exemplo, através do aumento da quota-parte dos serviços, do turismo e da cultura, também contribuem para a prevenção de resíduos.

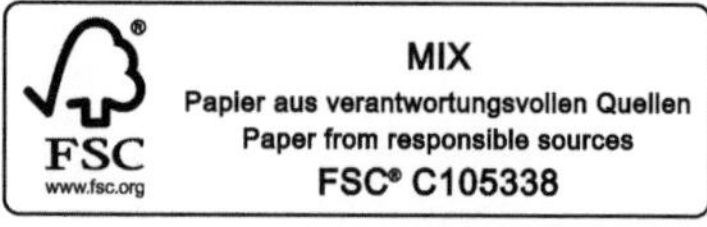

Printed by Books on Demand GmbH, Norderstedt / Germany